Höffkes · Uppenkamp (Hrsg) Maligne Lymphome

Springer
Berlin
Heidelberg
New York
Barcelona
Budapest
Hongkong
London
Mailand
Paris
Santa Clara
Singapur
Tokio

H.-G. Höffkes M. Uppenkamp (Hrsg.)

Maligne Lymphome

Biologie, Klassifikation und Klinik

Mit 38 Abbildungen, davon 5 in Farbe

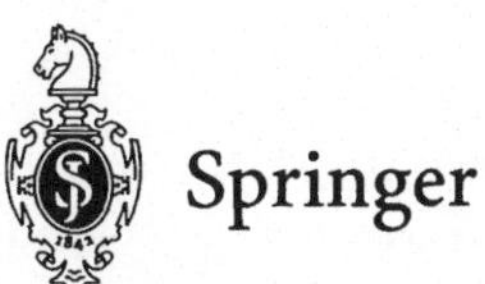

Springer

Dr. med. Heinz-Gert Höffkes
Otto-von-Guericke-Universität Magdeburg
Klinik für Hämatologie/Onkologie
Zentrum für Innere Medizin
Leipziger Straße 44
39120 Magdeburg

Priv.-Doz. Dr. med. Michael Uppenkamp
Universität-Gesamthochschule Essen
Abteilung für Hämatologie
Zentrum für Innere Medizin
Hufelandstraße 55
45122 Essen

ISBN-13: 978-3-642-64469-6 Springer-Verlag Berlin Heidelberg New York

Die Deutsche Bibliothek - CIP-Einheitsaufnahme
Maligne Lymphome : Biologie, Klassifikation und Klinik / Hrsg.:
Heinz-Gert Höffkes ; Michael Uppenkamp. - Berlin ; Heidelberg ;
New York ; Barcelona ; Budapest ; Hongkong ; London ; Mailand ;
Paris ; Santa Clara ; Singapur ; Tokio : Springer, 1997

ISBN-13: 978-3-642-64469-6 e-ISBN-13: 978-3-642-60594-9
DOI:10.1007/978-3-642-60594-9

Einbandgestaltung: Design & Production, 69121 Heidelberg
Satz: Fotosatz-Service Köhler OHG, 97084 Würzburg

SPIN: 10551493 09/3134 - 5 4 3 2 1 0 - Gedruckt auf säurefreiem Papier

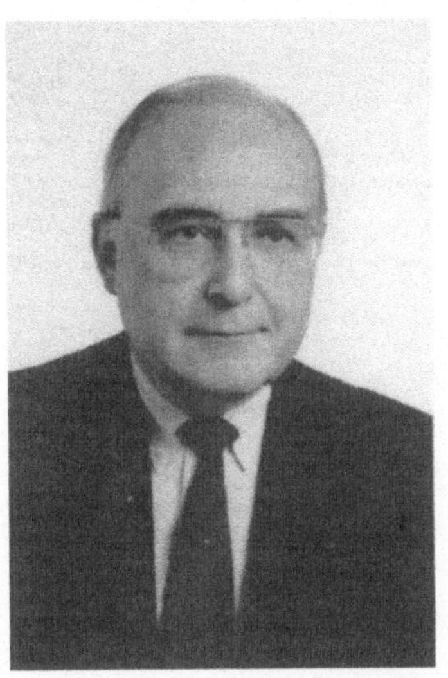

Herrn Professor Dr. G. Brittinger
zu seinem 65. Geburtstag gewidmet

Vorwort

In den 1970er Jahren gelang es Prof. Dr. K. Lennert, Kiel, zusammen mit einigen anderen europäischen Pathologen, die malignen Non-Hodgkin-Lymphome nach morphologischen und immunologischen Kriterien als Neoplasien zellulärer Komponenten des Immunsystems zu definieren und in der Kiel-Klassifikation neu zu ordnen. Zur Untersuchung der klinischen Relevanz dieses Einteilungsschemas konstituierte sich auf Anregung von Prof. Dr. A. Stacher, Wien, und Prof. Lennert eine Gruppe deutscher und österreichischer Hämatologen, die Kieler Lymphomgruppe, die seit dem Jahre 1975 von Prof. Dr. G. Brittinger, Essen, geleitet wurde. In umfangreichen retrospektiven und prospektiven Studien konnte sie zeigen, daß die Entitäten oder Entitätengruppen der Kiel-Klassifikation charakteristische klinische und prognostische Korrelate haben. Dabei wurde auch der Nachweis erbracht, daß einige damals neu beschriebene Entitäten, wie das zentrozytische (heute Mantelzell-)Lymphom, eigenständige, nosologisch vorher nicht abgegrenzte Krankheitsbilder darstellen.

Anders als in Europa setzte sich die Kiel-Klassifikation in Nordamerika nicht durch, so daß bis heute diesseits und jenseits des Atlantiks an vielen Stellen noch immer unterschiedliche Einteilungsschemata der malignen Lymphome angewandt werden, eine Situation, die die internationale Kooperation auf diesem wichtigen Forschungsgebiet erheblich beeinträchtigt. Mit dem Ziel der weltweiten Harmonisierung der Lymphomdiagnostik wurde 1993 von einer europäisch-amerikanischen Pathologengruppe ein neuer Klassifikationsvorschlag (Revised European-American Classification of Lymphoid Neoplasms, R.E.A.L.-Klassifikation) unterbreitet, der bei prinzipieller Anlehnung an die Kiel-Klassifikation eine Reihe von Besonderheiten aufweist, die gegenwärtig besonders von Klinikern lebhaft diskutiert werden.

Nach den Fortschritten, die vor mehr als 2 Jahrzehnten durch die Anwendung immunologischer Methoden erzielt werden konnten, eröffnet nunmehr die Einführung molekularbiologischer Verfahren in die Lymphomforschung neue Perspektiven. So gelingt es immer rascher, bei verschiedenen malignen Lymphomen strukturelle und/oder funktionelle Genveränderungen aufzudecken, die faszinierende Einblicke in das Wesen und in die Pathogenese dieser Erkrankungen gestatten.

Dieser bedeutende Erkenntnisgewinn erweckt auch Hoffnungen auf die Entwicklung neuartiger Behandlungsverfahren, die sich an den spezifischen genetischen Alterationen der jeweiligen Lymphomerkrankung orientieren und bei geringer Toxizität effizienter als die bisherige zytostatische Chemotherapie sein könnten. Diese Überlegungen gewinnen durch die Tatsache an Relevanz, daß die konventionellen Interventionsmöglichkeiten mit der Hochdosis-Chemotherapie die Grenzen der biologischen Tolerabilität erreicht haben.

Die angesprochenen vielfältigen Neuentwicklungen auf dem Gebiet der malignen Lymphome ließen eine kritische Bestandsaufnahme wünschenswert erscheinen. Sie fand anläßlich eines Symposiums statt, das am 3. und 4. Mai 1996 Pathologen und Kliniker aus Deutschland und Österreich in Essen zusammenführte. Die dabei gehaltenen Vorträge, die den gegenwärtigen Stand der theoretischen und klinischen Lymphomforschung facettenreich widerspiegeln, werden in diesem Band vorgelegt.

Wie das Symposium widmen wir auch das Buch in Dankbarkeit unserem klinischen Lehrer, Prof. Dr. G. Brittinger, zu seinem 65. Geburtstag.

Magdeburg, Essen, im Juli 1997

H.-G. Höffkes
M. Uppenkamp

Inhaltsverzeichnis

Teil I: Pathologie und Klassifikation

Teil II: Biologie

Teil III: Klinik

Mitarbeiterverzeichnis

ALPEN, B.
Klinik für Innere Medizin, Hämatologie/Onkologie,
Medizinische Fakultät Carl Gustav Carus der Technischen Universität Dresden,
Fletscherstr. 74, 01307 Dresden

BAYERDÖRFFER, E., Priv.-Doz. Dr.
Klinik für Gastroenterologie, Hepatologie und Infektiologie,
Zentrum für Innere Medizin, Otto-von-Guericke-Universität Magdeburg,
Leipziger Str. 44, 39129 Magdeburg

BODENSTEIN, H., Prof. Dr.
Abt. für Hämatologie und Onkologie, Medizinische Klinik Minden,
Klinikum Minden, Portastr. 7–9, 32423 Minden

BÖCK, H.-P., Dr.
Abt. für Hämatologie, Zentrum für Innere Medizin,
Universität - Gesamthochschule Essen, Hufelandstr. 55, 45122 Essen

BOLZ, I.
Abt. für Hämatologie und Onkologie, Medizinische Klinik und Poliklinik,
Georg-August-Universität Göttingen, Robert-Koch-Str. 40, 37075 Göttingen

BONNEKESSEN, K.
Abt. für Hämatologie und Onkologie, Medizinische Klinik und Poliklinik,
Georg-August-Universität Göttingen, Robert-Koch-Str. 40, 37075 Göttingen

BRITTINGER, G., Prof. Dr.
Abt. für Hämatologie, Zentrum für Innere Medizin,
Universität-Gesamthochschule Essen, Hufelandstr. 55, 45122 Essen

DIEHL, V., Prof. Dr.
Klinik I für Innere Medizin der Universität zu Köln, Joseph-Stelzmann-Str. 9,
50924 Köln

DIETZFELBINGER, H., Dr.
Abt. für Hämatologie und Onkologie, Kliniken rechts der Isar,
Technische Universität München, Ismaninger Str. 22, 81675 München

EIMERMACHER, H., Dr.
Abt. für Hämatologie und Onkologie, Medizinische Klinik II,
Katholisches Krankenhaus GmbH St. Marien, Bergstr. 56, 58095 Hagen

ENGELHARD, M., Dr.
Klinik und Poliklinik für Strahlentherapie, Radiologisches Zentrum, Universität - Gesamthochschule Essen, Hufelandstr. 55, 45122 Essen

ENGERT, A., Priv.-Doz. Dr.
Klinik I für Innere Medizin der Universität zu Köln, Joseph-Stelzmann-Str. 9, 50924 Köln

FELLER, A. C., Prof. Dr.
Institut für Pathologie, Medizinische Universität zu Lübeck, Ratzeburger Allee 160, 23562 Lübeck

FREUND, M., Prof. Dr.
Abt. für Hämatologie, Klinik und Poliklinik für Innere Medizin, Universität Rostock, Ernst-Heydemann-Str. 6, 18055 Rostock

GÖKBUGET, N., Dr.
Medizinische Klinik III, Zentrum für Innere Medizin, Klinikum der Johann Wolfgang Goethe-Universität Frankfurt am Main, Theodor-Stern-Kai 7, 60590 Frankfurt

GOLDSCHMIDT, H., Priv.-Doz. Dr.
Medizinische Klinik und Poliklinik V, Ruprecht-Karls-Universität Heidelberg, Hospitalstr. 3, 69115 Heidelberg

HAAS, R., Priv.-Doz. Dr.
Medizinische Klinik und Poliklinik V, Ruprecht-Karls-Universität Heidelberg, Hospitalstr. 3, 69115 Heidelberg

HANSMANN, M.-L., Prof. Dr.
Senckenbergisches Zentrum der Pathologie, Johann Wolfgang Goethe-Universität Frankfurt am Main, Theodor-Stern-Kai 7, 60596 Frankfurt

HENSE, J., Dr.
Abt. für Hämatologie, Zentrum für Innere Medizin, Universität - Gesamthochschule Essen, Hufelandstr. 55, 45122 Essen

HERBST, B., Dipl.-Biol.
Abt. Innere Medizin I, Klinikum der Albert-Ludwigs-Universität Freiburg i. Br., Hugstetterstr. 55, 79106 Freiburg

HERRMANN, R., Prof. Dr.
Abt. für Onkologie, Department Innere Medizin, Kantonspital Basel, Universitätskliniken, Petersgraben 4, CH-4031 Basel

HIDDEMANN, W., Prof. Dr.
Abt. Hämatologie und Onkologie, Georg-August-Universität Göttingen, Robert-Koch-Str. 40, 37075 Göttingen

HOEDERATH, A., Dr.
Klinik für Strahlentherapie, Städtisches Krankenhaus Heilbronn, Am Gesundbrunnen 20, 74064 Heilbronn

HÖFFKES, H.-G., Dr.
Klinik für Hämatolgoie und Onkologie, Zentrum für Innere Medizin, Otto-von-Guericke-Universität Magdeburg, Leipziger Str. 44, 39120 Magdeburg

HOELZER, D., Prof. Dr.
Medizinische Klinik III, Zentrum für Innere Medizin, Klinikum der Johann Wolfgang Goethe-Universität Frankfurt am Main, Theodor-Stern-Kai 7, 60590 Frankfurt

HOHAUS, S., Dr.
Medizinische Klinik und Poliklinik V, Ruprecht-Karls-Universität Heidelberg, Hospitalstr. 3, 69115 Heidelberg

HUHN, D., Prof. Dr.
Medizinische Klinik und Poliklinik für Innere Medizin m. S. Hämatologie und Onkologie, Virchow-Klinikum der Humboldt-Universität zu Berlin, Augustenburger Platz 1, 13353 Berlin

HUNSTEIN, W., Prof. Dr.
Medizinische Klinik und Poliklinik V, Ruprecht-Karls-Universität Heidelberg, Hospitalstr. 3, 69115 Heidelberg

JOX, A., Dr.
Klinik I für Innere Medizin der Universität zu Köln, Joseph-Stelzmann-Str. 9, 50924 Köln

KANZLER, H., Dipl.-Biol.
Institut für Genetik, Universität Köln, Weyertal 121, 50931 Köln

KINGREEN, D., Dr.
Medizinische Klinik und Poliklinik für Innere Medizin m. S. Hämatologie und Onkologie, Virchow-Klinikum der Humboldt-Universität zu Berlin, Augustenburger Platz 1, 13353 Berlin

KNEBA, M., Prof. Dr.
Abteilung für Hämatologie und Onkologie, Medizinische Klinik und Poliklinik, Georg-August-Universität Göttingen, Robert-Koch-Str. 40, 37075 Göttingen

KREUSER, E.-D., Prof. Dr.
Abt. Innere Medizin m. S. Hämatologie und Onkologie, Universitätsklinikum Benjamin Franklin, Freie Universität Berlin, Hindenburgdamm 30, 12200 Berlin

KÜPPERS, R., Dr.
Institut für Genetik, Universität Köln, Weyertal 121, 50931 Köln

KULMBURG, P., Dr.
Abt. Innere Medizin I, Klinikum der Albert-Ludwigs-Universität Freiburg i. Br., Hugstetterstr. 55, 79106 Freiburg

LANDYS, K., Dr.
Onkologiska Kliniken, Sahlgren Universitätshospital, S-41345 Göteborg

LINDEMANN, A., Priv.-Doz.
Abt. Innere Medizin I, Klinikum der Albert-Ludwigs-Universität Freiburg i. Br., Hugstetterstr. 55, 79106 Freiburg

Linke, B.
Abt. für Hämatologie und Onkologie, Medizinische Klinik und Poliklinik, Georg-August-Universität Göttingen, Robert-Koch-Str. 40, 37075 Göttingen

Löffler, M., Prof. Dr.
Institut für Medizinische Informatik, Statistik und Epidermiologie (IMISE), Universität Leipzig, Liebigstr. 27, 04103 Leipzig

Mackensen, A., Dr.
Abt. Innere Medizin I, Klinikum der Albert-Ludwigs-Universität Freiburg i. Br., Hugstetterstr. 55, 79106 Freiburg

Matthiesen, P., Dipl.-Biol.
Institut für Humangenetik, Klinikum der Christian-Albrechts-Universität zu Kiel, Schwanenweg 24, 24105 Kiel

Mertelsmann, R., Prof. Dr.
Abt. Innere Medizin I, Klinikum der Albert-Ludwigs-Universität Freiburg i. Br., Hugstetterstr. 55, 79106 Freiburg

Meusers, P., Prof. Dr.
Abt. für Hämatologie, Zentrum für Innere Medizin, Universität - Gesamthochschule Essen, Hufelandstr. 55, 45122 Essen

Moos, M., Dr.
Medizinische Klinik und Poliklinik V, Ruprecht-Karls-Universität Heidelberg, Hospitalstr. 3, 69115 Heidelberg

Morgner, A.
Klinik für Gastroenterologie, Hepatologie und Infektiologie, Zentrum für Innere Medizin, Otto-von-Guericke-Universität Magdeburg, Leipziger Str. 44, 39129 Magdeburg

Müller-Hermelink, H. K., Prof. Dr.
Pathologisches Institut der Universität Würzburg, Luitpoldkrankenhaus, Josef-Schneider-Str. 2, 97080 Würzburg

Murea, S., Dr.
Medizinische Klinik und Poliklinik V, Ruprecht-Karls-Universität Heidelberg, Hospitalstr. 3, 69115 Heidelberg

Nahler, M., Dr.
Innere Medizin A, Medizinische Klinik und Poliklinik der Westfälischen Wilhelms-Universität Münster, Albert-Schweitzer-Str. 33, 48129 Münster

Neubauer, A., Prof. Dr.
Klinik für Innere Medizin, Hämatologie/Onkologie, Medizinische Fakultät Carl Gustav Carus der Technischen Universität Dresden, Fletscherstr. 74, 01307 Dresden

PARWARESCH, R., Prof. Dr.
Institut für Hämatopathologie und Lymphknotenregister
bei der Deutschen Gesellschaft für Pathologie,
Christian-Albrechts-Universität zu Kiel, Niemannsweg 11, 24105 Kiel

PFREUNDSCHUH, M., Prof. Dr.
I. Medizinische Klinik der Universität des Saarlandes,
Oskar-Orth-Str., 66421 Homburg

POTT, C., Dr.
Abt. für Hämatologie und Onkologie, Medizinische Klinik und Poliklinik,
Georg-August-Universität Göttingen, Robert-Koch-Str. 40, 37075 Göttingen

RAJEWSKY, K., Prof. Dr.
Institut für Genetik, Universität Köln, Weyertal 121, 50931 Köln

REUSS-BORST, M., Dr.
Abt. für Hämatologie und Onkologie, Klinik für Innere Medizin II,
Eberhard-Karls-Universität Tübingen, Otfried-Müller-Str. 10,
72076 Tübingen

RUDOLPH, B.
Klinik für Gastroenterologie, Hepatologie und Infektiologie,
Zentrum für Innere Medizin, Otto-von-Guericke-Universität Magdeburg,
Leipziger Str. 44, 39129 Magdeburg

SACK, H., Prof. Dr.
Klinik und Poliklinik für Strahlentherapie, Radiologisches Zentrum,
Universität - Gesamthochschule Essen, Hufelandstr. 55, 45122 Essen

SCHLEGELBERGER, B., Prof. Dr.
Institut für Humangenetik, Klinikum der Christian-Albrechts-Universität
zu Kiel, Schwanenweg 24, 24105 Kiel

SEIFERT, E., Prof. Dr.
Innere Medizin I, Städtisches Krankenhaus Kemperhof,
Koblenzerstr. 115 – 155, 56065 Koblenz

SIEBERT, R.
Institut für Humangenetik, Klinikum der Christian-Albrechts-Universität
zu Kiel, Schwanenweg 24, 24105 Kiel

SIEGERT, W., Prof. Dr.
Medizinische Klinik und Poliklinik für Innere Medizin m. S. Hämatologie
und Onkologie, Virchow-Klinikum der Humboldt-Universität zu Berlin,
Augustenburger Platz 1, 13353 Berlin

STAUDER, R., Dr.
Medizinische Universitätsklinik, Hämatologie/Onkologie,
Universität Innsbruck, Anichstr. 35, A-6020 Innsbruck

Stein, H., Prof. Dr.
Institut für Pathologie, Universitätsklinikum Benjamin Franklin, Freie Universität Berlin, Hindenburgdamm 130, 12203 Berlin

Stolte, M., Prof. Dr.
Institut für Pathologie, Klinikum Bayreuth, Preuschwitzerstr. 101, 95445 Bayreuth

Thiede, C., Dr.
Klinik für Innere Medizin, Hämatologie/Onkologie, Medizinische Fakultät Carl Gustav Carus der Technischen Universität Dresden, Fletscherstr. 74, 01307 Dresden

Tiemann, M., Dr.
Institut für Hämatopathologie und Lymphknotenregister bei der Deutschen Gesellschaft für Pathologie, Christian-Albrechts-Universität zu Kiel, Niemannsweg 11, 24105 Kiel

Tirier, C., Dr.
Innere Abteilung, Schwerpunkt Hämatologie/Onkologie, Evangelisches Krankenhaus Essen-Werden, Pattbergstr. 13, 45239 Essen

Trümper, L., Priv.-Doz. Dr.
I. Medizinische Klinik der Universität des Saarlandes, Oskar-Orth-Str., 66421 Homburg

Unterhalt, M., Dr.
Abt. für Hämatologie und Onkologie, Medizinische Klinik und Poliklinik, Georg-August-Universität Göttingen, Robert-Koch-Str. 40, 37075 Göttingen

Uppenkamp, M., Priv.-Doz. Dr.
Abt. für Hämatologie, Zentrum für Innere Medizin, Universität – Gesamthochschule Essen, Hufelandstr. 55, 45122 Essen

Veelken, H., Dr.
Abt. Innere Medizin I, Klinikum der Albert-Ludwigs-Universität Freiburg i. Br., Hugstetterstr. 55, 79106 Freiburg

Wannenmacher, M., Prof. Dr.
Radiologische Klinik – Kopfklinik, Ruprechts-Karl-Universität Heidelberg, Im Neuenheimer Feld 400, 69120 Heidelberg

Weber-Matthiesen, K., Dr.
Institut für Humangenetik, Klinikum der Christian-Albrechts-Universität zu Kiel, Schwanenweg 24, 24105 Kiel

Wolf, J., Dr.
Klinik I für Innere Medizin der Universität zu Köln, Joseph-Stelzmann-Str. 9, 50924 Köln

Zhang, Y., Dr.
Institut für Humangenetik, Klinikum der Christian-Albrechts-Universität zu Kiel, Schwanenweg 24, 24105 Kiel

Teil I

Pathologie und Klassifikation

Kiel-Klassifikation

A. C. Feller

1832 beschrieb Sir Thomas Hodgkin maligne Tumoren der Lymphknoten, worunter sich später sowohl Fälle von Hodgkin- wie auch von Non-Hodgkin-Lymphomen fanden. Es war Rudolf Virchow, der um 1860 Konzepte zur Definition von Lymphosarkomen und Lymphomen entwickelte. Die Abgrenzung zwischen dem Hodgkin-Lymphom und Non-Hodgkin-Lymphomen wurde um die Jahrhundertwende, u. a. durch Arbeiten von Kundrat, Sternberg und Paltauf immer deutlicher. Distinkte Entitäten wurden dann von Brill und Symmers als sog. follikuläre Lymphoblastome (späteres zentroblastisch-zentrozytisches Lymphom) sowie von Burkitt als Lymphom mit einer endemischen Ausbreitung in Afrika – Burkitt-Lymphom – 1958 beschrieben. Neben der von *Rappaport 1966* [14] veröffentlichten „Classification of non-Hodgkin lymphomas" (Tabelle 1) wurden zwischen 1960 und 1979 unterschiedliche, im wesentlichen aber zwei Konzepte zur Unterteilung der Non-Hodgkin-Lymphome, ein sog. „amerikanisches" von *Lukes* [12] und ein „europäisches" von *Lennert* [9], beschrieben. Während das amerikanische Konzept u. a. auf den Arbeiten von Rappaport basierte, fand das europäische Konzept in geringem Ausmaß eine Basis in Arbeiten von Robb-Smith und war v. a. orientiert an einer detaillierten zytologischen Analyse der malignen Lymphome.

In der Rappaport-Klassifikation von 1966 war ein fundamentaler Unterschied zu dem europäischen Konzept von Lennert sichtbar. Im Vordergrund stand bei Rappaport eine Unterteilung in noduläre und diffuse Wachstumsmuster, wobei das zytologische Bild erst in zweiter Linie berücksichtigt wurde. Durch immunologische Studien wurde sehr bald klar, daß weder die alte deutsche Klassifikation noch das Konzept von Rappaport mit den neuen Erkenntnissen im Einklang standen. Unter diesem Eindruck begannen Lennert, Stein, Kaiserling und Müller-Hermelink um 1970 eine neue Klassifikation zu entwickeln, die 1974 von der europäischen Lymphomgruppe als sog. Kiel-Klassifikation publiziert wurde (Tabelle 2).

Tabelle 1. Klassifikation von Non-Hodgkin-Lymphomen. [14]

Nodular	Diffuse
Lymphocytic, well differentiated	
Lymphocytic, poorly differentiated	
Mixed (lymphocytic-histiocytic)	
Histiocytic	
Undifferentiated	

Tabelle 2. Kiel-Klassifikation der Non-Hodgkin-Lymphome (veröffentlicht erstmals 1974; leicht ergänzt in der Version von 1978)

Lymphome von niedrigem Malignitätsgrad
Lymphozytisch
  B-CLL
  T-CLL
  Haarzellenleukämie
  Mycosis fungoides und Sézary-Syndrom
  T-Zonen-Lymphom
Lymphoplasmozytisch/zytoid (Immunozytom)
Plasmozytisch
Zentrozytisch
Zentroblastisch-zentrozytisch
  Follikulär ± diffus
  Diffus
  ± Sklerose

Lymphome von hohem Malignitätsgrad
Zentroblastisch
Lymphoblastisch
  Burkitt-Lymphom
  „convoluted-cell type"
  Unklassifiziert
Immunoblastisch

Als fundamentale Prinzipien wurden in dieser Klassifikation erstens die verschiedenen Typen lymphatischer Zellen zytomorphologisch und zytochemisch analysiert, zweitens die immunologischen Charakteristika der morphologisch beschriebenen Zelltypen definiert, und drittens wurde der Versuch unternommen, der neoplastischen Zellpopulation ein normales physiologisches Äquivalent, aus welchem die Neoplasie entstanden war, zuzuordnen.

Es wurde klar, daß die zelluläre Zusammensetzung von größter Bedeutung für die Klassifikation ist. Diese detaillierten zytologischen Analysen ermöglichten u.a. die Unterscheidung, ob ein Lymphom überwiegend aus „Zyten" oder „Blasten" bestand, und somit die Abgrenzung niedrig- und hochmaligner Non-Hogkin-Lymphome. Damit wurde eine Basisunterteilung getroffen, die allerdings vielfach gerade in den USA auf Widerstand stieß, da es sich um eine morphologische und nicht klinische Definition handelte und dieses häufig mißverstanden wurde. Allerdings wurde gerade in Europa dieses Konzept nahezu durchgehend angenommen, insbesondere da es der Klinik eine grundsätzliche Therapieentscheidung ermöglichte und sich für die Beschreibung von Übergängen niedrigmaligner Lymphome in hochmaligne Lymphome, d.h. sekundär hochmaligner Lymphome, als hilfreich erwies. Klinische Studien aus der Gruppe von Brittinger [1–3] zeigten bald die Relevanz einer solchen Abgrenzung.

Das zweite wesentliche Grundprinzip war die frühzeitige Erkennung, daß B- und T-Zell-Lymphome voneinander zu trennen sind. Unter Verwendung dieser Basiskriterien, gekoppelt mit einer detaillierten zytologischen und immunhistochemischen Analyse, wurde 1988 eine sog. „updated Kiel-Klassifikation" in einer übersichtlichen Form geschaffen [16] (Tabelle 3).

Tabelle 3. Aktualisierte Kiel-Klassifikation der Non-Hodgkin-Lymphome (1988) mit einigen Ergänzungen

B	T
Lymphome von niedrigem Malignitätsgrad	
Lymphozytisch	Lymphozytisch
Chronische lymphatische Leukämie	Chronische lymphatische Leukämie
Prolymphozytenleukämie	Prolymphozytenleukämie
Haarzellenleukämie	Kleinzellig, zerebriform
	Mycosis fungoides, Sézary-Syndrom
Lymphoplasmozytisch/zytoid (Immunozytom)	Lymphoepitheloid (Lennert-Lymphom)
Plasmozytisch	Angioimmunoblastisch (AILD, LgX)
Zentroblastisch-zentrozytisch	T-Zonen-Lymphom
Follikulär ± diffus	
Diffus	
Zentrozytisch (Mantelzell)	Pleomorph, kleinzellig
Monozytoid, einschließlich Marginalzonenzellen	
Lymphome von hohem Malignitätsgrad	
Zentroblastisch	Pleomorph, mittelgroß und großzellig (HTLV-1±)
Immunoblastisch	Immunoblastisch (HTLV-1±)
Burkitt-Lymphom	
Großzellig anaplastisch (Ki-1+)	Großzellig anaplastisch (Ki-1+)
Lymphoblastisch	Lymphoblastisch
Seltene Typen	*Seltene Typen*

Trotz dieser biologischen Erkenntnisse wurde in den USA über viele Jahre zunächst weiter an der Rappaport-Klassifikation festgehalten, obwohl Lukes und Collins [11] mit einem ähnlichen biologischen Verständnis für maligne Lymphome wie die Gruppe um Lennert auch in den USA eine Alternative geschaffen hatten (Tabelle 4). Der Versuch, die verschiedenen Klassifikationen miteinander vergleichbar zu machen und einen Konsens zu finden, mündete 1982 in dem Projekt des National Cancer Institute mit Erarbeitung der sog. „Working Formulation" [15]. Diese war zunächst lediglich als Übersetzungshilfe zwischen den verschiedenen Klassifikationen gedacht. Sie wurde allerdings bald v.a. in den USA als neue Klassifikation in Nachfolge der Rappaport-Klassifikation verwendet. Ein wesentliches Argument hierfür war die klinische Beobachtung, daß es sich um reproduzierbare, klinisch relevante Entitäten handelte. Das gleiche wurde wiederum v.a. aus der Gruppe um Brittinger in zahlreichen Studien für die Kiel-Klassifikation belegt [2–4]. Damit standen sich zwei nicht vereinbare Konzepte in den USA und in Europa gegenüber, wobei von beiden behauptet wurde, daß sie Entitäten definieren, die klinisch relevant seien. Welche Möglichkeiten finden sich, um einen derartigen, scheinbaren Widerspruch zu lösen? Die klinischen Möglichkeiten zur Behandlung der malignen Lymphome in den 80er

Tabelle 4. Die Kiel-Klassifikation und entsprechende Entitäten in der Lukes-Collins-Klassifikation

Kiel classification (1974)	Lukes-Collins equivalent
Low Grade	
Lymphocytic	
CLL of B type	B cell, small lymphocyte (CLL)
CLL of T type	T cell, small lymphocyte (CLL)
Hairy cell leukemia	[B cell, hairy cell leukemia]**
Mycosis fungoides and Sézary's syndrome	T cell, cerebriform lymphocyte (mycosis fungoides, Sézary's)
T-zone lymphoma	T cell, immunoblastic sarcoma (node-based T cell)
Lymphoplasmacytic/-cytoid (LP immunocytoma)	B cell, plasmacytoid lymphocyte
Plasmacytic	B cell, plasmacytoma
Centrocytic	
Centroblastic-centrocytic	B cell, small and large cleaved FCC***
Unclassified low grade	[Unclassified low grade]**
High Grade	
Centroblastic	B cell, large non-cleaved FCC
Lymphoblastic	
B-lymphoblastic, Burkitt type and others	B cell, small non-cleaved FCC, Burkitt's, non-Burkitt's
T-lymphoblastic, convoluted cell type and others	T cell, convoluted lymphocyte
Unclassified	U cell (undefined)
Immunoblastic	
with plasmablastic/plasmacytic differentiation (B-immunoblastic)	B cell, immunoblastic sarcoma
without plasmablastic/plasmacytic differentiation (B- or T-immunoblastic)	B or T cell, immunoblastic sarcoma
Unclassified high grade	[*Unclassified high grade*]**

** The terms in brackets are not included in the Lukes-Collins classification; hairy cell leukaemia is regarded as a special B-cell process, while low and high grade are used descriptively.

*** FCC = follicular center cell.

Jahren waren relativ eingeschränkt, d.h., daß man sich in Europa im wesentlichen auf die Unterteilung in niedrig- und hochmaligne Lymphome beschränkte, dabei lymphoblastische Lymphome, insbesondere des Kindesalters, bald abtrennte und einige lymphozytische Lymphome zunächst einer klinischen Kontrolle unterwarf, ohne ein primäre Behandlung anzustreben. Dieses zeigt, daß noch nicht einer nach morphologischen Kriterien sehr differenzierten Lymphom-Klassifikation entsprechende therapeutische Konzepte gegenübergestellt werden konnten. Daher ist es auch verständlich, daß stark simplifizierende Klassifikationen, wie die Rappaport-Klassifikation und die Working Formulation, ähnliche klinische Resultate erzielen konnten. Allerdings ist zu berücksichtigen, daß eine fehlende Einbindung biologischer Denkmodelle in eine Lymphomklassifikation zwangsläufig zu einer Stagnation führen wird. Dieses bedeutet aber gleichzeitig, daß eine moderne Klassifikation den möglichen therapeutischen Behandlungskonzepten vorauseilen muß; dies war mit der Kiel-Klassifikation gegeben.

Wesentliche Argumente gegen die Kiel-Klassifikation waren einerseits die mangelnde Reproduzierbarkeit und andererseits die scheinbare Überladung mit Entitäten und damit die Verwendung einer unübersichtlichen, schwer erlernbaren Klassifikation.

Die Reproduzierbarkeit morphologischer Befunde ist nicht nur auf dem Sektor der malignen Lymphome ein ständiger Punkt der Diskussion. Scheinbar sehr einfache morphologische Kriterien, wie das Grading maligner Tumoren, führen bereits zu Ergebnissen, die zeigen, daß die Reproduzierbarkeit bei nicht eindeutiger Absprache der Kriterien, fehlendem gemeinsamen Training und Anwendung unterschiedlicher Techniken nicht über 50 % liegt [5]. Warum sollte man also bei einer diffizilen Frage, nämlich der Klassifikation der malignen Lymphome, eine höhere Reproduzierbarkeit erwarten? Es ist völlig unangemessen, Studien zur Reproduzierbarkeit mit dem Argument durchzuführen, daß eine solche Analyse unter Anwendung einer überall zu verwendenden einfachen Standardtechnik möglich sein müsse. Es wird keinen qualifizierten Hämatopathologen geben, der sich auf dem schwierigen Sektor der Lymphomklassifikation mit einem einfachen HE-Schnitt begnügt. Heute werden vielfach immunologische Techniken angewendet, was allerdings leider auch zu einer Vernachlässigung detaillierter morphologischer Studien geführt hat. Warum meinen wir, daß wir ein malignes Lymphom in einer HE-Färbung definitiv klassifizieren können, wenn einfache zusätzliche Techniken, wie hervorragende Schnittqualität und Standardfärbungen, z. B. Giemsa, PAS und Versilberung, zur Verfügung stehen, Färbungen, die uns wichtige zusätzliche Informationen geben. Sind wir denn heute bereit, einen unklaren Herdprozeß der Lunge lediglich anhand eines Röntgenbildes zu beurteilen, oder greifen wir zu zusätzlichen verfügbaren bildgebenden Techniken?

Die Einführung der Immunologie und molekularen Pathologie hat einen enormen Wissenszuwachs erbracht. Diese Techniken dürfen aber nicht dazu führen, daß wir uns von der Morphologie entfernen, da u. E. gerade die Kiel-Klassifikation gezeigt hat, daß die *Morphologie ein Spiegelbild der Biologie* darstellt.

Durch detaillierte, ausschließlich zytologische Studien wurde in der Analyse hochmaligner Non-Hodgkin-Lymphome eine Entität beobachtet, die als zentrozytoides zentroblastisches Lymphom benannt wurde [7]. Die zytologischen Details sind derart distinkt, daß wir der Meinung waren, daß es sich um eine besondere Entität mit einer Zwischenstellung zwischen zentroblastischen und zentrozytischen Lymphomen handeln müsse. Neuere molekularbiologische Studien haben gezeigt, daß diese Entität biologisch den Mantelzell-Lymphomen zuzuordnen ist [13]. Wie weit diese Entitität innerhalb der Mantelzell-Lymphome eine besondere Prognose aufweist, ist bis heute nicht geklärt. Eindeutig aber ist, daß es wieder einmal der Morphologie gelungen war, eine distinkte biologische Entität zu beschreiben.

Die Abgrenzung zentroblastischer und immunoblastischer Lymphome gegeneinander ist ein Kapitel langer Diskussionen. Auch hier ist sicherlich ein Präparat aus einer Routine-Eingangshistologie kein adäquates Material, um eine solche Differenzierung zu ermöglichen. Es ist vielmehr verständlich, daß bei einem solchen Ansatz der Beurteilung eine Unterscheidung unmöglich gemacht wird. Die zusätzliche Verwendung klassischer sorgfältiger Techniken und Färbungen erlaubt aber eben eine solche Unterscheidung und führt dazu, daß hiermit Entitäten definiert werden können, die sich eindeutig klinisch-prognostisch unterscheiden (Abb. 1).

Die Beschreibung desjenigen Lymphoms, welches aus dem Mukosa-assoziierten lymphatischen Gewebe entsteht (Lymphom vom MALT-Typ), entsprang ausschließlich morphologischen Beobachtungen, ja es wurden sogar zytologische Kriterien mit der Darstellung zentrozytenähnlicher Zellen herangezogen, so daß allein morphologische Beobachtungen dazu führten, bei vorgegebener Lokalisation eine distinkte Entität neu zu definieren [8].

So sollte uns gegenwärtig sein, daß nahezu alle Lymphomentitäten primär eine morphologische Basis haben. Da die Morphologie die Biologie dieser Tumoren vielfach widerspiegelt, ist auch zu erwarten, daß maligne Lymphome an unterschiedlichen Lokalisationen, d. h. nodal oder extranodal gelegen, ebenfalls zum Teil eine distinkte Morphologie aufweisen. Auch diesem Punkt trägt die Kiel-Klassifikation insofern Rechnung, daß sie in ihrem primären Ansatz für nodale Lymphome vorgesehen war. Im Anhang wurden dann einerseits seltene Entitäten, andererseits, wie 1992 geschehen, häufige extranodale Lymphome, wie das Lymphom vom MALT-Typ, gesondert dargestellt [10].

Somit sollte eine moderne Lymphomklassifikation die nachfolgenden Kriterien erfüllen:

- Zytologische Zusammensetzung der Neoplasie
- Niedrig-/hochmalignes Lymphom
- Wachstumsmuster der Neoplasie
- Zelluläre Herkunft (B- oder T-Zell-Lymphom)
- Lokalisation des Lymphoms (nodal oder extranodal)
- Akzessorische oder „bystander"-Zellen
- Assoziation zu anderen Erkrankungen (HIV, EBV etc.)

Nachdem auch in den USA klar geworden war, daß die Working Formulation modernen biologischen Denkprinzipien einer Lymphomklassifikation nicht mehr standhalten kann, haben sich um 1990 mehrere Hämatopathologen aus den USA und Europa zusammengeschlossen und 1994 in einer Publikation eine Liste von Lymphomentitäten vorgestellt, die heute als sog. „R. E. A. L.-Klassifikation" bezeichnet wird [6].

Der Zusammenschluß und der Versuch, eine Konsensusklassifikation zu finden, ist ein seltenes und überaus erfreuliches Ereignis. Die Autoren haben verstanden, daß in der Kiel-Klassifikation wichtige biologische Grundprinzipien auch innerhalb einzelner Entitäten beschrieben sind, so daß diese z. T. synonym in die R. E. A. L.-Klassifikation übernommen wurden. Die vorgelegte „R. E. A. L."-Liste ist allerdings mit zahlreichen, außerordentlich seltenen Lymphomentitäten überfüllt, die die Übersichtlichkeit – ein Vorwurf, welchen man der Kiel-Klassi-

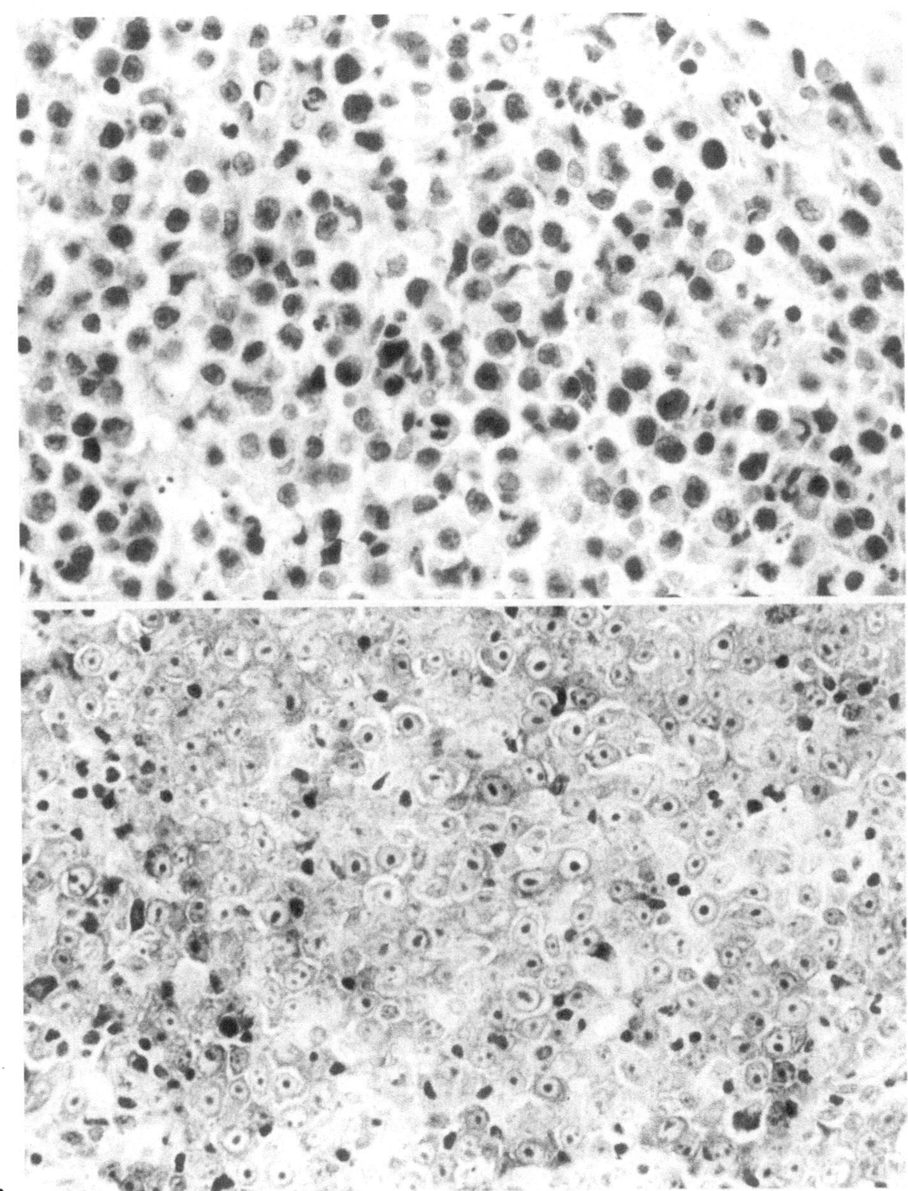

Abb. 1. a Paraffineingebettetes Gewebe, Originalschnitt Giemsa, Diagnose: großzelliges Lymphom × 440. **b** Neu angefertigter Schnitt von dem selben Paraffinblock, hergestellt unter standardisierten Bedingungen, Diagnose: B-immunoblastisches Lymphom × 440

fikation machte – stark gefährden. Eine Übersichtlichkeit ist für den Diagnostiker nicht mehr gegeben.

Leider ist auch in der Beschreibung der R.E.A.L.-Entitäten ein Verlust von Standardtechniken zu verzeichnen, welche es uns in der Vergangenheit erlaubt haben, Lymphomentitäten morphologisch zu definieren. In der Zwischenzeit sind weitere Klassifikationen publiziert worden für Lymphome des Zentralnervensystems, der Haut oder für Lymphome, die bei immunsupprimierten Patienten auftreten. Diese Tatsachen belegen die außerordentliche Komplexität, die eine Lymphomklassifikation mit sich bringt. Wir dürfen daher nicht einerseits geforderte Grundprinzipien nach der Übersichtlichkeit einer Klassifikation aufgeben und auf der anderen Seite die Verwendung unzureichender Techniken postulieren, um eine Klassifikation zu ermöglichen. Hier geraten wir in Widersprüche, die den Fortschritt hemmen. Seit 1994 arbeitet eine erweiterte Gruppe von Lymphomexperten an einer Klassifikation, die von der WHO publiziert werden soll. Darin zeichnet sich ab, daß die Grundprinzipien der Kiel-Klassifikation verstanden worden sind und somit erhalten bleiben werden. Die Erweiterung gerade um einige extranodale Entitäten ist notwendig und steht somit außer Frage. Es ist zu hoffen, daß auch der Wunsch nach Anwendung einer qualitativ hochwertigen Technik in der morphologischen Diagnostik Widerhall finden wird. Wir müssen uns fragen, ob wir auf dem schwierigen Sektor der Lymphomdiagnostik wirklich die Forderung stellen können, daß die Diagnose überall und an jedem Ort der Welt zu stellen ist. Gibt es nicht viele Fragestellungen in der Medizin, die z.T. so diffizil sind, daß wir sie den Spezialisten zuführen?

Die Morphologie ist und bleibt – bei richtigem Verständnis – ein Spiegelbild der Biologie.

Literatur

1. Brittinger G, Bartels H, Bremer K et al. (1977) Retrospektive Untersuchungen zur klinischen Bedeutung der Kiel-Klassifikation der malignen Non-Hodgkin-Lymphome. Strahlentherapie 153:222–228
2. Brittinger G, Bartels H, Fülle HH et al. (1979) Principles and present status of a prospective multicentric study on the clinical relevance of the Kiel classification. 5th Meeting Int Soc Haematol, Eur Afr Div, 1979
3. Brittinger G, Bartels H, Common H et al. (1986) Klinische und prognostische Relevanz der Kiel-Klassifikation der Non-Hodgkin-Lymphome. Onkologie 9:118–125
4. Brittinger G, Meusers P, Engelhard M (1986) Strategien der Behandlung von Non-Hodgkin-Lymphomen. Internist 27:485–497
5. DeVet HCW, Koudstaal J, Kwee WS, Willebrand D, Arends JW (1995) Efforts to improve interobserver agreement in histopathological grading. J Clin Epidemiol 48:869–873
6. Harris NL, Jaffe ES, Stein H et al. (1994) A revised European-American Classification of Lymphoid Neoplasms: A Proposal From the International Lymphoma Study Group. Blood. 84:1361–1392
7. Hui PK, Feller AC, Lennert K (1988) High-grade non-Hodgkin's lymphoma of B-cell type. Histopathology 12:904–915
8. Isaacson P, Wright DH (1984) Extranodal malignant lymphoma arising from mucosa-associated lymphoid tissue. Cancer 53:2515–2524
9. Lennert K (1967) Classification of malignant lymphomas (European concept). Progress in Lymphology. Thieme, Stuttgart New York, pp 103–109

10. Lennert K, Feller AC (1992) Histopathology of Non-Hodgkin's Lymphomas. Springer, Berlin Heidelberg New York Tokyo
11. Lennert K, Collins RD, Lukes RJ (1983) Concordance of the Kiel and Lukes-Collins classifications on non-Hodgkin's lymphomas. Histopathology 7:549–559
12. Lukes RJ (1967) A review of the American concept of malignant lymphoma. The evolution of a modern classification. Progress in Lymphology. Thieme, Stuttgart New York, pp 109–119
13. Ott MM, Müller-Hermelink HK, Schmitt B, Feller AC (1991) Chromosomal translocation detected by bcl-1 and bcl-2 rearrangement in low grade B-cell lymphomas of a European population. Histopathology 19:163–167
14. Rappaport H (1966) Tumors of the Hematopoietic System. Atlas of Tumor Pathology. Armed Forces Institute of Pathology
15. Rosenberg SA, Berard CW, Brown BW et al. (1982) National Cancer Institute Sponsored Study of Classifications of Non-Hodgkin's Lymphomas. Summary and Description of a Working Formulation for Clinical Usage. Cancer 49:2112–2135
16. Stansfeld AG, Diebold J, Kapanci Y et al. (1988) Updated Kiel classification for lymphomas. Lancet. 292–293, 603

Biologische und morphologische Grundlagen der R.E.A.L.-Klassifikation

H.K. Müller-Hermelink

Einleitung

Die Revised European-American Lymphoma-(R.E.A.L.-)Klassifikation wurde 1994 als Vorschlag einer größeren Gruppe international anerkannter Hämatopathologen (International Lymphoma Study Group, ILSG) publiziert [3, 11], um die bestehenden Schwierigkeiten der Terminologie maligner Lymphome diesseits und jenseits des Atlantiks zu überwinden. Bei den Diskussionen der verschiedenen Lymphome hatte sich nämlich herausgestellt, daß trotz unterschiedlicher Namen und Begriffe die Verständigung über die biologische Basis und Abgrenzung einzelner „Entitäten" durchaus leicht gelang. Dies stellte dann das Grundprinzip des Klassifikationsvorschlags dar: „Entitäten" wurden anerkannt, wenn über die Definition in der ILSG Konsens bestand; „vorläufige Entitäten" wurden aufgenommen, wenn ihre Existenz als noch unsicher eingeschätzt wurde oder unterschiedliche Ansichten bzw. in der Gruppe insgesamt zu geringe Erfahrungen bestanden. Die R.E.A.L.-Klassifikation stellt damit eine Liste der *heute* klar definierten und der wahrscheinlich auch unter klinischen Gesichtspunkten sinnvoll abgrenzbaren malignen Lymphome dar. Sie umfaßt den Morbus Hodgkin und alle Non-Hodgkin-Lymphome. Für jede Entität und provisorische Entität werden die morphologischen, immunologischen, klinisch-topographischen und -prognostischen sowie die genetischen Parameter beschrieben, die eine einheitliche Definition ermöglichen.

Die R.E.A.L.-Klassifikation

Non-Hodgkin-Lymphome werden nach ihrem Ursprung vom T- oder B-Zell-System und nach der Abstammung von Vorläuferzellen oder reifen peripheren Funktionszellen definiert (Tabellen 1–3).

Es fällt nicht schwer, Gründe für eine Erneuerung der Lymphomklassifikation zu finden, wenn man von der vorwiegend in Nordamerika eingeführten *Working Formulation (WF)* ausgeht: Die WF berücksichtigt die immunbiologischen Grundlagen der Tumorerkrankungen nicht. Die prognostische Stratifizierung beruht auf heute als historisch anzusehenden Überlebensdaten. Die einzelnen Tumorgruppen sind durchaus heterogen. Morphologisch definierte Tumortypen haben sich als subjektiv und wenig reproduzierbar herausgestellt. Seit der Publikation der WF neu definierte Tumorentitäten lassen sich in die Gruppen

Tabelle 1. B-Zell-Neoplasien in der R.E.A.L.-Klassifikation

Vorläufer-B-Zell-Neoplasien
Akute B-lymphoblastische Leukämie/
  Lymphoblastisches Lymphom vom B-Typ

Periphere B-Zell-Neoplasien
Chronische lymphatische Leukämie vom B-Typ/
  Prolymphozytenleukämie/kleinzelliges
  lymphozytisches B-Zell-Lymphom
Lymphoplasmozytoides Lymphom/Immunozytom
Mantelzell-Lymphom
Follikuläres Lymphom
Marginalzonenlymphom
Haarzellenleukämie
Plasmozytom/Multiples Myelom
(Diffuses) Großzelliges B-Zell-Lymphom
Burkitt-Lymphom

Tabelle 2. T-Zell- und „Natural-Killer"(NK)-Zellneoplasien in der R.E.A.L.-Klassifikation

Vorläufer-T-Zell-Neoplasien
Akute T-lymphoblastische Leukämie/
  Lymphoblastisches Lymphom vom T-Typ

Periphere T-Zell- und NK-Zell-Neoplasien
Chronische lymphatische Leukämie vom T-Typ/
  T-Prolymphozytenleukämie
Chronische lymphatische Leukämie vom Typ der
  azurgranulierten Lymphozyten
Mycosis fungoides/Sézary-Syndrom
Periphere T-Zell-Lymphome (nicht weiter spezifiziert)
Angioimmunoblastisches T-Zell-Lymphom (AILD)
Angiozentrisches Lymphom
Intestinales T-Zell-Lymphom
Adultes T-Zell-Lymphom/Leukämie (ATL/L)
Großzellig-anaplastisches Lymphom (ALCL)

Tabelle 3. Der Morbus Hodgkin in der R.E.A.L.-Klassifikation

„Klassische" Typen
Nodulär-sklerosierend
Mischtyp
Lymphozytenreich[a]
Lymphozytenarm

Lymphozytenreicher Typ (noduläres Paragranulom)

[a] Provisorisch.

der WF nicht integrieren und führen damit je nach Erkenntnisstand des Diagnostikers zu unterschiedlichen Diagnosen.

Es besteht auch kein Zweifel, daß viele der in dem jetzigen Vorschlag der R.E.A.L-Klassifikation definierten Entitäten ursprünglich durch die *Kiel-Klassifikation* erkannt und abgegrenzt wurden. Das den biologischen Grundlagen der Lymphomentstehung entsprechende Prinzip der Kiel-Klassifikation,

Non-Hodgkin-Lymphome nach ihrer zytologisch und immunologisch definierten Ausgangszelle zu klassifizieren, hat sich im Lauf der Zeit als plastisch und adäquat herausgestellt, um die Integration neu definierter Tumorgruppen bei Überarbeitungen auf der Basis des ursprünglichen Konzeptes zu ermöglichen [9, 18, 19, 27]. Erst kürzlich wurden weitere Modifikationen vorgeschlagen [20]. Auch eine weitere Überarbeitung würde es aber unter den Prinzipien der Kiel-Klassifikation nicht erlauben, alle klinisch relevanten und definierten Lymphomentitäten zu integrieren, auch wenn einigen Kritikpunkten (zu exzessive Subklassifikation von hochmalignen B-Zell-Lymphomen und von peripheren T-Zell-Lymphomen) hierdurch abgeholfen werden könnte. Dies sei an 3 Beispielen dargestellt:

1. Die Beschränkung der Kiel-Klassifikation auf primär nodale Non-Hodgkin-Lymphome ist darin begründet, daß nur hier (und nicht unter Einschluß der extranodalen Lymphome) ihr oberstes Einteilungsprinzip, „... die Zytologie und nicht der Wachstumstyp des Lymphoms ist ausschlaggebend für die Diagnose“ [19] Gültigkeit behält. Bei Erweiterung der Klassifikation auf alle Primärlokalisationen maligner Non-Hodgkin-Lymphome wird rasch klar, daß zusätzliche Kriterien für die Diagnosestellung und die klinische Bewertung gleichrangig, bei manchen Entitäten sogar wichtiger als die Zytologie und der Immunphänotyp der Tumorzellen sind. Das großzellige mediastinale B-Zell-Lymphom läßt sich beispielsweise zytologisch oder immunphänotypisch nicht eindeutig von großzelligen nodalen B-Zell-Lymphomen differenzieren. Gleiches trifft auch auf die unterschiedliche Prognose und Klinik großzelliger anaplastischer Lymphome, je nachdem, ob sie primär in der Haut oder im Lymphknoten entstehen, zu [4]. Die Aufnahme extranodaler B-Zell-Lymphome vom MALT-Typ in der Kategorie „seltene Lymphomformen“ wird der Tatsache nicht gerecht, daß bis zu 40 % der Lymphome primär extranodal in Erscheinung treten und diese Kategorie allein rund 10 % aller Non-Hodgkin-Lymphome ausmacht.
2. Die Unterscheidung niedrig- und hochmaligner Lymphome nach zytologischen Kriterien, je nachdem, ob sie aus „-zyten“ und evtl. auch zusätzlich aus „-blasten“ bestehen, oder nur aus „-blasten“, hat sich als grobes prognostisches Kriterium für die nodalen Lymphome bewährt, besitzt jedoch für die peripheren T-Zell-Lymphome und für manche B-Zell-Lymphome (z. B. das Mantelzell-Lymphom) keine klinische Relevanz. Die hier getroffene Stratifizierung läßt unter heutigen tumorbiologischen Konzepten weitere Unterteilungen nicht zu und ist therapeutisch vielfach irrelevant. Nach dem Konzept der R.E.A.L.-Klassifikation wird wie bei Tumoren anderer Organsysteme die Aggressivität nach dem Tumortyp und darüber hinaus durch spezifische Risikofaktoren bewertet. Dies führt dann dazu, daß bei einem Tumortyp (z. B. dem Mantelzell-Lymphom) zytologisch unterschiedliche Tumoren mit verschiedenem klinischen Aggressivitätsgrad und verschiedenen biologischen Eigenschaften definiert werden [24], die nicht, wie in der Kiel-Klassifikation, unterschiedlichen Tumorgruppen zugeordnet sind (zentrozytisches Lymphom vs. zentroblastisches Lymphom vom zentrozytoiden Subtyp).

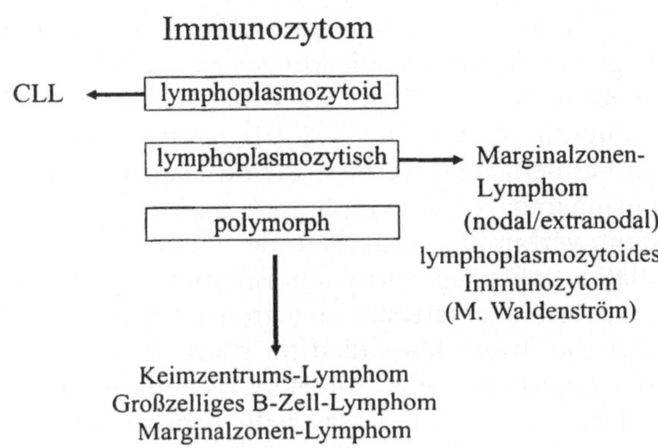

Abb. 1. Neubewertung einer „etablierten" Lymphom„entität"

3. Trotz der prinzipiellen und richtigen Erkenntnis in der Kiel-Klassifikation, daß Paraproteinämien ein fakultatives Phänomen bei verschiedenen Immunglobulin-bildenden Lymphomen sind, wurde der histologischen Definition des sekretorischen Phänotyps, der plasmazellulären Differenzierung und monotypischen Immunglobulinsekretion ein zu hoher Stellenwert als Klassifikationsmerkmal zugewiesen. So wurden zunächst alle Immunglobulinbildenden Non-Hodgkin-Lymphome in den verschiedenen Kategorien des Immunozytoms subklassifiziert. Nach phänotypischen, molekulargenetischen und zytogenetischen Befunden ist diese Gruppe jedoch heterogen. Eine Immunglobulinproduktion wird bei verschiedenen Lymphomentitäten gefunden. Das Immunozytom als etablierte Lymphomentität hat an Bedeutung verloren und muß neu bewertet werden (Abb. 1).

Aus diesen und weiteren Gründen folgt, daß auch wir eine konzeptionell neu geordnete Lymphomklassifikation benötigen, die notwendigerweise auf vielen Erkenntnissen und Erfahrungen der Kiel-Klassifikation beruht, sich jedoch in deren taxonomischen Prinzipien unterscheidet.

In bisherigen Kommentaren wird dabei dem Aspekt, daß die R.E.A.L.-Klassifikation *nur* eine Liste von Lymphomerkrankungen, aber keine an Prinzipen ausgerichtete Klassifikation darstelle [14], zu viel Bedeutung beigemessen. In vielen Organsystemen haben wir ebenfalls nur Listen der dort vorkommenden Tumorgruppen, die nach unterschiedlichen Gesichtspunkten und Methoden klassifiziert zusammengestellt werden. Klassifikationen sind prinzipiell nicht falsch oder richtig, sondern orientieren sich an dem durch sie Beabsichtigten. Sie können kausal-biologisch, nach methodischen Gesichtspunkten, therapeutischen Aspekten oder klinischen Verlaufsdaten begründet sein und sich je nach dem Erkenntnisstand unterscheiden. Die Ordnung der R.E.A.L.-Klassifikation ist auch bei weitem nicht so zufällig, wie dies in verschiedenen Kommentaren kritisiert wird. Sie orientiert sich durchaus an der Gliederung der Kiel-Klassifikation, soweit die Differenzierungsstadien der normalen B- und T-Zellentwicklung sich im Lymphomtyp widerspiegeln.

Größere Bedeutung käme allerdings einer verbindlichen Definition des Begriffs „Entität“ zu, die klinischen, pathologischen und biologischen Kriterien genügen würde. Einerseits könnten dann die bisher existierenden separaten Tumoren, die von der R.E.A.L.-Klassifikation zu heterogenen Tumorgruppen zusammengefaßt werden (die diffusen großzelligen B-Zell-Lymphome und die peripheren T-Zell-Lymphome), besser definiert werden. Andererseits könnten dann verbindlich innerhalb der definierten Entitäten evtl. vorhandene Subentitäten von prognostischen Faktoren, die evtl. auch im Rahmen der Tumorprogression entstehen, abgegrenzt werden. Die bewährte pathologisch-histologische Tumorklassifikation muß damit im Hinblick auf ihre biologische, zytogenetische oder molekulargenetische Basis validiert und taxonomisch kategorisiert werden, was jedoch bis heute nur bei wenigen Tumorgruppen erfolgt ist. Insofern stellt die R.E.A.L.-Klassifikation tatsächlich den besten derzeit erreichbaren Kompromiß nicht nur zwischen Europa und Amerika, sondern auch zwischen biologischen Grundlagen und klinisch-therapeutischen Programmen dar.

„Neue Entitäten“

Die Bewertung neuer Entitäten ist verständlicherweise recht unterschiedlich, je nachdem, ob man sich auf die Working Formulation (WF) oder die Kiel-Klassifikation bezieht. Für die Kiel-Klassifikation handelt es sich neben der Vereinfachung und Zusammenlegung der großzelligen B-Zell-Lymphome und der peripheren T-Zell-Lymphome besonders um die Neudefinition der Marginalzonen-B-Zell-Lymphome, der seltenen NK/T-Zell-Lymphome sowie des intestinalen T-Zell-Lymphoms.

Marginalzonen-B-Zell-Lymphome (MZBL) werden nach ihrem Entstehungsort zunächst als extranodal MZBL vom MALT-Typ klassifiziert. Dieser Lymphomtyp wurde nach seiner Definition durch Isaacson [13] seit 1988 auch von der Kiel-Klassifikation anerkannt, jedoch aus formalen Gründen (extranodal!) in der Updated Version der Kiel-Klassifikation nicht berücksichtigt. Als provisorische Entitäten der REAL-Klassifikation werden weiter das nodale Marginalzonen-B-Zell-Lymphom und das splenische Marginalzonen-B-Zell-Lymphom eingeordnet.

Für die Abgrenzung eines separaten nodalen Marginalzonen-B-Zell-Lymphoms (Abb. 2) ergeben sich viele Gründe. Es fehlen allerdings bislang Studien, die in gut definierten Fällen eindeutig die primäre Entstehung im nodalen System belegen und präexistente extranodale Marginalzonen-B-Zell-Lymphome vom MALT-Typ als indolente Vorerkrankung ausschließen lassen. In anekdotischen Einzelfällen ließen sich nämlich bis 11 Jahre vor Auftreten nodaler Lymphominfiltrate klonal identische Infiltrate in extranodaler Lokalisation (Orbita, Speicheldrüse) belegen [5]. Aus diesem Grunde muß bei Diagnose oder Verdacht eines nodalen Marginalzonen-B-Zell-Lymphoms durch exakte Staginguntersuchungen eine extranodale Primärlokalisation ausgeschlossen werden.

Ein Teil der nodalen Marginalzonen-B-Zell-Lymphome präsentiert sich unter dem Bild des sog. monozytoiden B-Zell-Lymphoms mit ausgedehnter Sinusin-

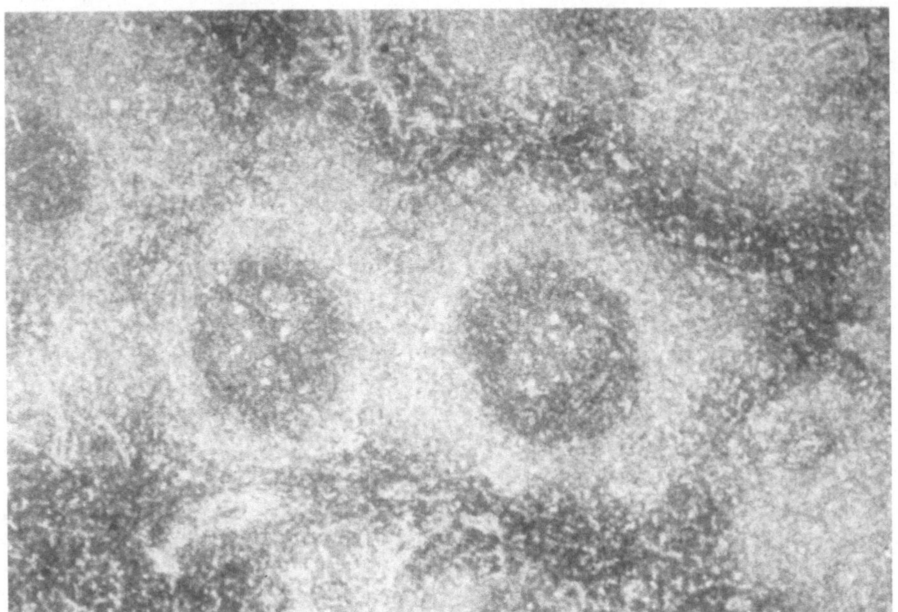

Abb. 2. Nodales Marginalzonen-B-Zell-Lymphom. Deutliche Verbreiterung der Marginalzone durch ein hellzellig erscheinendes Lymphominfiltrat. Erhaltene Keimzentren mit erhaltener Mantelzone (Giemsa)

filtration neoplastischer B-Lymphozyten [23, 26]. Auch bei diesen Fällen haben exakte klinische Staginguntersuchungen sehr häufig gleichzeitige oder vorhergehende Lymphominfiltrate in extranodalen Lokalisationen gezeigt, was nach der jetzigen Definition einem MALT-Typ-Lymphom mit systemischem Befall entspricht. Damit läßt sich die Sonderstellung des nodalen MZBL bislang nicht zweifelsfrei belegen. Andererseits tritt das lymphoplasmozytische Immunozytom der Kiel-Klassifikation sehr häufig als Marginalzonen-B-Zell-Lymphom mit sekretorischer Differenzierung in Erscheinung [25], ohne daß extranodale Lymphominfiltrate bekannt sind. Dies spricht dafür, daß diese Tumorgruppe auch unabhängig von einer extranodalen Primärerkrankung entstehen kann.

Dagegen stellt das splenische Marginalzonen-B-Zell-Lymphom nach derzeitiger Überzeugung eindeutig eine Entität dar, die von den Marginalzonen-B-Zell-Lymphomen nodalen oder extranodalen Ursprungs vom MALT-Typ klar abgrenzbar ist [12]. Die klinische Besonderheit besteht darin, daß trotz des fast regelmäßig zu beobachtenden Knochenmarkbefalls nach Milzexstirpation oft eine sehr gute Prognose, ja sogar eine Rückbildung medullärer Infiltrate beobachtet wird. Auch hinsichtlich phänotypischer Merkmale und genetischer Befunde unterscheiden sich splenische Marginalzonen-B-Zell-Lymphome von denen anderer Primärlokalisation.

Auf das seltene T/NK-Zell-Lymphom vom nasalen Typ, die noch selteneren aggressiven T/NK-Zell-Lymphome, das Pannikulitis-ähnliche T-Zell-Lymphom sowie die verschiedenen Formen der T-Zell-Lymphome vom γ/δ-Typ sei hier nicht weiter eingegangen und auf die Primärpublikationen verwiesen [15, 16, 21, 31, 32].

Die R.E.A.L.-Klassifikation faßt unter den *großzelligen B-Zell-Lymphomen* mehrere zytologische Subkategorien der Kiel-Klassifikation (zentroblastisch-monomorph, zentroblastisch-polymorph, zentroblastisch-zentrozytoid, zentroblastisch-multilobuliert, immunoblastisch-plasmoblastisch und großzellig-anaplastisch) unter therapeutischen Gesichtspunkten zusammen und trägt damit der Tatsache Rechnung, daß die Reproduzierbarkeit der verschiedenen Kategorien und ihre prognostischen Implikationen bislang nicht oder ungenügend belegt sind. Inzwischen ist die immunoblastisch-plasmoblastische Differenzierung großzelliger B-Zell-Lymphome als prognostischer Risikofaktor gegenüber der Gruppe zentroblastischer Lymphome belegt worden und sollte dementsprechend diagnostisch erfaßt werden. Zytogenetische und phänotypische Eigenschaften belegen die durch die R.E.A.L.-Klassifikation empfohlene Zuordnung des großzellig-anaplastischen Lymphoms vom B-Typ zu den großzelligen B-Zell-Lymphomen, da das großzellig-anaplastische Lymphom vom Null- und T-Typ sich klinisch, genetisch und phänotypisch unterscheidet. Das Burkitt-ähnliche B-Zell-Lymphom wird nach zytologischen Kriterien vom klassischen Burkitt-Lymphom als provisorische „Entität" unterschieden. Seine Varianten sind heterogen [20] und bisher nicht akzeptiert. Bislang läßt sich diese Kategorie mangels zusätzlicher Kriterien schlecht reproduzieren und von den großzelligen B-Zell-Lymphomen abgrenzen. Bei Beschränkung auf Tumoren mit extrem hoher Proliferationsrate (>90% Ki67-positive Tumorzellen) zeigt sich in dieser Kategorie eine höhere klinische Aggressivität [22].

Mit dem Begriff *„peripheres T-Zell-Lymphom, nicht weiter spezifiziert"* werden nodale und extranodale periphere T-Zell-Lymphome zusammengefaßt, die nicht klinisch und pathologisch definierten Gruppen der T-Zell-Lymphome zugeordnet werden können. Eine gewisse weitere Subklassifizierung morphologischer Varianten nach Zellgröße (kleinzellig, mittelgroß- und großzellig, großzellig), nach dem Ort der primären Infiltration und Erscheinungsform im Lymphknoten (T-Zonen-Lymphom) oder nach der Art des nicht-neoplastischen Begleitinfiltrats (lymphoepitheloides Lymphom, Lennert-Lymphom) kann fakultativ vorgenommen werden. Zukünftige klinische und pathologische Studien müssen die Konsistenz und Bedeutung dieser Untergruppen weiter validieren. Das großzellig-anaplastische Lymphom der REAL-Klassifikation beschreibt nur die Lymphome mit Null- oder T-Zell-Phänotyp. Dabei lassen sich großzellig-anaplastische Lymphome fast immer von tumorzellreichen Formen des Morbus Hodgkin (Hodgkin-ähnliches ALC-Lymphom) durch jetzt verfügbare Marker zytotoxischer T-Lymphozyten wie Granzym B, Perforin und TIA-1 abgrenzen [17].

Grading und prognostische Gruppen

Die Einteilung der Kiel-Klassifikation in niedrigmaligne und hochmaligne Tumortypen auf dem Boden zytologischer Merkmale hat für klinisch-therapeutische Entscheidungen besonders in der Gruppe niedrigmaligner Non-Hodgkin-Lymphome oft nur untergeordnete Bedeutung. So reichen die Therapieoptionen bei der chronischen lymphatischen Leukämie von einer Watch-and-wait-Strategie bis hin zur Hochdosischemotherapie und autologen Knochenmarktransplantation, abhängig vom Stadium der klinischen Präsentation, dem Verlauf und dem Patientenalter. Ähnliches trifft für andere Kategorien der niedrigmalignen Lymphome zu, wobei besonders die adäquate Therapie der aggressiv verlaufenden kleinzelligen B- und T-Zell-Lymphome, des Mantelzell-Lymphoms und der peripheren T-Zell-Lymphome für Verwirrung gesorgt haben. Unter diesem Eindruck wird in der R.E.A.L.-Klassifikation zwar generell in der morphologischen Klassifikation auch eine Bewertung des histologischen Grads (entsprechend der Kiel-Klassifikation) erwähnt. Bedeutsamer erscheint jedoch die definitive Klassifikation der jeweiligen Lymphomentität und der für jedes Lymphom individuell zu wertenden *Risiko- und Progressionsfaktoren.* Zugegebenermaßen sind diese Faktoren für die meisten Lymphomentitäten noch neu zu definieren. Doch zeigen gerade Ergebnisse der letzten Jahre und Analogien zu anderen hämatopoetischen Tumoren am Beispiel der akuten myeloischen Leukämien, welch großes Potential für die richtige klinische Betreuung und Therapie hierin begründet ist.

Für das *follikuläre Lymphom* wird in der R.E.A.L.-Klassifikation ein der *Working Formulation* entsprechendes Grading in 3 Stufen vorgeschlagen. Beim Grad I des follikulären Lymphoms bestehen die neoplastischen Follikel überwiegend aus kleinen Zentrozyten, Grad II entspricht einer Mischung aus Zentrozyten und transformierten Zentroblasten, Grad III besteht vorwiegend aus blastären Zellformen, so daß das follikuläre Lymphom Grad III häufig dem follikulären Typ des zentroblastischen Lymphoms in der Kiel-Klassifikation entspricht und hier als hochmaligne eingestuft wird. Inzwischen vorliegende retrospektive klinische Analysen haben Anhaltspunkte dafür erbracht, daß Grad I und Grad II des follikulären Lymphoms ähnlich gute prognostische Verläufe aufweisen. Hiervon unterscheidet sich Grad III signifikant. Die statistische Überlebenswahrscheinlichkeit verläuft zwischen der des follikulären Lymphoms Grad I bzw. Grad II und derjenigen großzelliger B-Zell-Lymphome [29]. Inwieweit hier auch weitere, für das follikuläre Lymphom erkannte Risiko- bzw. Progressionsfaktoren (Deletionen im langen Arm des Chromosoms 6 und im kurzen Arm des Chromosoms 17, Mutationen des p53-Gens) [30] von zusätzlicher Relevanz sind, müssen zukünftige Studien erbringen.

Ein ähnliches Bild ergibt sich für andere Entitäten der B-Zell-Lymphome: Beim *extranodalen Marginalzonen-B-Zell-Lymphom vom MALT-Typ* zeigt sich am eindeutigsten die stadienhafte Progression der Lymphomerkrankung [13]. Während niedrigmaligne Marginalzonen-B-Zell-Lymphome vom MALT-Typ des Magens auf eine Helicobacter-pylori-Eradikationstherapie zu ca. 70 % mit einer vollständigen Lymphomregression reagieren [1], sind etwa 30 % der niedrigmalignen Marginalzonen-B-Zell-Lymphome vom MALT-Typ und die hochmalignen MALT-Typ-Lymphome nicht reaktiv. Dies geht sowohl mit einer Zunahme zytogenetischer Aberrationen wie auch mit molekulargenetischen Alterationen einher [7]. Diagnostisch lassen sich allerdings niedrigmaligne Marginalzonen-B-Zell-Lymphome vom MALT-Typ bisher nur ex juvantibus nach dem klinischen Verlauf unter Therapie differenzieren.

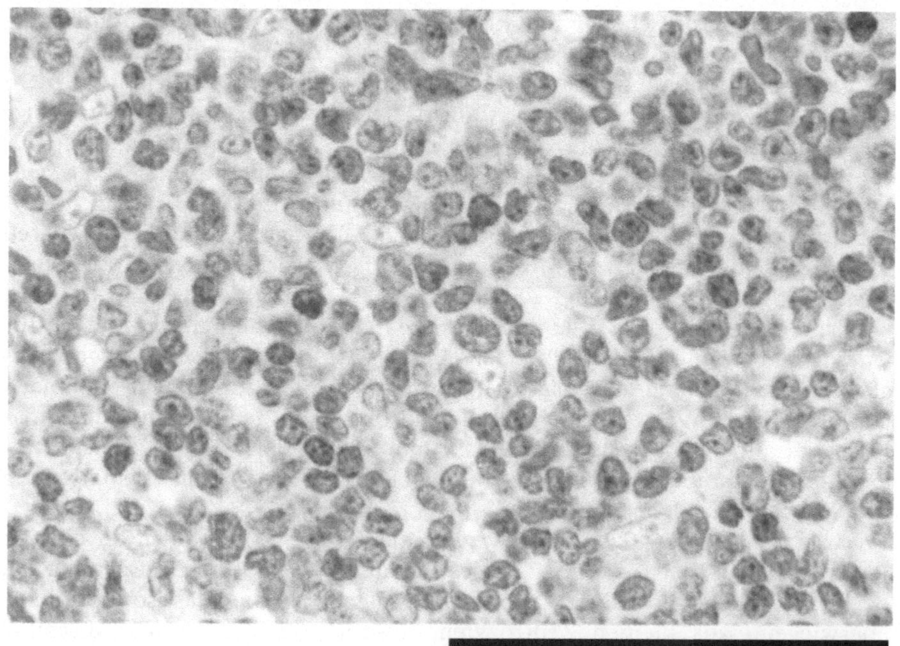

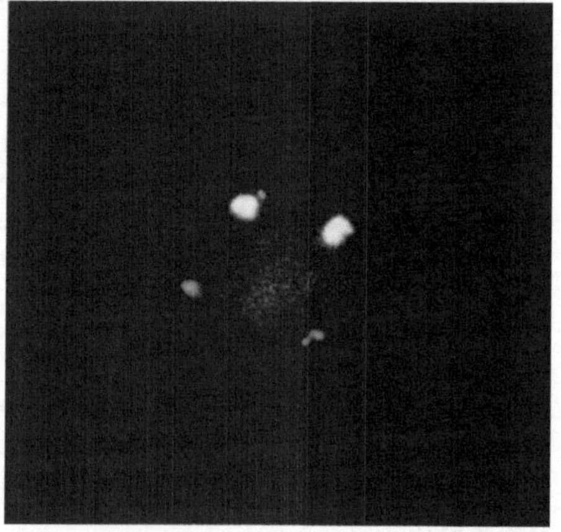

Abb. 3. **a** Klassischer Typ des Mantelzell-Lymphoms. Vorwiegend kleine Zellen mit schmalem, kaum erkennbaren Zytoplasma und leicht unregelmäßigen, chromatindichten Kernen (Giemsa). **b** Doppelfluoreszenz In-situ-Hybridisierung mit zentromerspezifischen Sonden für die Chromosomen 12 (*rot*) und 18 (*grün*). Jeweils 2 Signale sind zu erkennen (diploider Karyotyp)

Beim *Mantelzell-Lymphom* ergibt sich dagegen bisher kein eindeutiges Progressionsmodell unterschiedlich aggressiver Tumorstadien. Dagegen lassen sich nach zytologischen, molekulargenetischen und zytogenetischen Befunden verschiedene Risikotypen mit unterschiedlich aggressivem Verlauf definieren [24]. Die übliche Form des Mantelzell-Lymphoms (Abb. 3) zeigt eine vorwiegend kleinzellige zytologische Komposition mit geringer Proliferationsaktivität, seltener p53-Überexpression und einen meist diploiden Chromosomensatz. Dagegen weisen die blastoiden und pleomorphen (Abb. 4) Varianten häufig einen tetraploiden Chromosomensatz sowie höhere Proliferationsindizes, oft eine p53-Überexpression und häufigere Bruchpunkte der lymphomtypischen Trans-

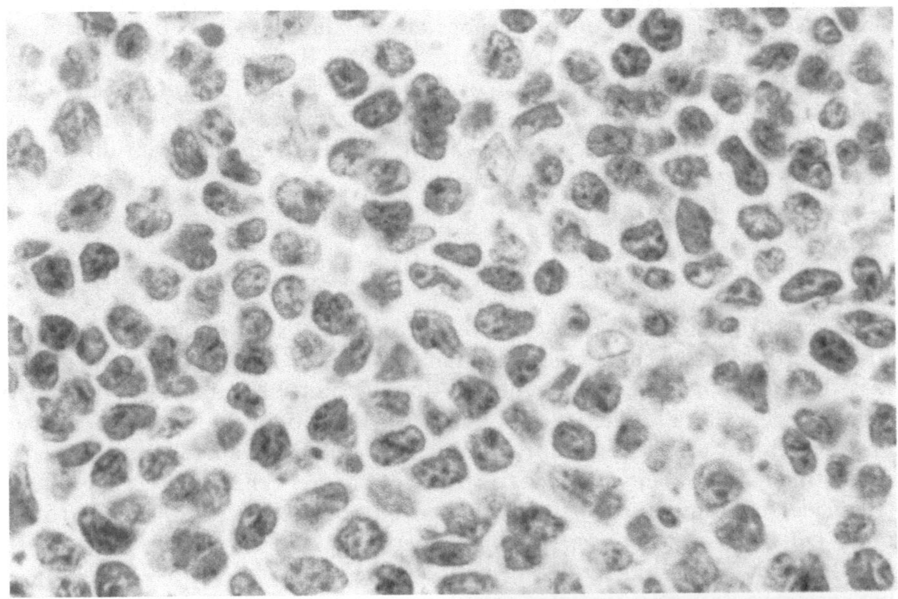

a

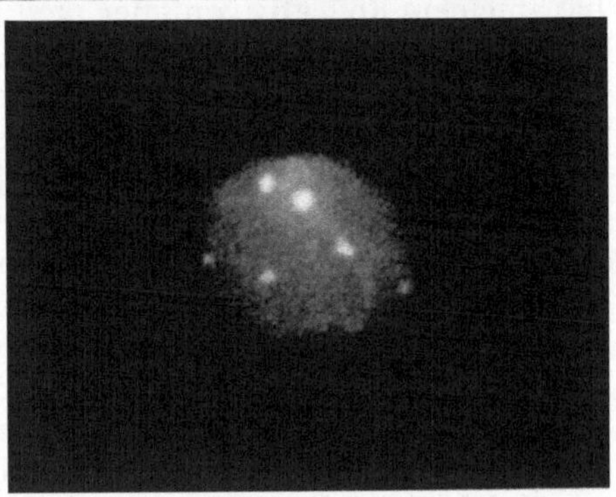

b

Abb. 4. a Pleomorpher Typ des Mantelzell-Lymphoms. Mittelgroße bis große Zellen mit schmalem Zytoplasmasaum und deutlich formvariablen, z. T. gebuchteten Kernen (Giemsa). b Doppelfluoreszenz In-situ-Hybridisierung mit zentromerspezifischen Sonden für die Chromosomen 7 (*rot*) und X (*grün*) bei einem männlichen Patienten; 4 rote und 2 grüne Signale wurden detektiert (tetraploider Karyotyp)

lokation t(11;14)(q13;q32) in der Hauptbruchpunkt-Clusterregion auf. Diese Varianten zeigen besonders in den ersten beiden Jahren eine signifikant schlechtere Überlebenswahrscheinlichkeit, die ab dem 3. Jahr durch die insgesamt ungünstige und abfallende Überlebensstatistik des Mantelzell-Lymphoms egalisiert wird [8].

Auch für die *chronische lymphatische Leukämie vom B-Typ bzw. das kleinzellige B-Zell-Lymphom* sind histologische Gradingverfahren und genetische Befunde, teilweise mit prognostischer Relevanz, beschrieben worden [6,28]. Eingehende prospektive Studien stehen aus.

Die klinische Gruppierung maligner Non-Hodgkin-Lymphome in 2 Prognosegruppen (niedrigmaligne und hochmaligne) stellt sicher eine unzulässige Vereinfachung dar. Ob es den klinischen „Alltag" erleichtert, 3, 4 oder mehr prognostische Gruppierungen einzuführen, die möglicherweise einer ähnlichen therapeutischen Strategie zugeführt werden, müssen zukünftige Diskussionen zeigen. Diese sollten aber nicht darüber hinwegtäuschen, daß eine Zuordnung bestimmter Entitäten zu der einen oder anderen Prognosegruppe immer abhängig von den individuellen Risikofaktoren oder dem Progressionsgrad des Lymphoms im hypothetischen Multistadienkonzept der Tumorprogression ist. Insofern scheint eine klinische Betrachtung individueller Tumorentitäten auch für die Planung von Studien relevanter.

Ausblick

Trotz einer lebhaften und z. T. kontrovers geführten Diskussion hat die R.E.A.L.-Klassifikation inzwischen viel Akzeptanz gefunden. Insbesondere durch Reklassifikationen früherer multizentrisch durchgeführter Therapiestudien haben sich für viele der Entitäten der R.E.A.L.-Klassifikation eindeutige Merkmale hinsichtlich der Überlebenswahrscheinlichkeit und der Wahrscheinlichkeit des tumorfreien Überlebens ergeben [10]. Diese entsprechen in ihren Charakteristiken vielen Befunden, die früher von der Deutschen Lymphom-Studiengruppe unter der Federführung von Brittinger erarbeitet und dargestellt wurden [2]. Das kürzlich abgeschlossene Internationale Lymphom-Klassifikationsprojekt hat an einem Kollektiv von über 1400 Lymphomen aus den Jahren 1988–1990, die von 5 hämatopathologischen Experten reklassifiziert wurden und die aus 8 verschiedenen multinational verteilten Lymphomzentren stammten, gezeigt, daß die R.E.A.L.-Klassifikation mit hoher Inter- und Intraobserver-Übereinstimmung reproduziert werden kann [29]. Die Bedeutung einer immunhistologischen Charakterisierung für die Klassifikation wurde herausgestellt. Es hat sich auch herausgestellt, daß die Diagnostik maligner Non-Hodgkin-Lymphome durch nur einen Pathologen derjenigen eines Expertenpanels unterlegen ist. An den jetzt vorliegenden Erfahrungen und biologischen Befunden maligner Non-Hodgkin-Lymphome müssen sich auch zukünftige klinische Studien orientieren. Im Studiendesign müssen die relevanten biologischen Kriterien erfaßt werden und eine adäquate multizentrische pathologische Betreuung gewährleistet sein. Trotz des hierdurch verursachten höheren logistischen Aufwandes werden klare Fortschritte erzielt, die letztlich jedem Patienten zugute kommen.

Literatur

1. Bayerdörffer E, Neubauer A, Rudolph B, Thiede C, Lehn N, Eidt S, Stolte M (1995) Regression of primary gastric lymphoma of mucosa-associated lymphoid tissue type after cure of Helicobacter pylori infection. Lancet 345:1591–1594
2. Brittinger G, Bartels H, Common H et al. (1984) Clinical and prognostic relevance of the Kiel classification of non-Hodgkin's lymphomas: results of a prospective multicenter study by the Kiel Lymphoma Study Group. Hematol Oncol 2:269–306
3. Chan JKC, Banks PM, Cleary ML et al. (1994) A proposal for classification of lymphoid neoplasms (by the International Lymphoma Study Group). Histopathology 25:517–536
4. De Bruin PC, Beljaards RC, Van Heerde P et al. (1993) Differences in clinical behavior and immunophenotype between primary cutaneous and nodal anaplastic large cell lymphomas of T-cell or null phenotype. Histopathology 23:127–132

5. Diss TC, Peng H, Wotherspoon AC, Pan L, Speight PM, Isaacson PG (1993) Brief report: a single neoplastic clone in sequential biopsy specimes from a patient with primary gastric mucosa-associated lymphoid-tissue lymphoma and Sjögren's syndrome. N Engl J Med 329: 172–175
6. Döhner H, Fischer K, Bentz M et al. (1995) p53 gene deletion predicts for poor survival and non-response to therapy with purine analogs in chronic B-cell leukemias. Blood 85:1580–1589
7. Du M, Peng H, Singh N, Isaacson PG, Pan L (1995) The accumulation of p53 abnormalities is associated with progression of mucosa-associated lymphoid tissue lymphoma. Blood 86:4587–4593
8. Fisher RI, Dahlberg S, Nathwani BN, Banks PM, Miller TP, Grogan TM (1995) A clinical analysis of two indolent lymphoma entities: mantle cell lymphoma and marginal zone lymphoma (including the mucosa-associated lymphoid tissue and the monocytoid B-cell subcategories): a Southwest Oncology Group study. Blood 85:1075–1082
9. Gerard-Marchant R, Hamlin I, Lennert K, Rilke F, Stansfeld AG, van Unnik JAM (1974) Classification of non-Hodgkin's lymphomas. Lancet II:406–408
10. Grogan T, Miller T, Dahlberg S et al. Morphologic review of 2100 SWOG patients supports the REAL classification of lymphoma as clinically useful. Annual Meeting of the United States and Canadian Academy of Pathology (Abstr) 112 A
11. Harris NL, Jaffe ES, Stein H et al. (1994) A revised European-American classification of lymphoid neoplasms: A proposal from the International Lymphoma Study Group. Blood 84:1361–1392
12. Isaacson PG, Matutes E, Burke M, Catovsky D (1994) The histopathology of splenic lymphoma with villous lymphocytes. Blood 84:3828–3834
13. Isaacson PG (1994) Gastrointestinal lymphoma. Hum Pathol 25:1020–1029
14. Joachim HL (1996) The Revised European-American Classification of lymphoid Neoplasms. A related commentary. Cancer 78:4–9
15. Jaffe ES, Chan JK, Su IJ, Frizzera G, Mori S, Feller AC, Ho FC (1996) Report of the Workshop on nasal and related extranodal angiocentric T/Natural killer cell lymphomas. Definitions, differential diagnosis, and epidemiology. Am J Surg Pathol 20:103–111
16. Kanavaros P, Lescs MC, Briere J et al. (1993) Nasal T-cell lymphoma: a clinicopathologic entity associated with peculiar phenotype and with Epstein-Barr virus. Blood 81:2688–2695
17. Krenacs L, Raffeld M, Jaffe ES (1996) Cytotoxic cell-related antigen expression in anaplastic large cell lymphoma (ALCL). Annual Meeting of the United States and Canadian Academy of Pathology (Abstr):115 A
18. Lennert K (1978) Malignant lymphomas other than Hodgkin's disease. Springer, Berlin Heidelberg New York
19. Lennert K, Feller AC (1992) Histopathologie der Non-Hodgkin-Lymphome. Springer, Berlin Heidelberg New York Tokyo
20. Lennert K (1995) Conceptual basis of the classification of malignant lymphomas. Med J Kagoshima Univ 47 (Suppl 2):7–31
21. Macon WR, Williams ME, Greer JP, Hammer RD, Glick AD, Collins RD, Cousar DS (1996) Natural killer-like T-cell lymphomas: aggressive lymphomas of T-large granular lymphocytes. Blood 87:1474–1483
22. Miller TP, Grogan TM, Dahlberg S et al. (1994) Prognostic significance of the Ki-67 proliferative antigen in aggressive non-Hodgkin's lymphomas: a prospective Southwest Oncology trial. Blood 83:1460–1466
23. Nizze H, Cogliatti SB, von Schilling C, Feller AC, Lennert K (1991) Monocytoid B-cell lymphoma: morphological variants and relationship to low-grade B-cell lymphoma of the mucosa-associated lymphoid tissue. Histopathology 18:403–414
24. Ott G, Kalla J, Ott MM, Schryen B, Katzenberger T, Müller JG, Müller-Hermelink HK (1997) Blastoid variants of mantle cell lymphoma: Frequent BCL-1 rearrangements at the MTC locus and tetraploid chromosome clones. Blood (in press)
25. Pileri S, Rivano MT, Gobbi M, Taruscio D, Lennert K (1985) Neoplastic and reactive follicles within B-cell malignant lymphomas. A morphologic and immunological study of 30 cases. Hematol Oncol 3:243–260

26. Piris MA, Rivas C, Morente M, Cruz MA, Rubio C, Oliva H (1988) Monocytoid B-cell lymphoma, a tumor related to the marginal zone. Histopathology 12:383–392
27. Stansfeld AG, Diebold J, Kapanci Y et al. (1988) Updated Kiel classification for lymphomas. Lancet I:292–293, 603
28. Stilgenbauer S, Leupolt E, Ohl S et al. (1995) Heterogeneity of deletions involving RB-1 and the D13S25 locus in B-cell chronic lymphocytic leukemia revealed by fluorescence in situ hybridization. Cancer Res 55:3475–3477
29. The International Non-Hodgkin's Lymphoma Classification Project (1996) Application of the International Lymphoma Study Group (ILSG) classification of non-Hodgkin's lymphoma (NHL): Clinical characteristics and outcome of 1400 patients from 8 countries. Ann Oncol 7 (Suppl 3): 2
30. Tilly H, Rossi A, Stamatoullas A et al. (1994) Prognostic value of chromosomal abnormalities in follicular lymphoma. Blood 84:1043–1049
31. Wang CC, Tien HF, Lin MT et al. (1995) Consistent presence of isochromosome 7q in hepatosplenic T gamma/delta lymphoma: a new cytogenetic-clinicopathologic entity. Genes Chromosomes Cancer 12:161–164
32. Wong KF, Chan JK, Matutes E, McCarthy K, Ng CS, Chan CH, Ma SK (1995) Hepatosplenic gamma delta T-cell lymphoma. A distinctive aggressive lymphoma type. Am J Surg Pathol 19:718–726

Klinische Anwendung der R.E.A.L.-Klassifikation bei hochmalignen Non-Hodgkin-Lymphomen der Kiel-Klassifikation: Gewinn oder Verlust an Erkenntnis?

M. Engelhard

Die Non-Hodgkin-Lymphome (NHL) umfassen eine heterogene Gruppe lymphatischer Neoplasien, die z. T. heilbar sind, sofern sie früh erkannt, diagnostisch exakt erfaßt und dann rasch adäquat behandelt werden. Daher ist eine genaue histologische Diagnose entscheidend für die Therapiestrategie und damit für das Schicksal des Patienten.

Bisher gab es international keinen Konsens über die optimale Klassifikation der NHL. So erfolgte die Diagnosestellung im deutschsprachigen Raum und in Zentren Nordwesteuropas anhand zytomorphologischer und immunhistologischer Merkmale gemäß den Definitionen der Kiel-Klassifikation [26, 47]. In Südwesteuropa, in der Studiengruppe der EORTC (European Organization for Research and Treatment of Cancer) und in Amerika dagegen fand weitgehend die auf Korrelationen des histologischen Bildes mit klinisch-prognostischen Beobachtungen zurückgehende Working Formulation [49] Anwendung. Die prinzipiellen Unterschiede in den Diagnosekriterien dieser Klassifikationen limitierten den direkten Vergleich der internationalen Studienergebnissse und damit auch entscheidend die Verbesserung des klinisch-biologischen Verständnisses dieser Neoplasien. Die Revised European-American Classification of Lymphoid Neoplasms (R.E.A.L.-Klassifikation) [14], die die Prinzipien der Kiel-Klassifikation aufgreift, neue Erkenntnisse zur Immunbiologie, Molekularbiologie und Zytogenetik der Lymphome einbezieht, aber auch wesentliche Erweiterungen und Umgruppierungen vornimmt und damit zu einer Neuordnung der NHL führt, entspricht der Initiative einer internationalen Gruppe von Hämatopathologen. Aus diesen Gründen fand der Vorschlag sofort großes Intresse, wenn auch die klinische Praktikabilität im einzelnen noch in prospektiven klinischen Therapiestudien erprobt werden muß.

In der Kiel-Klassifikation umfaßt die Gruppe der hochmalignen NHL fünf Hauptentitäten des B-Zell- und vier des T-Zell-Subtyps, die immunhistochemisch und histomorphologisch unterschieden werden können und zumindest teilweise auch durch charakterische klinische Merkmale zu differenzieren sind. Einen Überblick über die Häufigkeit der Entitäten und Immunphänotypen hochmaligner NHL ergeben die Jahreseingangsdaten 1983 des Kieler Lymphknotenregisters sowie die Patientenkollektive aktueller Therapiestudien (Tabelle 1).

In der R.E.A.L.-Klassifikation ist eine Neuordnung der hochmalignen NHL insofern erfolgt, als einzelne Entitäten zu einer gemeinsamen Diagnose zusammengefaßt wurden, bei den T-Zell-NHL sogar unter Einbeziehung einiger niedrigmaligner NHL der Kiel-Klassifikation (Gegenüberstellung in Tabelle 2). Es ist

Tabelle 1. Kiel-Klassifikation der hochmaligen Non-Hodgkin-Lymphome und Inzidenz in den Untergruppen (B- und T-Subtyp) und innerhalb des Subtyps (B bzw. T) (Daten des Jahreseingangs 1983 des Kieler Lymphknotenregisters [26] sowie der Patientenkollektive aktueller Therapiestudien [6,9])

B-Zell-Subtyp	ca. 75%[a]	T-Zell-Subtyp	15–20%[a]
Zentroblastisch	55–60%	Pleomorph mittel-/großzellig	30–45%
Immunoblastisch	12–15%	Immunoblastisch	ca. 5%
Großzellig anaplastisch (CD30+)	5–8%	Großzellig anaplastisch (CD30+)	12–20%
Burkitt	ca. 10%		
Lymphoblastisch	4–8%	Lymphoblastisch	32–38%
Großzelliges sklerosierendes Lymphom des Mediastinums	ca. 2%		

[a] B- oder T-Subtyp nicht nachweisbar bei ca. 5–10% hochmaligner NHL.

Tabelle 2. Hauptentitäten hochmaligner Non-Hodgkin-Lymphome der Kiel-Klassifikation [26, 47] und korrespondierende Lymphome der R.E.A.L.-Klassifikation [14]

Kiel-Klassifikation Lymphomentität	R.E.A.L. Classification Lymphoma entity
B-Zell-Subtyp	
Zentroblastisch Immunoblastisch Großzellig anaplastisch (CD30+)	Diffuse large B-cell
Burkitt	Burkitt's
Lymphoblastisch	Precursor B-lymphoblastic
Großzelliges sklerosierendes Lymphom des Mediastinums[a]	Primary mediastinal large B-cell
T-Zell-Subtyp	
Lennert[b] T-Zonen[b] Pleomorph kleinzellig[b] Pleomorph, mittel-/großzellig Immunoblastisch	Peripheral T-cell, unspecified
Großzellig anaplastisch (CD30+)	Anaplastic large cell, T- and null-cell types
Lymphoblastisch	Precursor T-lymphoblastic

[a] Eingeordnet unter den seltenen Varianten hochmaligner NHL.
[b] Diese Entitäten zählen in der Kiel-Klassifikation zu den niedrigmalignen NHL.

noch unklar, inwieweit diese Vereinfachung auch unter klinischen Aspekten vertretbar ist. Die Patientenkollektive prospektiver Therapiestudien, die nach einheitlichen Prinzipien ausgewählt, untersucht und dann einer standardisierten Therapie unterzogen wurden, bieten die Chance, auch die klinisch-prognostische Relevanz der R.E.A.L.-Klassifikation zu bestimmen.

Übereinstimmungen der Kiel- und R.E.A.L.-Klassifikationen bei den hochmalignen NHL

Einige seltenere Formen hochmaligner NHL mit besonders charakteristischen klinischen Erscheinungsformen werden in beiden Klassifikationen übereinstimmend definiert. Dies gilt z. B. für das großzellige sklerosierende B-Zell-Lymphom des Mediastinums, welches durch ausgedehnte lokoregional infiltrativ wachsende Tumoren ohne Generalisation gekennzeichnet ist und gehäuft bei jungen Frauen auftritt. Dieses in der Kiel-Klassifikation bereits beschriebene NHL wird in der R.E.A.L.-Klassifikation als eigenständige Entität besonders hervorgehoben. Die ebenso in beiden Klassifikationen gleichermaßen identifizierten lymphoblastischen (B- und T-Zell-Subtyp) und Burkitt-Lymphome werden in der R.E.A.L.-Klassifikation lediglich insofern umgruppiert, als die lymphoblastischen Lymphome der Gruppe der „Precursor B-/T-cell"-Neoplasien zugeordnet werden. Beide Lymphomentitäten stellen klinisch-biologisch besonders aggressive, oft noch während der Phase der Diagnostik oder aber im Therapieintervall bereits progrediente Krankheitsbilder dar, die zumindest bei jüngeren Patienten ein intensives Therapiekonzept erfordern [22, 29, 32, 36]. Bei den lymphoblastischen Lymphomen liegt meist der T-Zell-Subtyp in fortgeschrittenen Stadien, häufig mit einem ausgedehnten Mediastinaltumor oder einer beginnenden Knochenmarkinfiltration vor. Oft entwickelt sich eine leukämische Verlaufsform, die dann den fließenden Übergang in das klinische Bild einer akuten lymphoblastischen Leukämie darstellt. Das Burkitt-Lymphom ist gekennzeichnet durch eine besonders rasche Proliferation mit diffusem, häufig auch Weichteile oder extralymphatische Organe infiltrierenden Wachstum, z. B. im HNO-Bereich oder Bauchraum. Burkitt-Lymphome treten gehäuft auf bei HIV-Infektion und können deren klinische Erstmanifestation darstellen.

Diskrepanzen zwischen der Kiel- und der R.E.A.L.-Klassifikation: Hochmaligne B-NHL

In der R.E.A.L.-Klassifikation der malignen Lymphome wird eine gemeinsame Kategorie klinisch aggressiver Lymphome vom B-Zell-Subtyp („diffuse large B-cell lymphomas") definiert, welche die drei Hauptentitäten hochmaligner Non-Hodgkin-Lymphome der Kiel-Klassifikation, nämlich das zentroblastische (CB), das B-immunoblastische (B-IB) und den B-Subtyp des anaplastischen großzelligen CD30+ (Ki-1+) (B-ALC)-Lymphoms einschließt. Um zu klären, ob diese Zusammenfassung auch klinisch gerechtfertigt erscheint oder ob die Unterscheidung dieser Entitäten prognostisch relevant ist, wurde das entsprechende Kollektiv von 219 Patienten (Alter 18–75 Jahre, Ann-Arbor-Stadium II–IV), die im Rahmen einer prospektiven Therapiestudie (BMFT-Studie, [6]) mit dem COP-BLAM/IMVP-16-Schema ± Radiotherapie behandelt wurden, getrennt analysiert [5]. Dazu wurden bei der abschließenden Untersuchung des Biopsiematerials die Diagnosen histomorphologisch an Giemsa-gefärbten frischen Paraffinblockschnitten bestätigt, ergänzt durch eine umfassende Immunphänotypisierung. Die Diagnosen wurden mit den klinischen Daten korreliert, wobei sich folgende charakteristische Unterschiede zwischen den Entitäten zeigten (Tabelle 3): Patienten mit B-IB befinden sich bei Diagnosestellung zumeist bereits in einem schlechteren Allgemeinzustand (Karnofsky-Index) und bieten häufiger ein fortgeschrittenes oder generalisiertes (Stadien III/IV) und aggressives Krankheitsbild (Serum-LDH-Erhöhung) mit gehäuften extra-

Tabelle 3. Vergleich hochmaligner B- und T-Zell-NHL der Kiel-Klassifikation im Ann-Arbor-Stadium II–IV (Teilkollektiv vollständig immunphänotypisierter Fälle aus der BMFT-Studie, COP-BLAM/IMVP-16-Protokoll [5, 6]). (*CB* zentroblastisch, *B/T-IB* B/T-immunoblastisch, *B/T-ALC* B/T-anaplastisch großzellig (CD30+), *T-PMLC* mittel-/großzellig pleomorph T, *n. n. e.* noch nicht erreicht, [a] extranodal, [b] relevante Aussage aufgrund der geringen Fallzahlen noch nicht möglich)

Kiel-Klassifikation	Lymphom-Entität					
	CB	B-IB	B-ALC	T-ALC	T-PMLC	T-IB
R.E.A.L.-Klassifikation	– diffuse large B-cell –			T-ALC	– peripheral T cell –	
Gesamtzahl	127	33	22	14	15	4
Altersmedian (Jahre)	56	59	61	47	55	56
Spanne	16–75	20–73	25–74	20–75	28–69	52–61
Risikofaktoren des Internationalen Prognostischen Index (%)						
Alter >60 Jahre	33	39	50	14	33	50
Karnofsky-Index ≤70%	22	39	33	21	26	0
Serum-LDH > normal	50	68	68	21	27	75
Stadium III/IV	71	76	55	57	73	100
E[a]-Manifestationen ≥2	18	30	23	29	40	0
Manifestationsmuster (%)						
Gastrointestinaltrakt	22	24	14	0	13	25
Haut und/oder Skelett	11	21	18	50	66	0
Knochenmark	13	9	5	14	33	25
Therapieergebnisse (%)						
Vollremissionsrate	57	42	45	64	40	25
Rezidivrate	29	70	30	22	57	0/1
Medianes Überleben						
Gesamt (Monate)	n. n. e.	16	20	[b]	[b]	[b]
Rezidivfrei	n. n. e.	8	n. n. e.	[b]	[b]	[b]

nodalen Manifestationen (u.a. Haut oder Skelett) im Vergleich zum CB-Lymphom. Dies gilt in modifizierter Form (seltener Befall des Gastrointestinaltraktes oder Knochenmarkes) auch für das B-ALC-Lymphom. Beim B-IB ist weiterhin die Chance, eine Vollremission zu erreichen, geringer und das Rezidivrisiko deutlich höher als bei den anderen beiden Lymphomen. Erwartungsgemäß ergaben sich nach einer medianen Beobachtungszeit von 3,5 Jahren relevante prognostische Differenzen: So war die Gesamtüberlebenswahrscheinlichkeit für das CB-Lymphom signifikant höher als für die B-ALC- ($p = 0.046$) und B-IB-Lymphome ($p= 0.0002$). Dies galt auch für das rezidivfreie Überleben des CB- im Vergleich zum B-IB-Lymphom ($p = 0.003$). Um mögliche Einflüsse anderer Prognosefaktoren zu erfassen, wurden zusätzlich multivariate Analysen unter Einbeziehung der Risikofaktoren des Internationalen Prognostischen Index [41] durchgeführt. Dabei zeigte sich, daß das Gesamtüberleben signifikant durch den Allgemeinzustand des Patienten ($p = 0.0003$), die Serum-LDH ($p = 0.036$) sowie die histologische Diagnose eines B-IB gemäß der Kiel-Klassifikation ($p = 0.036$) beeinflußt wird. Für das rezidivfreie Überleben sind der histologische Subtyp ($p = 0.007$) und das Alter ($p = 0.007$) von kritischer Bedeutung. Diese Ergebnisse belegen, daß die Kiel-Klassifikation einen unabhängigen prognostischen Risikofaktor darstellt.

Diskrepanzen zwischen der Kiel- und der R.E.A.L.-Klassifikation: Hochmaligne T-NHL

Auch bei den Lymphomen vom T-Zell-Subtyp nimmt die R.E.A.L.-Klassifikation eine Vereinfachung insofern vor, als die in der Kiel-Klassifikation unterschiedenen Entitäten hochmaligner NHL [mittel- bis großzelliges pleomorphes T-Zell-Lymphom (T-PMLC), T-immunoblastisches Lymphom (T-IB)] zusammen mit drei Entitäten niedrigmaligner NHL [kleinzellig pleomorphes T-Zell- (T-PSCL), T-Zonen- (TZL) und Lennert-Lymphom (LeL)] in einer gemeinsamen Kategorie peripherer T-Zell-Lymphome zusammengefaßt werden (Tabelle 2). Im Gegensatz zu den hochmalignen B-Zell-Lymphomen ist eine Beurteilung dieser Zuordnung insofern erheblich schwieriger, als die T-Zell-Lymphome mit einem Anteil von nur ca. 15–20 % aller hochmalignen NHL eine weitaus geringere Inzidenz haben. Darüber hinaus ist bislang in den großen internationalen Studien eine Immunphänotypisierung, die erst die zweifelsfreie Unterscheidung der B- und T-Zell-Lymphome und damit die Analyse ihrer klinisch-prognostischen Merkmale erlaubt, nur bei einem Teil der Patienten erfolgt. Zu den äußerst seltenen T-PSCL, TZL und LeL liegen nur wenige Daten von geringen Fallzahlen vor [1, 2, 19, 33, 45]. In beiden Klassifikationen werden diese niedrigmalignen peripheren T-Zell-Lymphome von dem angioimmunoblastischen Lymphom (AILD) abgegrenzt, was auch klinisch begründet ist [19, 33, 43, 44] aufgrund des charakteristischen Krankheitsbildes des AILD (rund 90 % fortgeschrittene Stadien, hohe Inzidenz von Allgemein-, Haut- und Gelenksymptomen sowie Autoimmunphänomenen). Die spärlichen Daten sowohl zu den niedrig- (T-PSCL, TZL, LeL) als auch den hochmalignen Varianten (T-PMLC, T-IB) peripherer T-Zell-Lymphome erlauben noch keine relevanten Schlußfolgerungen. Zumindest in den Stadien II-IV dieser NHL handelt es sich in der Regel um klinisch aggressive Lymphome, wobei sich anzudeuten scheint, daß die niedrigmalignen Formen eher nodale Erkrankungen sind, während die hochmalignen die typische Affinität zu extranodalen Manifestationen (vorrangig Haut und Skelett) zeigen. Wenn auch die prognostische Bedeutung dieser Befunde noch unbekannt ist, so muß doch betont werden, daß mögliche klinisch-biologische Unterschiede zwischen diesen Lymphomen nicht mehr zu entdecken sein werden, wenn man sie zukünftig a priori in einer gemeinsamen Gruppe peripherer T-Zell-Lymphome zusammenfaßt.

Vergleich hochmaligner B- und T-Zell-Lymphome

Bei niedrigmalignen NHL bestehen ganz erhebliche Unterschiede im klinischen Erscheinungsbild und Spontanverlauf, den wirksamen Therapieformen und der Prognose zwischen den NHL des B- und T-Zell-Subtyps. Entsprechende Differenzen sind bei den hochmalignen NHL bei weitem nicht so ausgeprägt, die bekannt gewordenen Daten dazu im einzelnen aber widersprüchlich [3, 4, 18, 24, 27]. Um hier eine genaue Einschätzung zu ermöglichen, ist es wiederum unabdingbar, daß korrespondierende Entitäten als solche identifiziert werden. Einen Eindruck der klinischen Erscheinungsbilder hochmaligner B- und T-Zell-NHL

Tabelle 4. Vergleich hochmaligner B- und T-Zell-Lymphome: Klinik und Prognose unter standardisierter Therapie. (n. a. nicht angegeben, * T-Subtyp-unabhängiger Faktor für das Rezidivrisiko)

Therapieprotokoll	LNH 84[a]		COP-BLAM/IMVP-16[b]	
NHL-Subtyp	B	T	B	T
Inzidenz initialer Parameter				
Stadium II	41%	21%	34%	9%
IV	45%	53%	43%	67%
B-Symptome	42%	58%	48%	50%
Manifestation				
Gastrointestinaltrakt	20%	2%	14%	2%
Haut	3%	19%	3%	24%
Skelett	n. a.	n. a.	4%	15%
Therapieergebnisse				
Vollremissionsrate	71%	72%	65%	54%
Rezidivrate	23%	43%	28%	64%
Gesamtüberleben	B > T*		B ~ T*	

[a] Studie der GELA (3), Diagnosen gemäß der Working Formulation [49].

[b] Ergebnisse einer Interimsanalyse der BMFT-Studie [6], Diagnosen gemäß der Kiel-Klassifikation.

im direkten Vergleich vermittelt Tabelle 3. Charakteristisch für hochmaligne T-NHL ist ihre Seltenheit im Gastrointestinaltrakt und ihre Tendenz zu Haut- und Skelettbefall. Das Ansprechen auf eine standardisierte Therapie ist demjenigen der B-Zell-NHL ähnlich, das Rezidivrisiko jedoch deutlich erhöht, wobei dies das Gesamtüberleben nur gering beeinträchtigt (Tabelle 4). Bei dem großzellig anaplastischen CD30+-Lymphom [7, 21, 36, 52] ist der Vergleich innerhalb der Entität (B- und T-ALC) insofern beachtenswert, als der T-Zell-Subtyp bei gleicher Inzidenz fortgeschrittener Stadien III/IV und multipler extranodaler Manifestationen mit einem jüngeren Altersgipfel und einer besseren Prognose assoziiert ist (Interimsanalyse der BMFT-Studie [6]).

Diskussion

Zum klinischen Verständnis der Krankheitsbilder und zur Behandlung klinisch aggressiver Non-Hodgkin-Lymphome sind international umfassende Erfahrungen erworben sowie zahlreiche Behandlungsprotokolle entwickelt und in Therapiestudien erprobt worden [15, 39]. Die Beurteilung der Ergebnisse wurde bislang eingeschränkt durch die Uneinheitlichkeit der zur Diagnose verwandten Kriterien und Klassifikationen, wobei in den letzten beiden Jahrzehnten vorrangig die Working Formulation [49] und die Kiel-Klassifikation [26, 47] zur Anwendung kamen.

In randomisierten Vergleichen unterschiedlicher Chemotherapie-Behandlungsprotokolle konnten allerdings signifikante Überlebensverbesserungen durch ein bestimmtes Regime nur selten [28, 46] oder gar nicht [8, 23, 31] nachgewiesen werden. Geringe Intensivierungen von Standardschemata [23, 31] führten nicht zur Verbesserung des Ansprechens oder Gesamtüberlebens. Mit Hilfe der hämatopoetischen Wachstumsfaktoren ist inzwischen jedoch eine relevante Steigerung der Dosisintensität möglich [12, 42, 50] bis hin zur myeloablativen Hochdosistherapie mit Progenitorzelltransplantation, wenn auch die bislang vorliegenden Ergebnisse noch uneinheitlich sind [10, 11, 13, 17, 35, 51]. Somit steht zwischenzeitlich ein breites Spektrum an therapeutischen Optionen zur Verfügung. Für den Einzelfall hängt die Wahl des Therapiekonzeptes von der prognostischen Risikoeinschätzung ab, wozu zahlreiche relevante Parameter identifiziert wurden [40]. Dazu zählen nach neueren Erkenntnissen auch zytogenetische und molekularbiologische Parameter, die die einzelnen Entitäten hochmaligner NHL charakterisieren. So stellt die Translokation des c-myc-Gens von Chromosom 8 in die Region des IgH-Ketten-Gens auf Chromosom 14 [t(8;14)] ein Charakteristikum des Burkitt-Lymphoms dar. Seltener werden dort auch die Translokationen t(2;8) bzw. t(8;22) beobachtet. Das Genrearrangement bcl-2 wird bei hochmalignen B-Zell-Lymphomen vom zentroblastischen Typ gefunden, die Translokation t(2;5) ist typisch für die großzellig anaplastischen Lymphome (CD30+) vom T-Zell-Typ [16, 25].

Allerdings sind nur einzelne dieser Parameter, z. B. die Faktoren des Internationalen Prognostischen Index [41] und das Serum-β_2-Mikroglobulin, auch in der Routinediagnostik rasch verfügbar und haben ihre prognostische Bedeutung bereits in der Langzeitbeobachtung bestätigt. In diesem Zusammenhang hat die prognostische Bedeutung des histologischen Subtyps hochmaligner NHL neue Bedeutung gewonnen, und dieser Aspekt ist durch die kürzlich vorgestellte R.E.A.L.-Klassifikation [14] in den Mittelpunkt des Interesses gerückt. Diese Neuordnung der NHL ist u.a. insofern beachtenswert, als sie erstmals den Konsens einer internationalen Gruppe darstellt und bereits eine lebhafte Diskussion über ihre entscheidenden Merkmale und ihre klinische Anwendbarkeit hervorrief [20, 30, 34, 38, 48]. Letztere wurde bereits belegt durch die Reklassifikation der Patientenkollektive aus größeren Therapiestudien, deren Diagnosen ursprünglich nach der Working Formulation festgelegt worden waren [37].

Dagegen war bislang noch nicht geklärt, inwieweit die Zusammenfassung mehrerer Entitäten hochmaligner B- oder T-Zell-Lymphome der Kiel-Klassifikation in die entsprechenden Gruppen der R.E.A.L.-Klassifikation klinisch vertretbar ist oder aber eine unzulässige, d.h. prognostische Unterschiede verschleiernde Vereinfachung darstellen könnte. Bei den T-Zell-NHL kann dies noch nicht abschließend beurteilt werden. Hinsichtlich der bereits bekannten tendenziellen Unterschiede zwischen einzelnen Entitäten birgt die Zusammenfassung mehrerer Subtypen peripherer T-Zell-NHL in eine Gruppe zumindest die Gefahr eines Erkenntnisverlustes, solange die Irrelevanz der Differenzierung nicht durch aussagekräftige Fallzahlen aus prospektiven Studien belegt ist. Gleiches gilt für die Vergleichbarkeit der B-und T-Zell-Lymphome. Bei den hochmaligen B-Zell-NHL dagegen konnten bereits signifikante prognostische Unterschiede zwischen den Hauptentitäten (CB, B-IB, B-ALC) ermittelt werden. Dabei erwies sich die Kiel-Klassifikation als ein unabhängiger Risikofaktor, der es erlaubt, frühzeitig Hochrisikopatienten zu erkennen und möglicherweise einer intensivierten Therapie zuzuführen, die in der zusammenfassenden Kategorie der „diffuse large B-cell lymphomas" in der R.E.A.L.-Klassifiaktion nicht identifiziert werden könnten. Die Differenzierung der Kiel-Klassifikation bei den hochmaligen B-Zell-Lymphomen sollte daher in zukünftigen experimentellen und klinischen Forschungsvorhaben unbedingt berücksichtigt und diejenige der T-Zell-NHL prospektiv evaluiert werden.

Literatur

1. Armitage JO, Greer JP, Levine AM et al. (1989) Peripheral T-cell lymphoma. Cancer 63: 158–163
2. Armitage JO, Vose JM, Linder J et al. (1989) Clinical significance of immunophenotype in diffuse aggressive non-Hodgkin's lymphoma. J Clin Oncol 7:1783–1790
3. Coiffier B, Brousse N, Peuchmaur M, Berger F, Gisselbrecht C, Bryon PA, Diebold J for the GELA (Groupe d'Etude des Lymphomes Aggressives) (1990) Peripheral T-cell lymphomas have a worse prognosis than B-cell lymphomas: A prospective study of 361 immunophenotyped patients treated with the LNH-84 regimen. Ann Oncol 1:45–50
4. De Bruin PC, Noorduyn AL, van der Valk P et al. (1993) Noncutaneous T-cell lymphomas. Recognition of a lymphoma type with a relatively favorable prognosis. Cancer 71:2604–2612
5. Engelhard M, Brittinger G, Huhn D et al. (1997) Subclassification of diffuse large B-cell lymphomas according to the Kiel classification: Distinction of centroblastic and immunoblastic lymphomas is a significant prognostic risk factor. Blood 89:2291–2297

6. Engelhard M, Meusers P, Brittinger G et al. (1991) Prospective multicenter trial for the response-adapted treatment of high-grade malignant non-Hodgkin's lymphomas: Updated results of the COP-BLAM/IMVP-16 protocol with randomized adjuvant radiotherapy. Ann Oncol 2 (Suppl 2): 177–180
7. Fanin R, Silvestri F, Geromin A et al. (1996) Primary systemic CD (Ki-1) – positive anaplastic large cell lymphomas of the adult: Sequential intensitive treatment with the F-MACHOP regimen (± radiotherapy) and autologous bone marrow transplantation. Blood 87: 1243–1248
8. Fisher RI, Gaynor ER, Dahlberg S et al. (1993) Comparison of a standard regimen (CHOP) with three intensive chemotherapy regimens for advanced non-Hodgkin's lymphoma. N Engl J Med 328: 1002–1006
9. Gerhartz HH, Engelhard M, Meusers P et al. (1993) Randomized, double-blind, placebo-controlled, phase III study of recombinant human granulocyte-macrophage colony-stimulating factor as adjunct to induction treatment of high-grade malignant non-Hodgkin's lymphomas. Blood 82: 2329–2339
10. Gianni AM, Bregni M, Siena S et al. (1994) 5-Year update of the Milan Cancer Institute randomized trial for high-dose sequential (HDS) vs MACOP-B therapy for diffuse large cell lymphomas. Proc Am Soc Clin Oncol 13: 373 (Abstr)
11. Gisselbrecht C, Bosly A, Lepage E et al. (1993) Autologous hematopoietic stem cell transplantation in intermediate and high grade non-Hodgkin's lymphoma: a review. Ann Oncol 4 (Suppl 1): 7–13
12. Gordon LI, Andersen J, Habermann TM, Winter JN, Glick J, Schilder RJ, Cassileth P (1996) Phase I trial of dose escalation with growth factor support in patients with previously untreated diffuse aggressive lymphomas: Determination of the maximum-tolerated dose of ProMACE-CytaBOM. J Clin Oncol 14: 1275–1281
13. Haioun C, Lepage E, Gisselbrecht C et al. (1994) Comparison of autologous bone marrow transplantation with sequential chemotherapy for intermediate-grade and high-grade non-Hodgkin's lymphoma in first complete remission: A study of 464 patients. J Clin Oncol 12: 2543–2551
14. Harris NL, Jaffe ES, Stein H et al. (1994) A Revised European-American Classification of Lymphoid Neoplasms: A Proposal From the International Lymphoma Study Group. Blood 84: 1361–1392
15. Havemann K, Köppler H, Brittinger G, Steinke B (1993) Therapiestrategien für hochmaligne Non-Hodgkin-Lymphome. Internist 34: 139–145
16. Hermine O, Haioun C, Lepage E et al. (1996) Prognostic significance of the bcl-2 protein expression in aggressive Non-Hodgkin's lymphoma. Blood 87: 265–272
17. Hiddemann W (1995) Non-Hodgkin's lymphomas – Current status of therapy and future perspectives. Eur J Cancer 31 A: 2141–2145
18. Horning SJ, Weiss LM, Crabtree GS, Warnke RA (1986) Clinical and Phenotypic diversity of T-cell lymphomas. Blood 67: 1578–1582
19. Jaffe ES (1995) Angioimmunoblastic T-cell lymphoma: New insights, but the clinical challenge remains. Ann Oncol 6: 631–632
20. Joachim HL (1996) The Revised European-American Classification of Lymphoid Neoplasms. A belated commentary. Cancer 78: 4–9
21. Kadin ME (1994) Primary Ki-1-positive anaplastic large-cell lymphoma: A distinct clinicopathologic entity. Ann Oncol 5 (Suppl 1): 25–30
22. Kath R, Höffken K, Günzel K et al. (1990) Chemotherapie des nicht-endemischen Burkitt-Lymphoms. Dtsch Med Wochenschr 115: 1219–1226
23. Köppler H, Pflüger KH, Eschenbach I et al. (1994) Randomized comparison of CHOEP versus alternating hCHOEP/IVEP for high-grade non-Hodgkin's lymphomas: Treatment results and prognostic factor analysis in a multi-centre trial. Ann Oncol 5: 49–55
24. Kwak LW, Wilson M, Weiss LM, Doggett R, Dorfman RF, Warnke RA, Horning SJ (1991) Similar outcome of treatment of B-cell and T-cell diffuse large-cell lymphomas: the Stanford experience. J Clin Oncol 9: 1426–1431

25. Lamant L, Meggetto F, Al Saati T et al. (1996) High incidence of the t(2;5)(p23, Q35) translocation in anaplastic large cell lymphoma and its lack of detection in Hodgkin's disease. Comparaison of cytogenetic analysis, reverse transcriptase-polymerase chain reaction, and p-80 immunostaining. Blood 7:284–291
26. Lennert K, Feller AC (1992) Histopathology of non-Hodgkin's lymphomas (based on the Updated Kiel Classification) with a section on clinical therapy by M. Engelhard and G. Brittinger. 2nd edn. Springer, Berlin Heidelberg New York
27. Lippman SM, Miller TP, Spier CM, Slymen DJ, Grogan T (1988) The prognostic significance of the immunophenotype in diffuse large-cell lymphoma: A comparative study of the T-cell and B-cell phenotype. Blood 72:436–441
28. Longo DL, DeVita jr VT, Duffey PL et al. (1991) Superiority of ProMACE-Cyta-BOM over ProMACE-MOPP in the treatment of advanced diffuse aggressive lymphoma: Results of a prospective randomized trial. J Clin Oncol 9:25–38
29. Magrath I, Shiramizu B (1989) Biology and treatment of small non-cleaved cell lymphoma. Oncology 3:41–50
30. Mason DY, Gatter KC (1995) Annotation – Not another Lymphoma classification. Br J Haematol 90:493–497
31. Meyer RM, Quirt IC, Skillings JN et al. (1993) Escalated as compared with standard doses of Doxorubicin in BACOP therapy for patients with Non-Hodgkin lymphoma. N Engl J Med 329:1770–1776
32. Morel P, Lepage E, Brice P et al. (1992) Prognosis and treatment of lymphoblastic lymphoma in adults: a report of 80 patients. J Clin Oncol 10:1078–1085
33. Nakamura S, Suchi T (1991) A clinicopathological study of node-based, low-grade peripheral T-cell lymphoma. Cancer 67:2565–2578
34. O'Connor N (1994) New classification for lymphomas. Lancet 345:1521–1524
35. Philip T, Guglielmi C, Hagenbeek A et al. (1995) Autologous bone marrow transplantation as compared with salvage chemotherapy in relapses of chemotherapy-sensitive non Hodgkin's lymphoma. N Engl J Med 333:1540–1545
36. Picozzi VJ, Coleman CN (1990) Lymphoblastic lymphoma. Semin Oncol 17:96–103
37. Pittaluga S, Bijnens L, Teodorovic I et al. (1996) Clinical analysis of 670 cases in two trials of the European Organization for the Research and Treatment of Cancer Lymphoma Cooperative Group subtyped according to the Revised European-American Classification of Lymphoid Neoplasms: A comparison with the Working Formulation. Blood 87:4358–4367
38. Rosenberg SA (1994) Classification of Lymphoid Neoplasms. Blood 84:1359–1360
39. Salles G, Shipp MA, Coiffier B (1994) Chemotherapy of non-Hodgkin's aggressive lymphomas. Semin Hematol 31:46–69
40. Shipp MA (1994) Prognostic factors in aggressive non-Hodgkin's lymphoma: Who has „high-risk" disease? Blood 83:1165–1173
41. Shipp MA, Harrington DPA JR, Armitage JO et al. (1993) A predictive model for aggressive non-Hodgkin's lymphoma. The International Non-Hodgkin's Lymphoma Prognostic Factors Project. N Engl J Med 329:987–994
42. Shipp MA, Neuberg D, Janicek M, Canellos GP, Shulman LN (1995) High-dose CHOP as initial therapy for patients with poor-prognosis aggressive non-Hodgkin's lymphoma: A dose-finding pilot study. J Clin Oncol 13:2916–2920
43. Siegert W, Agthe A, Griesser H et al. (1992) Treatment of angioimmunoblastic (AILD)-type T-cell lymphoma using prednisone with or without the COP-BLAM/IMVP-16 regimen. Ann Int Med 117:364–370
44. Siegert W, Nerl C, Agthe A et al. (1995) Angioimmunoblastic lymphadenopathy (AILD)-type T-cell lymphoma: Prognostic impact of clinical observations and laboratory findings at presentation. Ann Oncol 6:659–664
45. Siegert W, Nerl C, Engelhard M et al. (1994) Peripheral T-cell non-Hodgkin's lymphomas of low grade malignancy: prospective study of 25 patients with pleomorphic small cell lymphoma, lymphoepithelioid cell (Lennert's) lymphoma, and T-zone lymphoma. Br J Haematol 87:529–534

46. Somers R, Carde J, Thomas J et al. (1994) EORTC study on non-Hodgkin's lymphoma: Phase III study comparing CHVm-VP and ProMACE-MOPP in patients with stage II, II, and IV intermediate and high grade lymphoma. Ann Oncol 5 (Suppl 2): 85–89
47. Stansfield AG, Diebold J, Kapanci Y et al. (1988) Updated Kiel classification for lymphomas. Lancet I: 292–293
48. Stein H (1995) Critique of the critique: Response to the editorial entitled ‚Classification of Lymphoid Neoplasms' by Dr. Saul Rosenberg which accompanied the publication of the ‚Revised European-American Lymphoma Classification Proposal' in the September issue of Blood. Ann Oncol 6: 109–111
49. The Non-Hodgkin's Lymphoma Pathologic Classification Project. National Cancer Institute sponsored study of classifications of Non-Hodgkin's Lymphomas. Summary and description of a Working Formulation for clinical usage (1982) Cancer 9: 2112–2135
50. Trümper L, Renner C, Nahler M, Engert A, Koch P, Diehl V, Pfreundschuh M (1994) Intensification of the CHOEP regimen for high-grade non-Hodgkin's lymphoma by G-CSF: Feasibility of a 14-day regimen. Onkologie 17: 69–71
51. Verdonck LF, Van Putten WLJ, Hagenbeek A et al. (1995) Comparison of CHOP chemotherapy with autologous bone marrow transplantation for slowly responding patients with aggressive non-Hodgkin's lymphoma. N Engl J Med 332: 1045–1051
52. Zinzani PL, Bendani M, Martelli M et al. (1996) Anaplastic large cell lymphoma: Clinical and prognostic evaluation of 90 adult patients. J Clin Oncol 14: 955–962

Die Telomeraseaktivität in malignen Lymphomen und anderen Tumoren

R. Parwaresch

Telomerlänge limitiert die Lebensdauer

Normale Zellen, wie sie in Primärkulturen vorliegen, lassen sich unter optimalen In-vitro-Bedingungen nur begrenzt züchten. Die Proliferationsaktivität, die üblicherweise als die Zahl der möglichen Populationsverdopplungen (PD) angegeben wird, übersteigt selten 10 PD. Die zunächst logarithmisch zunehmende Kurve der Zellzahl flacht bald ab und bildet ein Plateau, dessen Länge von der Art der Zellen abhängt und häufig der Zellzyklusphase G1 entspricht. Mit der Zeit übersteigt die Zahl der absterbenden Zellen die der mitotisch hinzukommenden, so daß die G0-Zellen seneszieren und die Kultur abstirbt. Es ist möglich, durch Transfektion mit viralen Genen diese sog. M1-Krise zu überwinden und die normalen Zellen erneut zu einer proliferativen Aktivität zu veranlassen. Dabei tritt die kultivierte Zellpopulation wieder in den Zellzyklus ein, und die DNA-Replikation findet erneut statt. Die Folge ist ein zweiter logarithmischer Anstieg. Es werden ca. 30 PD erreicht, bis die Kultur wiederum über eine verlängerte G1-Phase in G0 und Seneszenz übergeht. Danach sterben die meisten Zellen ab. Wiederholte Chromosomenanalysen haben gezeigt, daß zu diesem Zeitpunkt eine zunehmende Anzahl von Chromosomenaberrationen auftritt. Besonders auffällig ist das Vorkommen von dizentrischen Chromosomen, die auch bei älteren Personen beobachtet werden. Auch andere Chromosomenaberrationen wie Translokationen und Deletionen kommen zunehmend vor. Auf molekulargenetischer Ebene lassen sich entsprechend Gendeletionen, illegitime Fusionen und Punktmutationen feststellen. Die meisten Aberrationen gehen mit einer Einschränkung der Zellfunktion und Vitalität einher. Sie tragen zum raschen Absterben der Kultur bei. Die Destabilisierung des Genoms oder bestimmte Translokationen und Mutationen sind durchaus imstande, regulative Kontrollmechanismen des Zellzyklusapparates zu beeinträchtigen oder auszuschalten, so daß passagere replikative Aktivitäten häufig vorkommen. Ganz selten einmal gehen aus zahlreichen solchen Transfektionsversuchen an normalen Primärkulturen einzelne immortale aberrante Zellen hervor, die wegen ihres Wachstumsvorteils gegenüber anderen Zellen der Kultur zum Ausgangspunkt einer monoklonalen permanenten Zellinie werden. Diese Phase der Zellkultur wird als M2-Krise oder „Hayflick-Limit" bezeichnet (Hayflick 1965).

Anfang der 70er Jahre wurde man auf die molekulargenetische Grundlage der Lebensbegrenzung aufmerksam. Olovnikov (1971, 1973) und Watson (1972) stellten fest, daß die DNA-Replikation, die vor jeder Mitose während der Zellzyklusphase S stattfindet, an dem 5'-Ende des neugebildeten Stranges eine Lücke von mehreren Nukleotidlängen hinterläßt. Dieses Unvermögen der DNA-abhängigen DNA-Polymerase, das 3'-Ende des alten DNA-Stranges vollständig zu replizieren, wurde als „end replication problem" bezeichnet (Watson 1972). Damit geht jede DNA-Replikation, so auch eine jede Mitose mit einer Verkürzung des neugebildeten Tochterstranges einher. Dieser proliferationsabhängige Verlust der Chromosomenenden würde bald einen Verlust wichtiger Gene bedeuten und über die Aktivierung der sog. DNA-damage-Sensorgene den programmierten Zelltod (Apoptose) einleiten, wären die Enden unserer Chromosomen nicht mit tandemrepetitiven Segmenten versehen. Diese bei allen Vertebraten aus 6 Nukleotiden TTAGGG bestehende Telomereinheit flankiert in einer Länge von etwa 15 Kilobasenpaaren (kbp), entsprechend etwa 2–3000 Hexamereinheiten, die beiden Enden der Chromosomen (Moyzis et al. 1988; Cross et al. 1989). In Abhängigkeit von der Zahl der Replikationen (Mitosen) können sie geopfert werden, ohne daß die genetische Information verloren geht. Die Telomer-DNA-Länge fungiert damit als eine Art „mitotic clock" (Harley et al. 1990). Sie ist damit ein Zählwerk für die vorausgegangenen Mitosen und damit auch für die noch verbliebenen permissiven Zellteilungen. Nimmt die Telomer-DNA-Länge über ein kritisches Maß ab, so werden bisher noch nicht sicher erkannte subtelomere DNA-damage-Sensorgene aktiv. Es kommt rasch zu einer Destabilisierung des Genoms (Blackburn 1991). Über eine Aktivierung des p53 wird der programmierte Zelltod eingeleitet. Die telomeren Enden unserer Chromosomen können durchaus mit einer eingebauten „Zeitbombe" innerhalb einer jeden Zelle verglichen werden. Sie geben Auskunft über die Anzahl der möglichen Mitosen und damit auch über die maximal mögliche Lebensdauer einer Zelle oder eines Individuums.

In vitro läßt sich die Abnahme der Telomer-DNA-Längen in Abhängigkeit von den Populationsverdopplungen sehr leicht zeigen (Vaziri et al. 1993). In Primärkulturen von Nabelschnurfibroblasten beträgt die mittlere Telomerlänge am Ausgangspunkt 17,2 ± 0,8 kbp. Nach 20 PD sinkt dieser Wert auf 14,8 ± 1,2 kbp und nach 40 PD auf 12,2 ± 0,8 kbp ab. Ähnliche Verhältnisse liegen auch in vivo vor. Die Telomer-DNA-Länge der T-Lymphozyten der Neugeborenen beträgt 15,3 ± 0,9 kbp (n = 17). Dieser Wert bei den Müttern derselben Neugeborenen beläuft sich auf 11,8 ± 0,6 (n = 17) und bei den Großmüttern auf 8,1 ± 1,0 (n = 17). Alte Personen haben stark verkürzte Telomer-DNA-Enden, so daß der Mittelwert bei über 90jährigen 5,1 ± 1,2 (n = 11) kbp beträgt. Die Telomer-DNA nimmt pro Mitose um etwa 40–190 bp ab.

Chromosomen und alle DNA-Sequenzen, die durch Telomerenden flankiert sind, werden durch Ligasen und Exonukleasen nicht angegriffen. Auch vor illegitimen Fusionen sind die Telomer-flankierten DNA-Sequenzen geschützt. Die DNA-Sequenzen mit intakten Telomerflanken leisten nukleolytischen Angriffen innerhalb der Zellen Widerstand und bergen entsprechend große Perspektiven für die zukünftigen kurativen Genmanipulationen. Auch in einem Xenotransfer überleben transfizierte Gene oder Chromosomen nur dann, wenn sie durch entsprechende Telomersequenzen beidseits vor katalytischen und legierenden Angriffen der Zellenzyme geschützt sind. Kritisch verkürzte Telomerenden, wie sie bei alten Menschen vorliegen, öffnen für die Instabilisierung des Genoms und so auch für das Zustandekommen von Chromosomenabbrüchen, illegitimen Fusionen, Deletionen und anderen mutationellen Aberrationen Tür und Tor (Blackburn 1991). Hiervon zeugt das häufige Auftreten dizentrischer Chromosomen, die nach einer extremen Telomer-DNA-Verkürzung interchromosomale Fusionen eingegangen sind. Hiervon zeugt aber auch das häufigere Auftreten von malignen Neoplasien mit zunehmendem Alter.

Das rasche Absterben von Primärkulturen ist die Folge einer in die Seneszenz mündenden kritischen Abnahme der Telomerlänge (Hastie et al. 1990; Lindsey et al. 1991; Counter et al. 1995).

Immortale Zellen exprimieren Telomerase

Protozoen, metazoale Keimzellen und möglicherweise auch bestimmte Subpopulationen von lymphatischen Zellen, die durch ihr einmaliges Rearrangement eine Art Stammzellstatus beibehalten, und schließlich immortale Krebszellen sind im Gegensatz zu allen anderen normalen somatischen Zellen imstande, durch die Expression eines Enzyms, der Telomerase, den mitotischen Telomerverlust zu ersetzen und so der „mitotic clock" entgegen zu wirken. Dabei bildet die Telomerase (E. C.2.7.7.49.) hexamere Telomereinheiten, die sie an das 3'-Ende des DNA-Stranges hinzufügt und damit den replikativen DNA-Verlust an den Enden der Chromosomen wettmacht (Szostak u. Blackburn 1982; Greider u. Blackburn 1985). Die Telomeraseaktivität läßt sich am sichersten mit der Methode nach Morin (1989) demonstrieren. Dabei wird ein DNA-Primer einem Tumorzell-Lysat unter geeigneten Inkubationsbedingungen angeboten. Das Enzym fügt an das 3'-Ende dieses Primers mit der definierten Länge Hexamernukleotide hinzu. Die anschließende elektrophoretische Trennung zeigt eine Reihe von DNA-Sequenzen, die sich in ihrer Länge jeweils um 6 Nukleotide unterscheiden. So entsteht eine „DNA-Leiter", deren Sprossenabstand 6 bp beträgt. Entsprechende Markierungsschritte lassen eine solche Leiter sichtbar werden. Kim et al. (1994) fügten einen PCR-Amplifikationsschritt hinzu, um auch schwache Enzymaktivitäten sichtbar zu machen. Dadurch wurde die Methode empfindlicher und auch in der Handhabung leichter. Die Gefahr der Artefakte, v. a. durch die PCR-Primer-Assoziation und „slippage", wurde jedoch bedeutend größer, so daß falsch-positive Ergebnisse, besonders in den unteren Aktivitätsbereichen, häufig sind. Es wird zumeist durch eine Verdünnung des Enzymproteins oder durch eine Einschränkung der PCR-Zyklen eine artifizielle Diskriminierung zur Erstellung von Negativkontrollen vorgenommen. Die Telomerase stellt ein Ribonukleoproteid dar. Die Sequenz der RNA-Komponente ist bekannt (Feng et al. 1995). Sie besteht aus etwa 200 Nukleotiden mit einer Molekularmasse von 54 kD. Das Protein der humanen Telomerase ist kürzlich kloniert worden (Harrington et al. 1997). Es handelt sich um ein Protein von 220 KD.

Zellzyklusabhängigkeit der Telomerase-Expression

Es wird vermutet, daß jede immortale Zelle etwa 200 Exemplare dieses Moleküls besonders in der S-Phase des Zellzyklus in aktiver Form exprimiert. Die Halbwertzeit der Telomerase ist kurz und beträgt etwa 2 h. Die Expression der Telomerase ist erwartungsgemäß in der G0- und G1-Phase des Zellzyklus herabgesetzt, wie unsere Beobachtungen an permanenten Zellkulturen nach entsprechenden Synchronisierungsversuchen mit Serumentzug und 350 μM Mimosin-Gabe oder Trennung mit einem präparativen Cellsorter mit Hilfe des monoklonalen Antikörpers Ki-S2 zeigen. Dieser Antikörper erkennt spezifisch die hyperdiploiden Zellzyklusphasen S, G2 und M.

Telomerase in Tumoren und Hämoblastosen

Abgesehen von einer kleineren Subgruppe der Glioblastome zeigen alle spontanen menschlichen Malignome eine starke Aktivität für Telomerase (Kim et al. 1994; Counter et al. 1994b; Longford et al. 1995). Dies gilt sowohl für epitheliale Neoplasien wie unterschiedlich differenzierte Plattenepithelkarzinome, Adenokarzinome, neuroendokrine Karzinome als auch für die Keimzellneoplasien und mesenchymalen Malignome wie die Liposarkome, Rhabdomyosarkome, malignen fibrösen Histiozytome, Leiomyosarkome, neurogenen Sarkome, Ewing-Sarkome und Hämangiosarkome. Keine Informationen liegen allerdings über die hochdifferenzierten Angiosarkome der Kaposi-Gruppe vor. Maligne Melanome exprimieren eine starke Aktivität von Telomerase.

An hämatopoetischen Neoplasien liegen ausreichende Informationen für die akuten myeloischen und myelomonozytären Leukämien der FAB-Klassifikation vor. Hier verhalten sich M1–M7 als deutlich enzympositiv (Ergebnisse mit PD Dr. B. Wörmann, Göttingen). Von den chronischen myeloproliferativen Erkrankungen ist die chronische myeloische Leukämie hinreichend untersucht worden. In allen Fällen war die Enzymaktivität nachweisbar. Hochmaligne Lymphome vom lymphoblastischen, zentroblastischen und immunoblastischen Typ sowie das Burkitt-Lymphom und die großzellig-anaplastischen Lymphome vom B-Typ sind stets positiv. Eine positive Reaktion zeigen auch alle untersuchten T-Zell-Lymphome einschließlich lymphoblastischer Lymphome und pleomorpher peripherer T-Zell-Lymphome mit und ohne Eosinophilie; Fälle von angioimmunoblastischer Lymphadenopathie mit Dysproteinämie, lymphohistiozytischen Lymphomen und lymphoepitheloiden Lymphomen wurden bei den bisherigen Untersuchungen positiv gefunden. Das gleiche gilt für alle untersuchten Fälle von großzellig-anaplastischen Lymphomen vom T- oder O-Typ.

Zentrozytische Lymphome der Kiel-Klassifikation, entsprechend den intermediären Lymphomen der Working Formulation, und Mantelzell-Lymphome der R.E.A.L.-Klassifikation zeigen unabhängig von der Proliferationsaktivität und Punktmutation für p53 eine deutliche Enzymaktivität. Niedrigmaligne Lymphome wie die T- und B-lymphozytischen Lymphome haben grundsätzlich eine schwache Enzymaktivität. Dabei bleibt die Frage noch offen, ob die Enzymaktivität von allen reifen Lymphozyten des Tumors schwach exprimiert wird, oder ob sie nur auf einige als „Tumorstammzellen" fungierende lymphatische Blasten, möglicherweise die sog. Paraimmunoblasten, beschränkt ist, wobei die terminale Differenzierung in reife kleine B- und T-Lymphozyten mit einem Enzymverlust einhergeht.

Normales somatisches Gewebe und alle benignen Tumoren, so die Leiomyome, Meningeome, Histiozytome, Myxome, Epitheliome, Neurinome und Nävi, sind stets negativ.

Eine systematische Untersuchung des Morbus Hodgkin zeigt eine starke Enzymaktivität in allen Fällen des lymphozytenarmen Subtyps. Der Mischtyp war bei unseren Analysen nur in wenigen Fällen zweifelhaft, im überwiegenden Anteil bestand eine starke Enzymaktivität. In den Fällen von nodulärer Sklerose gelang stets der Nachweis einer Enzymaktivität. Bei den lymphozytenreichen Subtypen konnten wir in etwa 9% der Fälle trotz Anreicherung der extrahierten Proteine und Erhöhung der Zykluszahlen bei der PCR-Reaktion keine Enzymaktivität nachweisen, obwohl stets gesichert wurde, daß eine ausreichende Anzahl atypischer Blasten (L- und H-Zellen) in den Proben der Enzymextraktion enthalten waren. Möglicherweise handelt es sich zumindest bei einem Teil der M.-Hodgkin-Fälle um lymphodysplastische Syndrome und nicht um vollentwickelte maligne Lymphome. Dies könnte auch die Streitfrage nach der Monoklonalität mancher Fälle klären.

Die Telomerasetechnologie hat enorme Fortschritte bei der scharfen Trennung nicht nur eindeutig maligner von eindeutig benignen Läsionen gebracht, sondern sie erlaubt auch, dysplastische präneoplastische Stadien von eindeutig malignen Neoplasien zu trennen. So sind alle familiären und nicht-familiären gastrointestinalen Polypen, urotheliale Papillome sowie Leukoplakien und orale Papillome, senile Keratosen, dysplastische Nävi vom Clark-Typ, im Gegensatz zu In-situ-Plattenepithelkarzinomen der Portio und der Epidermis, maligne Melanome einschließlich des Melanoma in situ des Gesichtes, die gesamten lokalisierten Adenokarzinome des Gastrointestinaltraktes und die urothelialen Karzinome des Urogenitalsystems deutlich enzymnegativ. Retromamilläre intraduktale Papillome bzw. papilläre Adenome, die in 2 Fällen untersucht wurden, verhielten sich stets negativ.

Atypische intraduktale Proliferate der Mamma müssen zumindest als Carcinoma in situ aufgefaßt werden, da sie eine schwache, jedoch deutliche Enzymaktivität exprimieren. Dies gilt auch für die lobulären In-situ-Karzinome der Mamma, die in allen 5 untersuchten Fällen positiv waren.

Der Telomeraseforschung werden große Perspektiven nicht nur in der klaren Abgrenzung maligner Läsionen zugerechnet, sondern auch bei der Behandlung maligner Neoplasien. Gegenwärtig werden weltweit große Anstrengungen unternommen, um einen geeigneten Inhibitor der Telomeraseaktivität zu finden. Es wird gehofft, durch die Inhibition der Telomeraseaktivität der Krebszelle ihre Immortalität zu entziehen und die Krebszellpopulation in die Go-Seneszenz zu zwingen. Vielleicht läßt sich damit auch die arretierte Differenzierung erneut aktivieren, um die Aggressivität der malignen Zellen einzudämmen. Auch in Kulturen der telomerasepositiven HL-60-Zellinie war es möglich, durch eine Differenzierungsinduktion eine enzymnegative und terminal differenzierte Population zu erzielen.

Ein weiterer entscheidender Nutzen der Telomeraseforschung ist der eindeutige Fortschritt im Verständnis der Kanzerogenese. Die bisherigen Theorien der Kanzerogenese stützten sich im wesentlichen auf die in mehreren Etappen eingetretenen DNA-Schädigungen, die mit einer mutationellen Aberration des

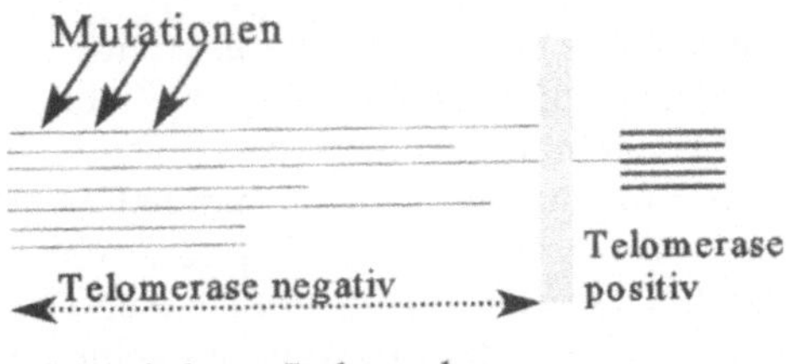

Abb. 1. Schematische Darstellung der Evolution einer aberranten, immortalen und monoklonalen Zellinie (*rechts*) aus einer normalen Zellpopulation (*links*). Die *vertikale Linie* stellt die Grenze der physiologischen Lebensdauer dar, die nur durch eine seltene Telomerase-positive aberrante Zelle überschritten werden kann. Die Telomerase-Expression ist zugleich die Voraussetzung für die Entstehung einer stabilen Monoklonalität

Genoms einhergehen (Abb. 1). Dabei soll es durch die funktionelle Aktivierung von Onkogenen und Inaktivierung von Zellzykluskontrollgenen (sog. Tumorsuppressorgene) oder durch Juxtaposition von stark transkribierten Regionen zu Wachstumsgenen zu einer Erhöhung der proliferativen Aktivität (Hyperplasie; oligoklonale Expansion) der betroffenen Zellpopulation kommen. Es wird dabei aber häufig nicht beachtet, daß solche Zellpopulationen ein geschädigtes und extrem instabiles Genom besitzen, das in den meisten Fällen als Letalfaktor anzusehen ist und bestenfalls eine physiologische Lebensdauer zuläßt. Die genomische Aberration ist wohl die erste wichtige Voraussetzung einer malignen Transformation. Erst die Expression der Telomerase und die damit verbundene Immortalität gewährt den Zellen die Möglichkeit einer monoklonalen Expansion gegenüber anderen Subklonen. Die heutige Vorstellung von den bösartigen Tumoren kommt damit in 3 unabdingbaren Kriterien der Malignität, nämlich: genomische Aberration, Immortalität und Monoklonalität, zum Ausdruck.

Zusammenfassung

Normale Zellen haben eine beschränkte Lebensdauer, da jede Zellteilung mit einer Kürzung der Chromosomenlänge einhergeht. Damit der mitotische DNA-Verlust nicht die informationstragenden Gene betrifft, sind unsere Chromosomen durch repetitive Hexamersegmente, die sog. Telomer-DNA-Sequenzen, flankiert. Die Telomere der Chromosomenenden schützen die Chromosomen zugleich vor illegitimen Fusionen und der Einwirkung von Exonukleasen. Der Alterungsvorgang wird durch die ständige Kürzung der Telomerenden für die Zelle selbst und für den Beobachter meßbar. Ein programmierter Zelltod tritt ein, wenn die Telomerenden eine kritische Kürze erreicht haben. In Krebszellen wird während der S-Phase des Zellzyklus eine terminale DNA-Polymerase, die sog. Telomerase, exprimiert, die Telomerhexamere an die Chromosomenenden hinzufügt und damit die Zelle immortalisiert. In den meisten malignen Neoplasien, so auch in den B- und T-Zell-Lymphomen, ist die Telomeraseaktivität deutlich nachweisbar. Auch der M. Hodgkin zeichnet sich in den meisten Fällen durch eine hohe Telomeraseaktivität aus. Alle untersuchten Fälle, außer einer kleinen Gruppe des lymphozytenreichen Subtyps, zeigen eine hohe Enzymaktivität. Da in einem kleinen Prozentsatz der lymphozytenreichen M.-Hodgkin-Fälle eine Enzymaktivität fehlt, handelt es sich in diesen Fällen möglicherweise um präneoplastische oder lymphodysplastische Vorphasen der Erkrankung. Dieser Befund könnte auch die bekannten Fälle erklären, die ohne eine Behandlung über Jahre nach der Erstdiagnose keine nennenswerte Tumorprogression zeigen.

Die neuen Erkenntnisse der Telomerasetechnologie fordern eine Neuformulierung der Krebstheorie. Als klinisch relevanter Krebs kommen nur genomisch aberrante, immortale und monoklonale Expansionen in Betracht.

Literatur

Blackburn EH (1991) Structure and function of telomeres. Nature 350:569–573

Counter CM, Hirte HW, Bacchetti S, Harley CB (1994b) Telomerase activity in human ovarian carcinoma. Proc Natl Acad Sci USA 91:2900–2904

Counter CM, Gupta J, Harley CB, Leber B, Bacchetti S (1995) Telomerase acitivity in normal leukocytes and in hematologic malignancies. Blood 9:2315–2320

Cross SH, Allshire RC, McKay SJ, McGill I, Croke HJ (1989) Cloning of human telomeres by complementation in yeast. Nature 338:771–774

Feng J, Funk WD, Wang SS et al. (1995) The RNA component of human telomerase. Science 269:1236–1241

Greider CW, Blackburn EH (1989) A telomeric sequence in the RNA of tetrahymena telomerase required for telomere repeat synthesis. Nature 337 (6205):331–337

Harley CB, Futcher AB, Greider CW (1990) Telomeres shorten during ageing of human fibroblasts. Nature 345:458–460

Harrington L, McPhail T, Mar V et al. (1997) A mammalian telomerase-associated protein. Science 275:973–977

Hastie ND, Dempster M, Dunlop MG, Thompson AM, Green DK, Allshire RC (1990) Telomere reduction in human colorectal carcinoma and with ageing. Nature 346:866–868

Hayflick L (1965) The limited in vitor lifetime of human diploid cell strains. Exp Cell Res 37:614–636

Kim NW, Piatyszek MA, Prowse KR et al. (1994) Specific association of human telomerase activity with immortal cells and cancer. Science 266:2011–2015

Lindsey J, McGill NI, Lindsey LA, Green DK, Cooke HJ (1991) In vivo loss of telomeric repeats with age inhumans. Mutat Res 256:45–49

Longford LA, Piatyszek MA, Xu R, Schold Jr SC, Shay J (1995) Telomerase activity in human brain tumors. Lancet 346:1267–1268

Morin GB (1989) The human telomerase terminal transferase enzyme is a ribonucleoprotein that synthesizes TTAGGG repeats. Cell 59:521–529

Moyzis RK, Buckingham JM, Cram LS et al. (1988) A highly conserved repetitive DNA sequence (TTAGGG)n, present at the telomeres of human chromosomes. Proc Natl Acad Sci USA 85:6622–6626

Olovnikov AM (1973) A theory of marginotomy. J Theor Biol 41:181–190

Szostak JW, Blackburn EH (1982) Cloning yeast telomeres on linear plasmid vectors. Cell 29:245–255

Vaziri H, Schachter F, Uchida I et al. (1993) Loss of telomeric DNA during ageing of normal and trisomy 21 human lymphocytes. Am J Hum Genet 52:661–667

Watson JD (1972) Origin of concatameric T4 DNA. Nature New Biol 239:197–201

Molekulare Analyse der Hodgkin- und Reed/Sternberg-Zellen des Morbus Hodgkin mittels Mikromanipulation und Einzelzell-PCR

R. Küppers · H. Kanzler · K. Rajewsky · M.-L. Hansmann

Einleitung

Der Morbus Hodgkin (MH) ist eines der häufigsten Lymphome in der westlichen Welt. Aufgrund histologischer Besonderheiten werden 4 Subtypen unterschieden: nodulär-sklerosierend, mischzellig, lymphozytenarm (die 3 „klassischen" Subtypen) und lymphozytenreich. Im Tumorgewebe findet sich, umgeben von Plasmazellen, T-Zellen, B-Zellen, Eosinophilen und Makrophagen, eine kleine Zahl von Hodgkin- und Reed-Sternberg-(HRS-)Zellen. Diese großen Zellen stehen schon seit langem im Verdacht, die Tumorzellen beim MH darzustellen. Allerdings waren die Herkunft der HRS-Zellen und ihre Klonalität lange unklar und wurden kontrovers diskutiert (Haluska et al. 1994). Dies beruht zum einen auf dem Immunphänotyp dieser Zellen, der keine eindeutige Zuordnung zu einem bestimmten Zelltyp zuläßt (Drexler 1992). Andererseits hat die geringe Frequenz der HRS-Zellen im Tumorgewebe (normalerweise weniger als 5%) eine Analyse mit molekularbiologischen Standardmethoden wie der Southern-blot-Hybridisierung erschwert.

Kürzlich haben wir eine Methode etabliert, um einzelne Zellen mittels Mikromanipulation aus immungefärbten Gefrierschnitten zu isolieren und mit Hilfe der Polymerasekettenreaktion auf Genumlagerungen der Immunglobulin-(Ig-)Schwerketten und κ-Leichtketten zu untersuchen (Küppers et al. 1993; Küppers et al. 1996a). Solche Ig-Genumlagerungen sind spezifisch für B-Zellen und erlauben es zusätzlich – aufgrund ihrer sehr großen Vielfalt –, Aussagen über die Klonalität einer B-Zell-Population zu treffen. Die von uns etablierte Methode ist daher in idealer Weise dazu geeignet, der Frage nachzugehen, ob HRS-Zellen von B-Zellen abstammen und, wenn ja, ob sie eine klonale Population von Tumorzellen darstellen.

Klonalität und Herkunft der HRS-Zellen

In einem ersten Experiment wurden von 3 Fällen des MH (je ein Fall vom nodulär-sklerosierenden, mischzelligen und lymphozytenreichen Typ) einzelne HRS-Zellen aus Gefrierschnitten mittels Mikromanipulation isoliert und auf Ig-Genumlagerungen untersucht. In jedem der 3 Fälle wurden in den einzelnen HRS-Zellen klonale Genumlagerungen gefunden (Küppers et al. 1994). Diese Befunde belegen, daß in den 3 untersuchten Fällen die HRS-Zellen eine klonale Tumorpopulation darstellen und von B-Zellen abstammen.

Klonale Ig-Genumlagerungen wurden ebenfalls in einem 4. Fall von MH gefunden (Kanzler et al. 1996 a). Dieser ist von besonderem Interesse, da aus dem peripheren Blut desselben Patienten eine Hodgkin-Zellinie mit den typischen Oberflächenmarkern in der Arbeitsgruppe von V. Diehl etabliert wurde (Wolf et al. 1996). In der Zellinie waren die gleichen klonalen Schwer- und Leichtketten-Genumlagerungen nachzuweisen, die aus den HRS-Zellen des Biopsates amplifiziert worden waren (Kanzler et al. 1996a). Dies zeigt, daß die neue Zellinie (L1236) von den HRS-Zellen des Patienten abstammt. L1236 ist somit die erste von einem Patienten mit MH etablierte Zellinie, für die die Abstammung von HRS-Zellen eindeutig belegt werden konnte.

Inzwischen wurden von uns 10 weitere primäre Fälle des klassischen MH untersucht. In 9 dieser Fälle konnten V_H- und/oder V_κ-Genumlagerungen nachgewiesen werden (Kanzler et al. 1996b). Aus HRS-Zellen des 10. Falles ließen sich keine Ig-Genumlagerungen amplifizieren. Der Nachweis klonaler Ig-Genumlagerungen in insgesamt 13 von 14 untersuchten Fällen zeigt, daß HRS-Zellen zumindest in den meisten (möglicherweise aber allen) Fällen von B-Zellen abstammen und eine klonale Tumorpopulation repräsentieren.

Interessanterweise wurden in allen klonalen V_H-Genumlagerungen der HRS-Zellen der von uns untersuchten Fälle somatische Mutationen gefunden. Solche Mutationen werden durch den Prozeß der somatischen Hypermutation in rearrangierte V-Gene eingeführt. Dies findet im Verlauf T-Zell-abhängiger Immunantworten im Keimzentrum statt (Küppers et al. 1993). Naive B-Zellen prägen unmutierte V-Gene aus (Klein et al. 1993; Klein et al. 1994), wohingegen sich mutierte V-Gene in Keimzentrums-B-Zellen und den Gedächtnis-B-Zellen, die im Keimzentrum gebildet werden, finden. Der Nachweis somatischer Mutationen in HRS-Zellen belegt somit eine Abstammung dieser Tumorzellen von Keimzentrums-B-Zellen oder Gedächtnis-B-Zellen.

In einigen der untersuchten Fälle waren potentiell funktionelle Ig-Genumlagerungen durch Punktmutationen, die zu einem Stopcodon führen, inaktiviert worden. Diese HRS-Zellen können daher keinen Antikörper ausprägen. Normalerweise werden derartige Zellen, wenn sie im Keimzentrum entstehen, effizient durch Apoptose eliminiert (MacLennan 1994). Der Nachweis solcher Mutationen in HRS-Zellen deutet daher darauf hin, daß die Vorläufer der HRS-Zellen im MH von Keimzentrums-B-Zellen abstammen, die trotz der Mutationen, die eine Antikörperexpression unterbinden, nicht elimiert wurden. Dies läßt vermuten, daß sich in den Zellen zu dem Zeitpunkt, als sie somatische Mutationen akkumulierten, ein vor der Apoptose schützendes, transformierendes Ereignis entweder schon ereignet hatte oder ereignete. Möglicherweise spielt hierbei das Epstein-Barr-Virus eine Rolle, das in etwa der Hälfte der Fälle des klassischen MH in den HRS-Zellen gefunden wird. Bekanntlich ist dieses Virus in der Lage, B-Zellen zu immortalisieren und Apoptose zu verhindern (Henderson et al. 1991).

Die Klonalität der HRS-Zellen wird durch zytogenetische Arbeiten anderer Gruppen weiter untermauert. Klonale Chromosomenaberrationen wurden von Ingrihami et al. in 7 Fällen nachgewiesen (Ingrihami et al. 1994). Weber-Matthiesen et al. fanden durch eine elegante Kombination von Fluoreszenz-in-situ-Hybridisierung und Immunphänotypisierung in allen 30 untersuchten

Fällen des MH klonale Chromosomenanomalien in HRS-Zellen (Weber-Matthiesen et al. 1995).

Einzelzellanalysen von HRS-Zellen auf klonale Ig-Genumlagerungen wurden auch von anderen Gruppen durchgeführt. In einer Analyse von Roth et al. wurden in keinem von 13 untersuchten Fällen V_H-Genumlagerungen in HRS-Zellen gefunden, die aus Zellsuspensionen isoliert worden waren (Roth et al. 1994). Delabie et al. andererseits fanden in 4 Fällen des lymphozytenreichen MH ausschließlich polyklonale V_H-Genumlagerungen in HRS-Zellen. Diese Zellen waren aus Einzelzellsuspensionen von Paraffingewebe gewonnen worden. Die Gruppe von Stein untersuchte 12 Fälle von MH und berichtete von 6 Fällen mit polyklonalen HRS-Zellen, von 3 klonalen Fällen und von 3 Lymphomen, in denen sowohl polyklonale als auch klonale HRS-Zellen gefunden wurden (Hummel et al. 1995). In 2 der ursprünglich als polyklonal bezeichneten Fälle haben sich allerdings in einer von uns angeregten Reanalyse klonale Ig-Genumlagerungen nachweisen lassen (Hummel et al. 1996; Küppers et al. 1996c).

Die Gründe für den fehlenden Nachweis von V_H-Genumlagerungen in der Arbeit von Roth et al. (1994) und die Polyklonalität von HRS-Zellen in Fällen, die von Delabie et al. (1994) und Hummel et al. (1995) untersucht wurden, könnte methodisch bedingt sein (s. dazu Küppers et al. 1994, 1995, 1996b, c; Kanzler et al. 1996b).

Weitere Anwendungen der Mikromanipulation und Einzelzell-PCR beim MH

Über die Beantwortung der Fragen von Herkunft und Klonalität von HRS-Zellen hinaus ist die Technik der Einzelzell-PCR an histologischen Schnittpräparaten gut zur Lösung weiterer Probleme des MH geeignet (Küppers et al. 1995). So können anhand der Sequenz klonaler Ig-Genumlagerungen von HRS-Zellen Oligonukleotide als hochspezifische Sonden für den Tumorklon ausgewählt werden. Mit Hilfe solcher Oligonukleotide ist es möglich, die Existenz von HRS-Zellen in verschiedenen Geweben des Patienten zu erkunden. Dieser Ansatz ist ebenfalls dazu geeignet, Stammzellsuspensionen von Patienten, die eine autologe Stammzelltransplantation erhalten sollen, auf kontaminierende HRS-Zellen zu testen.

Durch Mikromanipulation und PCR-Analyse von Tumorzellen sollte es des weiteren möglich sein, die Frage zu klären, ob sog. Kombinationslymphome (d.h. Lymphome, die aus einem Hodgkin- und einem Non-Hodgkin-Lymphom zusammengesetzt erscheinen) aus 2 unabhängigen Tumorklonen entstanden sind oder sich vom selben Klon ableiten.

Schließlich können In-vivo- oder In-vitro-Modelle des MH auf ihre Herleitung von den HRS-Zellen des Patienten untersucht werden. Wie oben beschrieben, haben wir mit dieser Methodik den Nachweis der Herkunft einer Zellinie von den HRS-Zellen eines MH-Patienten erbracht (Kanzler et al. 1996a; Wolf et al. 1996).

Zusammenfassung

Wir haben eine Methode entwickelt, die es erlaubt, einzelne Zellen aus histologischen Gefrierschnitten zu isolieren und aus diesen Zellen mittels Polymerasekettenreaktion Immunglobulingenumlagerungen oder auch andere Genabschnitte zu amplifizieren. Solche Genumlagerungen sind spezifisch für B-Zellen und stellen aufgrund ihrer hohen Diversität einen klonalen Marker dar. Mit Hilfe dieser Methode wurden insgesamt 14 Fälle des Morbus Hodgkin analysiert. In 13 der Fälle konnten klonale Ig-Genumlagerungen nachgewiesen werden. Dies zeigt, daß HRS-Zellen in der überwiegenden Zahl der Fälle eine klonale Population von Tumorzellen darstellen und sich von B-Zellen ableiten. Das Auffinden somatischer Mutationen in Ig-Genumlagerungen der HRS-Zellen weist Keimzentrums- oder Gedächtnis-B-Zellen als die Vorläufer der HRS-Zellen aus.

Danksagung: Wir danken der Deutschen Forschungsgemeinschaft (Projekte Di 184 und Di 1284) für die Unterstützung unserer Arbeiten.

Literatur

Delabie J, Tierens A, Wu G, Weisenburger DD, Chan WC (1994) Lymphocyte predominance Hodgkin's disease: lineage and clonality determination using a single-cell assay. Blood 84:3291–3298

Drexler HG (1992) Recent results on the biology of Hodgkin and Reed-Sternberg cells. I. Biopsy material. Leuk Lymph 8:283–313

Haluska FG, Brufsky AM, Canellos GP (1994) The cellular biology of the Reed-Sternberg cell. Blood 84:1005–1019

Henderson S, Rowe M, Gregory C et al. (1991) Induction of bcl-2 expression by Epstein-Bar virus latent membrane protein 1 protects infected B cells from programmed cell death. Cell 65:1107–1115

Hummel M, Zieman K, Lammert H, Pileri S, Sabattini E , Stein H (1995) Hodgkin's disease with monoclonal and polyclonal populations of Reed-Sternberg cells. New Engl J Med 333:901–906

Hummel M, Marafioti T, Stein H (1996) Immunoglobulin V genes in Reed-Sternberg cells (Letter to the editor). New Engl J Med 334:405–406

Inghirami G, Macri L, Rosati S, Zhu BY, Yee HAT, Knowles DM (1994) The Reed-Sternberg cells of Hodgkin disease are clonal. Proc Nat Acad Sci USA 91:9842–9846

Kanzler H, Hansmann ML, Kapp U, Wolf J, Diehl V, Rajewsky K, Küppers R (1996a) Molecular single cell analysis demonstrates the derivation of a peripheral blood-derived cell line (L1236) from the Hodgkin/Reed-Sternberg cells of a Hodgkin's lymphoma patient. Blood 87:3429–3436

Kanzler H, Küppers R, Hansmann ML, Rajewsky K (1996b) Hodgkin and Reed/Sternberg cells in Hodgkin's disease represent the outgrowth of a dominant tumor clone derived from (crippled) germinal center B cells. J Exp Med 184:1495–1505

Klein U, Küppers R, Rajewsky K (1993) Human IgM^+IgD^+ B cells, the major B cell subset in the peripheral blood, express V_κ genes with no or little somatic mutation throughout life. Eur J Immunol 23:3272–3277

Klein U, Küppers R, Rajewsky K (1994) Variable region gene analysis of B cell subsets from a 4-year-old child: Somatically mutated memory B cells accumulate in the peripheral blood already at young age. J Exp Med 180:1383–1393

Küppers R, Zhao M, Hansmann ML, Rajewsky K (1993) Tracing B cell development in human germinal centers by molecular analysis of single cells picked from histological sections. EMBO J 12:4955–4967

Küppers R, Rajewsky K, Zhao M, Simons G, Laumann R, Fischer R, Hansmann ML (1994) Hodgkin disease: Hodgkin and Reed-Sternberg cells picked from histological sections show clonal immunoglobulin gene rearrangements and appear to be derived from B cells at various stages of development. Proc Natl Acad Sci USA 91:10962–10966

Küppers R, Hansmann ML, Diehl V, Rajewsky K (1995) Molecular single cell analysis of Hodgkin and Reed-Sternberg cells. Mol Med Today 1:26–30

Küppers R, Hansmann ML, Rajewsky K (1996a) Micromanipulation and PCR analysis of single cells from tissue sections. In: Weir DM, Blackwell LA, Herzenberg LA, Herzenberg LA (eds) Handbook of Experimental Immunology, 5th edn. Blackwell, Oxford (in press)

Küppers R, Kanzler H, Hansmann ML, Rajewsky K (1996b) Single cell analysis of Hodgkin/ Reed-Sternberg cells. Ann Oncol 7 (Suppl 4): S27–S30

Küppers R, Kanzler H, Hansmann ML, Rajewsky K (1996c) Immunoglobulin V genes in Reed-Sternberg cells (Letter to the editor). New Engl J Med 334:404

MacLennan ICM (1994) Germinal Centers. Annu Rev Immunol 12:117–139

Roth J, Daus H, Trümper L, Gause A, Salamon-Looijen M, Pfreundschuh M (1994) Detection of immunoglobulin heavy-chain gene rearrangement at the single-cell level in malignant lymphomas: no rearrangement is found in Hodgkin and Reed-Sternberg cells. Int J Cancer 57:799–804

Weber-Matthiesen K, Deerberg J, Poetsch M, Grote W, Schlegelberger B (1995) Numerical chromosome aberrations are present within the CD30+ Hodgkin and Reed-Sternberg cells in 100% of analysed cases of Hodgkin's disease. Blood 86:1464–1468

Wolf J, Kapp U, Bohlen H et al. (1996) Peripheral blood mononuclear cells of a patient with advanced Hodgkin's lymphoma give rise to permanently growing Hodgkin-Reed Sternberg cells. Blood 87:3418–3428

Teil II

Biologie

Molekulargenetische Befunde bei malignen Lymphomen – Nachweis und klinische Bedeutung*

C. Pott · I. Bolz · K. Bonnekessen · B. Linke · M. Tiemann · M. Kneba

Einleitung

Die Grundlagen der konventionellen Diagnostik und Therapie maligner Lymphome beruhen mitentscheidend auf den richtungweisenden Arbeiten von Prof. Lennert und Mitarbeitern am Kieler Lymphknotenregister und der klinisch orientierten Kieler Lymphom-Studiengruppe. Professor Lennert hat bereits in den 60er Jahren das Konzept entwickelt, daß sich die Non-Hodgkin-Lymphome von den normalen Vorläuferzellen des lymphatischen Systems ableiten lassen und daß jeder Entwicklungsstufe der Lymphopoese eine entsprechende maligne Erkrankung zugeordnet werden kann (Lennert u. Feller 1990). Diese an der Biologie orientierte Klassifikation hat gerade in jüngster Zeit eine weitere Bestätigung dadurch erhalten, daß bei vielen Lymphomen erkannt worden ist, daß ihnen spezifische genetische und molekulare Veränderungen zugrunde liegen (Croce 1993; Harris et al. 1994; Rimokh 1993; Weiss 1987; Yunis 1982). Klassische Beispiele stellen die Translokation t(14;18) bei den follikulären Lymphomen und die Translokation t(11;14) bei den zentrozytischen Lymphomen dar, die heute als Mantelzell-Lymphome bezeichneten werden (Harris et al. 1984; Rimokh et al. 1993)). Sowohl die t(14;18)- als auch die t(11;14)-Translokation lassen sich mit molekulargenetischen Methoden nachweisen und werden bereits vielfach als sensitive DNA-Tumormarker bei Lymphompatienten klinisch eingesetzt (Gribben et al. 1991, 1994; Kneba 1991; Rimokh et al. 1994; Weiss 1987).

Neben den bei einem Teil der Lymphome gefundenen charakteristischen Chromosomenaberrationen weisen die Non-Hodgkin-Lymphome als Tumoren der B- und T-Zellen in allen Fällen charakteristische Umlagerungen (Rearrangements) der Immunglobulin-(Ig-) und der T-Zell-Antigenrezeptor-(TCR-)Gene auf. Die Immungenrearrangements und die Chromosomentranslokationen wurden in den zurückliegenden Jahren mit molekulargenetischen Methoden eingehend untersucht. Die dabei gewonnenen Erkenntnisse und entwickelten experimentellen Methoden haben nicht nur wesentlich zur Aufklärung der Pathogenese der Lymphome beigetragen, sondern auch völlig neue Möglichkeiten in der Lymphomdiagnostik eröffnet (Cossman et al. 1988; Croce 1993; Van Dongen u. Wolvers-Tettero 1991 a, b; Kneba et al. 1990, 1992; Rimokh et al. 1994;

* Gefördert durch die Deutsche Krebshilfe.

Weiss et al. 1987). Die Entwicklung der enzymatischen In-vitro-Amplifikation von DNA mit der Polymerasekettenreaktion (PCR) hat die detaillierte Untersuchung der klonspezifischen Rearrangements durch direkte DNA-Sequenzierung ermöglicht und die Nachweisempfindlichkeit dieser Veränderungen extrem gesteigert (Campana et al. 1995; Gribben et al. 1991; Kneba et al. 1991, 1994, 1995, 1996; Linke 1995 a, b, 1996). Mit Hilfe der PCR ist es möglich, residuelle, klinisch okkulte Lymphomzellen (MRD) in morphologisch und zytogenetisch unauffälligem Knochenmark und peripherem Blut mit extremer Empfindlichkeit nachzuweisen.

Im folgenden werden einige aktuelle Aspekte auf diesem Gebiet der Lymphomforschung dargestellt.

Chromosomentranslokationen bei B-Zell-Lymphomen

Nachweismethoden und klinische Bedeutung

Die t(14;18)-Translokation: Die t(14;18)(q32;q21)-Translokation wurde 1984 unabhängig von den Arbeitsgruppen um Croce und Tsujimoto sowie Sklar und Weiss (Übersicht in Croce 1993; Weiss et al. 1987) kloniert und ihre molekulare Struktur aufgeschlüsselt. In der Folgezeit fanden amerikanische Arbeitsgruppen eine Assoziation dieser Translokation mit dem follikulären Lymphom (ca. 85% der Fälle) und den *diffuse-large-cell*-Lymphomen der Working Formulation (20–30% der Fälle; Übersicht in Harris et al. 1994). In eigenen Untersuchungen an einer großen Serie von Lymphomen wurden mittels Southern-Blot-Analyse und PCR (Eick et al. 1990; Kneba et al. 1991, 1995; Pott 1993) die Lymphomentitäten der Kiel-Klassifikation definiert, in denen sich eine t(14;18)-Translokation finden läßt (Tabelle 1). Dabei hat sich die PCR als eindeutig empfindlichere Methode erwiesen (Kneba 1991, 1995). Jedoch lassen sich andererseits mit der PCR auch nicht alle Fälle mit durch Zytogenetik oder Southern-Analyse nachgewiesener t(14;18)-Translokation identifizieren, da nicht alle Bruchpunktregionen von den eingesetzten PCR-Primern erfaßt werden. Das klassische Lymphom mit einer t(14;18)-Translokation ist das CB-CC Lymphom. Bei Kombination von PCR und Southern-Analyse zum Nachweis von Chromosom-18-Rearrangements mit Lage der Bruchpunkte im Bereich der sog. MBR (major breakpoint region) des bcl-2-Gens wird diese Translokation in 65% der Fälle gefunden (Kneba et al. 1991; Pott 1993). Das zweithäufigste Cluster von Bruchpunkten (ca. 10–20% der Fälle) liegt etwa 20 Kilobasenpaare von der MBR entfernt in der mcr (minor cluster region) (Weiss et al. 1987). Als Folge der t(14;18)-Translokation wird das bcl-2-Gen aus seiner natürlichen „Umgebung" auf dem Chromosom 18 herausgerissen und gerät unter die Kontrolle des Ig-Gens. Mit der daraus resultierenden Dysregulation und Überexpression des bcl-2-Gens sind eine Blockade der Apoptose und in Tumor-B-Zell-Linien eine Stimulation von Wachstum und Tumorbildung verknüpft (Hockenberry et al. 1990; Nunez et al. 1989).

Die t(11;14)-Translokation: Die Bruchpunktregionen der t(11;14)(q13;q32)-Translokation wurden ebenfalls 1984 von Tsujimoto und Croce kloniert (Croce 1993). In

Tabelle 1. Frequenz des PCR-Nachweises von t(14;18)-Translokationen nach histologischem Typ

Lymphomtyp	Untersuchte Fälle (n)	Davon positiv	
		n	(%)
CB-CC	84	34	(39)
CB[a]	38	3	(8)
CB[b]	131	5	(4)
CC	15	0	(0)
IC	27	2	(7)
IB	10	0	(0)
B-CLL	19	0	(0)
T-NHL	14	0	(0)
M. Hodgkin[c]	140	3	(2)
Unspezifische Lymphadenopathie	30	0	(0)

[a] Kneba et al. 1991.
[b] Bonnekessen 1996, unveröffentlichte Ergebnisse.
[c] Kneba et al. 1995.

der Folgezeit fanden amerikanische Arbeitsgruppen eine Assoziation dieser Translokation mit dem zentrozytischen Lymphom (ca. 50% der Fälle). Das zentrozytische Lymphom wurde bereits vor etwa 20 Jahren durch die Arbeitsgruppe von Lennert und von der Kieler Lymphom-Studiengruppe aufgrund seines charakteristischen morphologischen Bildes und extrem ungünstigen Krankeitsverlaufs als eigenständiges Lymphom definiert (s. Beitrag von P. Meusers). Interessanterweise wurde das zentrozytische Lymphom jedoch erst vor kurzem, d.h. etwa 20 Jahre nach seiner Erstbeschreibung durch die Kieler Lymphomgruppe, aufgrund der für dieses Lymphom charakteristischen t(11;14)-Translokation von den amerikanischen Klinikern und Pathologen allgemein als eigenständige Lymphomentität akzeptiert und sozusagen neu entdeckt (Harris et al. 1994; Rimokh et al. 1993).

Die t(11;14)-Translokation läßt sich außer durch klassische Zytogenetik auch mit Hilfe der FISH-Technik (s. Beitrag von B. Schlegelberger), der Southern-Blot-Analyse oder PCR nachweisen (Rimokh et al. 1993, 1994). In eigenen Untersuchungen an einer Serie von zentrozytischen Lymphomen aus der multizentrischen Studie zur Behandlung der niedrigmalignen Lymphome (s. Beitrag von W. Hiddemann) konnten wir mittels PCR eine t(11;14)-Translokation in ca. 30% der Fälle nachweisen (Abb. 1). Die Spezifität sämtlicher PCR-Produkte wurde durch Sequenzanalyse mit Nachweis einer patientenspezifischen bcl-1/J_H-Fusion bestätigt (Tabelle 2).

Die t(14;18)-Translokation als molekulargenetischer Tumormarker: Sowohl die t(14;18)- als auch die t(11;14)-Translokation werden heute bereits vielfach als sensitive DNA-Tumormarker bei Lymphompatienten klinisch eingesetzt. So konnte Gribben in einer wegweisenden Untersuchung an 114 Patienten mit fortgeschrittenen follikulären Lymphomen, welche eine mit der Polymeraseketten-

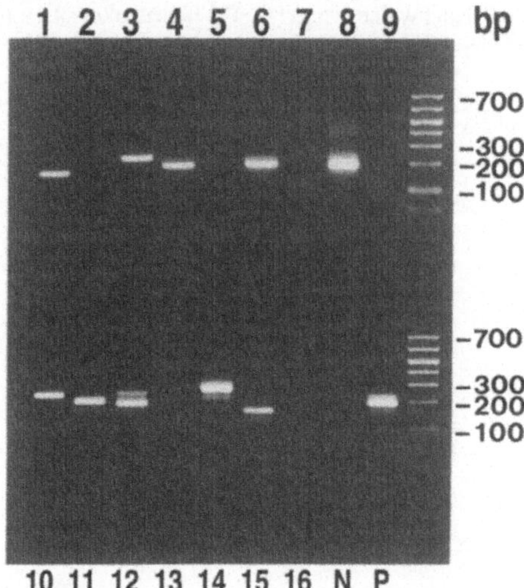

Abb. 1. Elektrophoretische Auftrennung der t(11;14)-PCR-Produkte mit Bruchpunkten im Bereich der MTC („major translocation cluster")-Region des bcl-1-Gens auf dem Chromosom 11 in einem Ethidiumbromid-gefärbten Agarosegel (Spuren *1-16* zentrozytische Lymphome, *N* Negativ-, *P* Positivkontrolle, *äußere Spur* Größenstandard). Die spezifischen t(11;14), bcl-1/J_H-PCR-Produkte sind aufgrund ihrer unterschiedlich langen N-Regionen und variablen Bruchpunkte auf den beteiligten Chromosomen unterschiedlich groß und liegen im Größenbereich zwischen ca. 150 und 300 Basenparen (*bp*). Die Lymphome der Patienten Nr. 1, 3, 4, 6, 8, 10-12, 14 und 15 sind in der PCR t(11;14)-positiv. Die Spezifität sämtlicher PCR-Produkte wurde durch Sequenzanalyse mit Nachweis einer patientenspezifischen bcl-1/J_H-Fusion bestätigt (s. Tabelle 2)

reaktion (PCR) nachweisbare t(14;18)-Translokation aufwiesen, die klinisch-prognostische Bedeutung dieses lymphomspezifischen molekulargenetischen Tumormarkers eindrucksvoll unter Beweis stellen (Gribben et al. 1991).

Die t(14;18)- und die t(11;14)-Translokationen als Marker für transformierte Lymphome: Neben dem Einsatz in der Diagnostik haben die Chromosomentranslokationen aber auch zusätzliche Einblicke in die Pathogenese der Lymphome, z.B. im Zusammenhang mit der malignen Transformation niedrigmaligner Lymphome in aggressive Lymphome, erlaubt. So konnte gezeigt werden, daß die für das zentroblastisch-zentrozytische Lymphom typische t(14;18)-Translokation auch ein extrem ungünstiger prognostischer Marker für die *Diffuse-large-cell*-B-Lymphome der Working Formulation ist (Offit et al. 1989; Yunis et al. 1989). Von amerikanischen Arbeitsgruppen wurde die t(14;18)-Translokation bei 20–30% der *Diffuse-large-cell*-B-Lymphome gefunden (Offit et al. 1989; Yunis et al. 1989; s. auch Übersicht in Harris et al. 1994). Dieser hohe Prozentsatz beruht aber wahrscheinlich auf der Einordnung auch der sekundären CB Lymphome in diese Gruppe. Sekundäre, d.h. aus einem CB-CC Lymphom hervorgegangene CB Lymphome der Kiel-Klassifikation tragen logischerweise genauso häufig wie die CB-CC Lymphome eine t(14;18)-Translokation (Kneba 1991). Bei den „primären" CB Lymphomen, d.h. solchen CB Lymphomen, bei denen sich

Tabelle 2. Struktur der t(11;14)bcl-1/J_H-Bruchpunktregionen: Sequenzen der N-Regionen mit den flankierenden bcl-1- und J_H-Sequenzen von 4 zentrozytischen Lymphomen (Mantelzell-Lymphome)

Patient	bcl-1 (Chromosom 11)	N-Region	J_H-Segment (Chromosom 14)	
U 94	.TGGGATGAGATTAA…	**…CG…**	…CTGGGGCCAGGG	$-J_H4$
F.R.	AACTGCGTCTTCTTCG…	**…ACCTCCCCAACATT…**	…TTTGACTACTGGGGCCAGGG	$-J_H4$
S.I.	..CCTGGCGCTGCCATTG…	**…ACTGGGG…**	…T(ACT)$_2$ACGGTATGGACGTCTGGG	$-J_H6$
1918/92	..GTCTTCTTCGTGG…	**…CCT(G/A)CAATGCACCGG CGAGGTCGA(C/A)GAAAAT CGGGA…**	…TTTGACTACTGGGG	$-J_H4$

weder histologisch noch anamnestisch Hinweise auf ein präexistentes bzw. simultanes CB-CC NHL ergaben, wurde dagegen von uns die t(14;18) nur in 4–8% gefunden (s. Tabelle 1). Diese Lymphome scheinen nach eigener Beobachtung eine für CB Lymphome eher ungünstige Prognose zu haben. Wahrscheinlich sind daher die meisten als primäre zentroblastische Lymphome eingestuften Fälle in Wirklichkeit mit konventionellen histologischen Methoden nicht als solche zu erkennende sekundär hochmaligne zentroblastische Lymphome, die bekanntermaßen eine schlechte Prognose haben. Auch der Nachweis einer t(14;18)-Translokation mit identischer klonspezifischer DNA-Sequenz in einem „primären" CB NHL und dem 2 Jahre später aufgetretenen Rezidiv (histologisch CB-CC) bei einer Patientin legt diese Hypothese nahe (Pott 1993). Bei einer Analyse von 131 Fällen mit CB NHL, die sämtlich in Kiel diagnostiziert und im Rahmen einer multizentrischen Therapiestudie behandelt worden waren, konnten wir eine t(14;18) nur in 5 Fällen nachweisen. Die Auswertung des klinischen Verlaufes dieser Patienten im Vergleich mit den übrigen Patienten dieser Diagnosegruppe steht noch aus. Alle 3 in unserer ersten Serie gefundenen t(14;18)-positiven primären CB Lymphome (s. Tabelle 1) haben zwischenzeitlich ein Rezidiv erlitten. Somit ist zu vermuten, daß der Nachweis einer t(14;18)-Translokation auch bei den primären CB Lymphomen der Kiel-Klassifikation mit einer schlechten Prognose verknüpft ist. Berücksichtigt man die bei der eingesetzten PCR-Methode und dem Untersuchungsmaterial (es standen lediglich formalinfixierte Lymphknoten als DNA-Quelle zur Verfügung) zu erwartende Quote an falsch-negativen PCR-Befunden von bis zu 50%, so dürfte der Anteil an t(14;18)-positiven primären CB Lymphomen in der Kiel-Klassifikation bei maximal 15% liegen.

Aufgrund morphologischer Ähnlichkeiten, die zur Namensgebung führten, und auch wegen des mit dem zentrozytischen Lymphom identischen Immunphänotyps (Koexpression von CD5 und CD20) und des ähnlichen katastrophalen klinischen Verlaufes wurde die Hypothese aufgestellt, daß auch das seltene zentrozytoide zentroblastische Lymphom der Kiel-Klassifikation eine hochmaligne Variante des zentrozytischen Lymphoms darstellt. Der Beweis für die genetische Verwandtschaft wurde inzwischen durch Identifikation der für das zentrozytische Lymphom typischen t(11;14)-Translokation in der großen Mehrzahl der zentrozytoiden zentroblastischen Lymphome erbracht (Ott et al. 1994; s. auch die beiden letzten Fälle in Tabelle 2 und den Beitrag von B. Schlegelberger in diesem Buch).

Rearrangierte Immungene als Marker für Klonalität bei malignen Lymphomen

Nachweismethoden

Die meisten Lymphome tragen keinen zytogenetischen Marker wie die t(14;18), der sich zum Nachweis mit der PCR eignet. Allerdings läßt sich die Tatsache, daß Lymphome Tumoren der B- oder T-Zellen sind, nicht nur immunologisch, sondern auch molekulargenetisch zum Klonalitätsnachweis ausnutzen.

Grundlagen des Nachweisverfahrens: Die molekulargenetische Klonalitätsanalyse von B- und T-Zellen beruht auf der genetischen Grundlage dieser Zellen, eine Vielzahl hochspezifischer Antigenerkennungsstrukturen-Immunglobuline (Ig) im Falle der B-Zellen und T-Zell-Antigenrezeptoren (TCR) im Falle der T-Zellen zu produzieren.

Alle lymphatischen Vorläuferzellen weisen eine einheitliche, sog. Keimbahnkonfiguration der Immungene (Ig- und TCR-Gene) auf (Übersicht zum Aufbau der Immungene in: van Dongen u. Wolvers-Tettero 1991a). Diese bestehen aus unterschiedlichen Gruppen von Gensegmenten, die wieder in sich verschieden sind. Diese Gruppen werden als V (Variabel), D (Diversity), J (Joining) und C (Constant) bezeichnet. Die Immungene sind in der Keimbahnanordnung nicht funktionsfähig. Im Laufe der Ontogenese lymphatischer Zellen kommt es zu einer Umlagerung (Rearrangement) und zum Zusammenfügen der Gensegmente aus der V-, J- und C-Gruppe sowie im Falle der IgH-, TCR- und TCR-Gene der D-Gruppe durch Deletion aller dazwischenliegenden Genabschnitte. Daraus entsteht ein funktionsfähiges Gen, das die Antigenspezifität determiniert und auf sämtliche Nachkommen der Zellen (Klon) übertragen wird. Bei der Vielzahl der Kombinationsmöglichkeiten sind die individuelle Auswahl und Kombination dieser Gensegmente für einen Lymphozytenklon absolut spezifisch. Die Spezifität wird noch erheblich gesteigert durch Deletion unterschiedlich großer Genabschnitte in den flankierenden Bereichen der an der Rekombination beteiligten Gensegmente (imprecise joining) und durch nach dem Zufallsprinzip erfolgenden Einbau sog. „N-Nukleotide" an den Verknüpfungsstellen einzelner Gensegmente durch das Enzym Terminale Desoxynukleotidyltransferase (TdT). Die V-, (D)- und J-Segmente der Immungene kodieren für jeweils verhältnismäßig stark konservierte Aminosäurensequenzen, in denen 3 hypervariable Sequenzabschnitte – sog. Complementary Determining Regions (CDR) – liegen, welche den Antigenkontakt herstellen. Zwei der CDR (CDR1 und CDR2) sind im V-Bereich kodiert, während sich der CDR3-Bereich aus der klonspezifischen Verknüpfung der V-(D-)J-Segmente ergibt. Die extrem hohe Variabilität der DNA-Sequenz in diesem Bereich einerseits und die Charakterisierung konservierter, sequenzhomologer Regionen in den V- und J-Segmenten andererseits bilden Ansatzpunkte für die Amplifikation und Charakterisierung klonspezifischer CDR3-Sequenzen mit Hilfe der PCR (Campana 1995; Kneba et al. 1994, 1995, 1996; Linke et al. 1995a, b).

Im Falle einer malignen Entartung und der damit einhergehenden klonalen Vermehrung einer neoplastischen Zelle stellt die rearrangierte DNA ein tumorspezifisches Merkmal dar, das sich mit molekulargenetischen Verfahren nachweisen läßt: Rearrangierte DNA weist gegenüber der Keimbahnkonfiguration der DNA eine veränderte Nukleotidsequenz auf. Diese Unterschiede lassen sich in der Southern-Analyse nachweisen, wo nach enzymatischem Verdau der DNA die Größe der entstandenen DNA-Restriktionsfragmente durch Hybridisierung mit radioaktiv markierten DNA-Sonden sichtbar gemacht wird (van Dongen u. Wolvers-Tettero 1991a, b; Kneba et al. 1990). Dieses Verfahren ist jedoch verhältnismäßig zeit- und arbeitsaufwendig, störanfällig und wenig empfindlich und hat sich daher nicht für die Routinediagnostik durchgesetzt. In den vergangenen Jahren wurden jedoch wesentlich einfachere, auf der PCR beruhende Analyseverfahren zur molekulargenetischen Klonalitätsanalyse bei Lymphomen entwickelt (Kneba et al. 1994, 1995, 1996; Linke et al. 1995a, b). Im Rahmen eines von der Deutschen Krebshilfe geförderten Projektes zur molekulargenetischen Analyse maligner Lymphome wurde von unserer Arbeitsgruppe kürzlich ein gegenüber bisher beschriebenen Methoden wesentlich vereinfachtes Verfahren zur PCR-Diagnostik klonaler Rearrangements des Schwerkettenimmunglobulingens und der T-Zell-Rezeptor-β-, -γ- und -δ-Gene entwickelt (Kneba et al. 1995, 1996; Linke et al. 1995b, 1996). Grundlage dieses Verfahrens ist der Einsatz von Fluoreszenzfarbstoff-markierten PCR-Primern, welche in die PCR-Produkte eingebaut werden. Die so fluoreszenzmarkierten PCR-Produkte lassen sich durch exakte Größenbestimmung und quantitative Bestimmung der Fluoreszenzintensität in einem hochauflösenden Polyacrylamidgel auf einem automatischen DNA-Sequenzierapparat mittels eines speziellen Computerprogramms auswerten („*Gene Scanning*"). In kürzlich abgeschlossenen und z.T. veröffentlichten Untersuchungen bei malignen Lymphomen und Leukämien wurde eine große Zahl von T- und B-Neoplasien untersucht (101 B-Zell-Lymphome und -Leukämien, 109 T-Zell-Lymphome und -Leukämien sowie eine große Zahl polyklonaler Kontrollen) (Kneba et al. 1995, 1996; Linke et al. 1995b, 1996).

In Abb. 2 ist die experimentelle Strategie zur Amplifikation junktionaler Regionen rearrangierter Immungene mit Fluoreszenzfarbstoff-markierten PCR-Primern exemplarisch am Beispiel der IgH-CDR3-Region dargestellt.

In Abb. 3 sind exemplarische *Gene-Scanning*-Befunde von IgH-PCR-Produkten, die mit DNA-Extrakten aus polyklonalen oder malignen B-Zell-Populationen erhalten wurden, gezeigt.

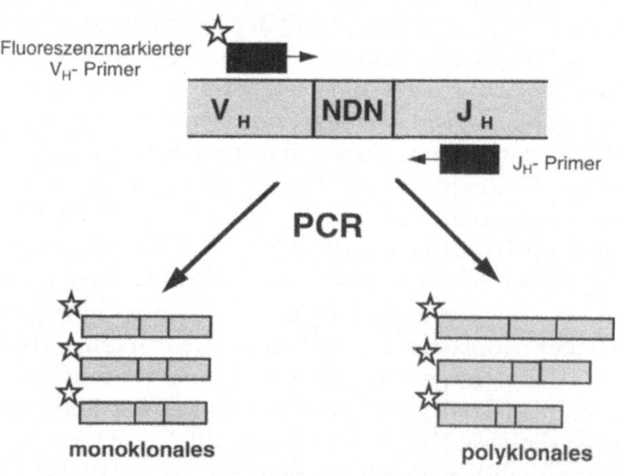

Abb. 2. Schematische Darstellung der Amplifikation rearrangierter IgH-Gene im Bereich der CDR3-Junction mit einem Fluoreszenzfarbstoff-markierten V_H-Primer. Dieser Primer wird mit in die PCR-Produkte eingebaut. Im Falle einer monoklonalen Lymphozytenpopulation weisen alle rearrangierten IgH-Gene identische Kopien von Rearrangements auf. Daher sind die resultierenden PCR-Produkte alle gleich groß (*links*), während polyklonale B-Zellen aufgrund ihrer unterschiedlichen Rearrangements und Sequenzen PCR-Produkte unterschiedlicher Größe produzieren (*rechts*)

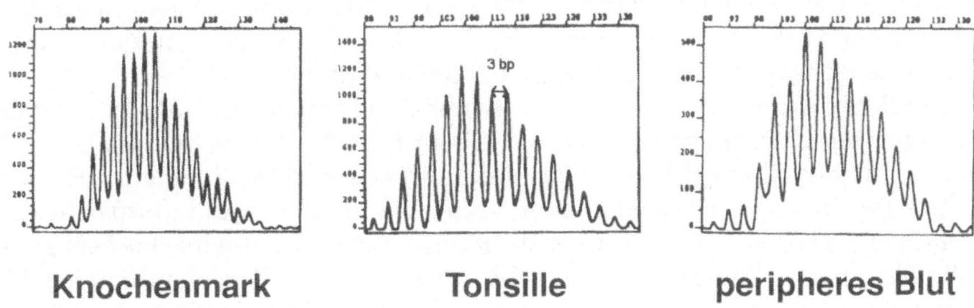

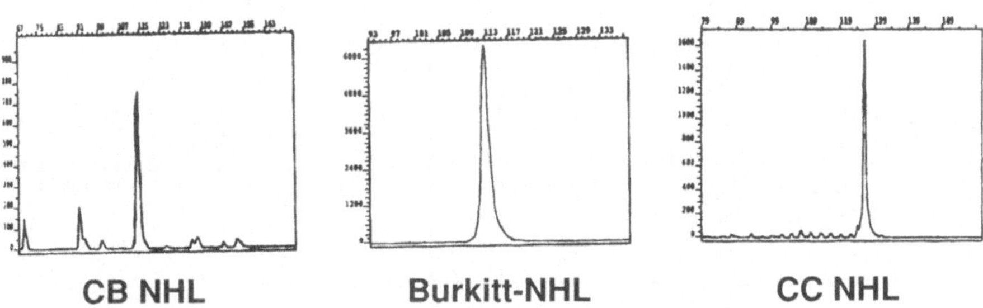

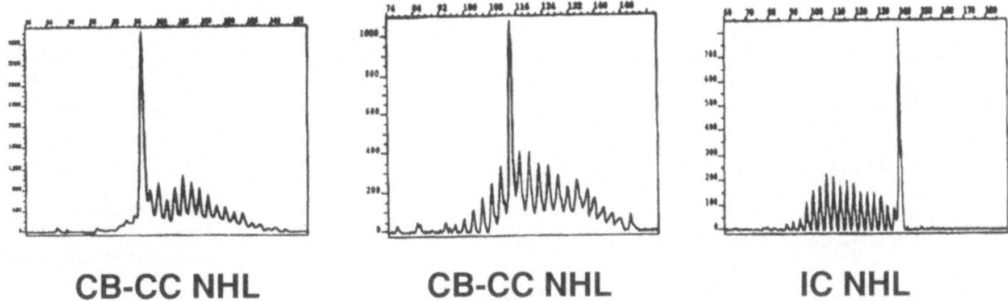

Abb. 3. Analyse repräsentativer fluoreszenzmarkierter IgH-PCR-Produkte durch exakte Größenbestimmung (*x-Achse*) und quantitative Bestimmung der Fluoreszenzintensität (*y-Achse*) in einem hochauflösenden Polyacrylamidgel auf einem automatischen DNA-Sequenzierapparat („*Gene Scanning*")

Während PCR-Produkte von polyklonalen B-Zell-Populationen nach elektrophoretischer Größenauftrennung in einem hochauflösenden Polyacrylamidgel ein „Spektrum" von Fluoreszenzbanden zeigen (Abb. 3, oben), geben sich monoklonale B-Zell-Populationen durch die Produktion eines oder zweier scharfer Fluoreszenzpeaks zu erkennen (Abb. 3, Mitte und unten).

Durch Einsatz einer DNA-Polymerase mit 3'-„Proofreading"-Aktivität gelang der Nachweis eines monoklonalen IgH-CDR3-PCR-Produktes in 100% der Fälle mit B-Linien-ALL und CLL (n = 42) und in 95% der Fälle mit einem NHL vom B-Zell-Typ (n = 59) (Linke et al. 1995, 1996). Bei Einsatz eines klonspezifischen PCR-Primers läßt sich mit der „*Gene-Scanning*"-Methode eine einzelne Leukämiezelle vor einem Hintergrund von 10^4 bis 10^5 gesunden Zellen identifizieren. Mit Hilfe der PCR ist es daher möglich, residuelle, d.h. klinisch okkulte Lymphomzellen in morphologisch und zytogenetisch unauffälligem Knochenmark und peripherem Blut mit extremer Empfindlichkeit nachzuweisen.

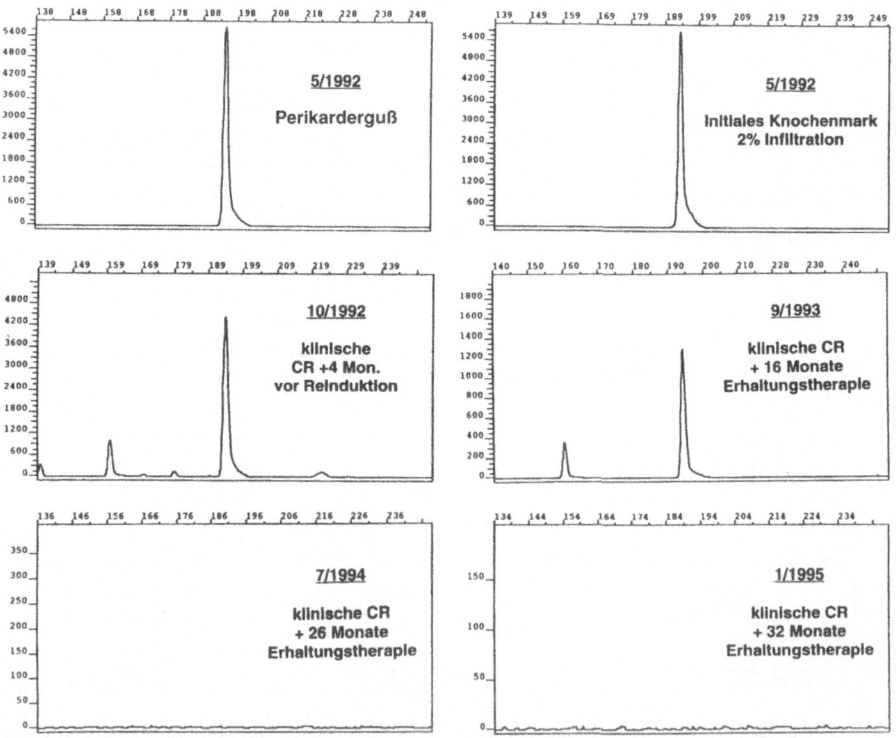

Abb. 4. Molekulargenetische Verlaufskontrolle mittels patientenspezifischer TCRβ-PCR und *Gene Scanning* bei einer Patientin mit T-lymphoblastischem NHL im Stadium IV (2% Knochenmarkbefall). Das lymphomzpezifische PCR-Produkt ist bei Diagnosestellung 5/1992 und durchgehend bis 9/1993, d.h. bis über einen Zeitraum von 16 Monaten, in klinisch kompletter Remission nachweisbar und verschwindet erst nach 26 Monaten kontinuierlicher CR gegen Ende der Erhaltungstherapie

Anhand ausgewählter Beispiele konnte die Effektivität dieser neuen Methode zum Nachweis von MRD bei Patienten mit Leukämien und Lymphomen vom B- und T-Zell-Typ nachgewiesen werden. Ein solches Beispiel ist in Abb. 4 gezeigt.

Die PCR-„*Gene-Scanning*"-Methode stellt eine wesentliche Verbesserung der bisher beschriebenen Nachweisverfahren dar. Somit sind prinzipiell die Voraussetzungen geschaffen, anhand einer größeren Zahl von Patienten die klinische Bedeutung residueller Lymphomzellen prospektiv zu untersuchen.

Klinische Bedeutung

Derzeit stellt die Chemotherapie nach wie vor die Grundlage des therapeutischen Vorgehens sowohl bei hoch- wie auch niedrigmalignen Lymphomen dar. Während bei hochmalignen Lymphomen die zytostatische Chemotherapie mit einem gewissen kurativen Anspruch verbunden ist, ist bei niedrigmalignen Lymphomen in fortgeschrittenen Stadien eine endgültige Eradikation des Lymphomzellklons mit alleiniger Chemotherapie nicht möglich. Jüngste Ergebnisse der Deutschen Niedrigmaligne Lymphom-Studiengruppe zeigen, daß eine im Anschluß an die zytoreduktive Chemotherapie durchgeführte Erhaltungstherapie mit Interferon-α zu einer signifikanten Verlängerung des krankheitsfreien und möglicherweise auch des Gesamtüberlebens führt. Eine kritische Frage, die sich sowohl bei den hoch- wie auch bei den niedrigmalignen Lymphomen stellt, ist die, inwieweit die Chemotherapie zu einer vollständigen Reduktion der Lymphomzellmasse tatsächlich beiträgt bzw. ob Lymphomzellen nach klinisch anscheinend erfolgreicher Chemotherapie weiterhin persistieren. Hier bieten die molekularen Marker die Möglichkeit, die „Blackbox" der klinischen Remission zu erhellen und Einblicke in die Biologie, das Ausmaß und den zeitlichen Verlauf der sog. minimalen Resterkrankung als Reservoir für die Entstehung von Rezidiven zu gewinnen. Weitere Einsatzmöglichkeiten der hochempfindlichen Techniken bieten sich im Rahmen von Therapiestudien (Eingangsdiagnostik und molekulare Verlaufskontrolle) sowie Hochdosistherapiekonzepten zum Nachweis von Kontaminationen der Stammzellpräparate mit Tumorzellen, zur Überprüfung von Methoden zum Purging von Stammzellpräparaten sowie zur Effektivitätsbeurteilung neuer Therapiestrategien, z. B. des therapeutischen Einsatzes monoklonaler B-Zell-Antikörper, an (Tabelle 3).

Tabelle 3. Klinische Anwendung der PCR bei malignen Lymphomen (Diese Untersuchungen sollten z. Z. nur kontrolliert und im Rahmen klinischer Studien durchgeführt werden)

- Ausbreitungsdiagnostik
- Nachweis einer Knochenmarkinfiltration oder peripheren Ausschwemmung von Lymphomzellen
- Nachweis residueller Erkrankung (MRD) nach Therapie
- Vorhersage eines Rezidivs
- Ergänzung zur Histologie in schwierigen Fällen
- Nachweis einer Kontamination von Stammzellpräparaten
- Überprüfung von Methoden zum Purging von Stammzellpräparaten
- Evaluation neuer Behandlungsstrategien

Ziel zukünftiger Untersuchungen wird es sein, bei Patienten, die im Rahmen prospektiver Therapiestudien behandelt werden, durch PCR-Amplifikation rearrangierter Immungene und charakteristischer chromosomaler Aberrationen bei Diagnosestellung und im Verlauf der Therapie zu prüfen, ob die klonalen molekulargenetischen Marker unabhängig von den gegenwärtigen klinischen Kriterien zur Prognoseabschätzung und Therapiekontrolle brauchbar sind. Insbesondere sollte der Frage nachgegangen werden, inwieweit der molekulargenetische Nachweis von residueller Erkrankung (MRD) ein gegenüber den bisherigen Verfahren frühzeitigeres Erkennen eines Rezidives bzw. die Aussicht auf dauerhafte Heilung erlaubt. Diese notwendigen Untersuchungen zur Bestimmung der klinischen Bedeutung der molekularbiologischen Marker bei malignen Lymphomen sind zur Zeit als wissenschaftliches Begleitprogramm im Rahmen der deutschen Konsensusstudie zur Therapie hochmaligner Lymphome im Gang. Derzeit sollten jedoch noch keine Therapieentscheidungen allein auf der Basis von molekulargenetischen Untersuchungen gefällt werden.

Neue Aspekte in der Therapie der malignen Lymphome

Aufgrund der molekulargenetischen Erkenntnisse sind nicht nur genauere Definitionen bzw. die Bestätigung der in der Kiel-Klassifikation definierten klinischen Krankheitsbilder möglich, sondern es lassen sich auch zunehmende Einblicke in die pathogenetischen Abläufe gewinnen, die ihrerseits auch eine Erklärung für das therapeutische Ansprechen und Rezidivverhalten bieten können.

Von der Arbeitsgruppe von John Reed konnte beispielsweise gezeigt werden, daß durch Transfer des bei der t(14;18)-Translokation überexprimierten bcl-2-Gens in B-Zellen eine Resistenz gegenüber Zytostatika induziert werden kann (Reed 1990). Diese Resistenz ließ sich durch Blockade der bcl-2-Expression durch Antisense-Oligonukleotide wieder aufheben. Der mit der t(11;14)-Translokation assoziierten Überexpression des Cyclin D1 wird wegen seiner zentralen Funktion im Zellzyklus eine wichtige Rolle in der Pathogenese der Mantelzell-Lymphome zugesprochen (Rimokh 1993). Diese Befunde unterstreichen, daß molekulare Alterationen Grundlage der z.Z. unbefriedigenden therapeutischen Ansprechraten sein können. Unter der Annahme, daß die Translokationen t(11;14) bzw. t(14;18) mit Überexpression des bcl-1- bzw. bcl-2-Gens das Krankheitsbild und therapeutische Ansprechen der entsprechenden Lymphome entscheidend beeinflussen und bestimmen, sind therapeutische Ansätze entwickelt worden, die eine Neutralisation der entsprechenden mRNA als Ansatzpunkt haben (Cohen 1991). Diesem Ziel dienen Konstruktionen von Ribozymen bzw. Antisense-Oligonukleotiden, die sich in ersten orientierenden Experimenten bzw. bereits in der Klinik als wirksam erwiesen haben (Campos et al. 1990; Coptter et al.; Reed 1990).

Zusammenfassung

Zunehmende Einblicke in die Ontogenese maligner Lymphome mit Identifikation spezifischer molekularer Alterationen und die erhebliche Verbesserung der Nachweisempfindlichkeit residueller Lymphomzellen mit Hilfe molekularbiologischer Techniken eröffnen nicht nur tiefere Einblicke in die pathogenetischen Entwicklungsstufen und das Remissionsverhalten maligner Lymphome, sondern darüber hinaus auch die Perspektive zu einer an der Pathogenese orientierten Verbesserung der Therapie.

Literatur

Armitage JO (1992) Treatment of non-Hodgkin's lymphoma. N Engl J Med 328:1023–1030

Campana D, Pui CH (1995) Detection of minimal residual disease in acute leukemia: Methodologic advances and clinical significance. Blood 85:1416–1434

Campos L, Sabido O, Rouault JP, Guyotat D (1994) Effects of bcl-2 antisense oligonucleotides on in vitro proliferation and survival of normal marrow progenitors and leukemic cells. Blood 84:595–600

Cohen JS (1991) Oligonucleotides as therapeutic agents. Phermac Ther 52:211–225

Cossman J, Uppenkamp M, Sundeen J, Coupland R, Raffeld M (1988) Molecular genetics and the diagnosis of lymphoma. Arch Pathol Lab Med 112:117

Cotter F, Carbo M, Raynaud M et al. (1996) BCL-2 antisense therapy in lymphoma: mechanisms, efficacy, pharmakokinetic and toxicity studies. Ann Oncol 7 (Suppl.):32

Van Dongen JJM, Wolvers-Tettero ILM (1991a) Analysis of immunoglobulin and T cell receptor genes. Part I: Basic and technical aspects. Clin Chem Acta 198:1

Van Dongen JJM, Wolvers-Tettero ILM (1991b) Analysis of immunoglobulin and T cell receptor genes. Part II: Possibilities and limitations in the diagnosis and management of lymphoproliferative diseases and related disorders. Clin Chem Acta 198:93

Eick S, Krieger G, Bolz I, Kneba M (1990) Sequence analysis of amplified t(14;18) chromosomal breakpoints in B-cell lymphomas. J Pathol 162:127–133

Gribben JG, Freedman A, Woo S et al. (1991) All advanced stage non-Hodgkin's lymphomas with a polymerase chain reaction amplifiable breakpoint of bcl-2 have residual cells containing the bcl-2-rearrangement at evaluation and after treatment. Blood 78 (12):3275–3280

Gribben JG, Neuberg D, Barber M, Moore J, Pesek KW, Freedman AS, Nadler LM (1994) Detection of residual lymphoma cells by PCR in peripheral blood is significantly less predictive for relapse than detection in bone marrow. Blood 83:3800–3807

Hockenbery D, Nunez G, Milliman C, Schreiber R, Korsmeyer S (1990) Bcl-2 is an inner membrane protein that blocks apoptotic cell death. Nature 348:334–406

Kneba M, Bergholz M, Bolz I, Bätge R, Schauer A, Krieger G (1990) Heterogeneity of immunoglobulin gene rearrangements in B-cell lymphomas. Int J Cancer 45:609–613

Kneba M, Bergholz M, Bolz I, Pott C, Hulpke M, Krieger G (1992) Einsatz molekulargenetischer Methoden in der Lymphomdiagnostik. In: Peiper H-J, Peitsch W (Hrsg) Diagnostik und Therapie maligner Lymphome. Fischer, Stuttgart

Kneba M, Eick S, Herbst H et al. (1991) Frequency and structure of t(14;18) major breakpoint regions in non-Hodgkin lymphomas typed according to the Kiel Classification: analysis by direct DNA sequencing. Cancer Res 51:3243–3250

Kneba M, Bolz I, Linke B, Bertram J, Rothaupt D, Hiddemann W (1994) Characterization of clone-specific rearranged T-cell receptor gamma-chain genes in lymphomas and leukemias by the polymerase chain reaction and DNA sequencing. Blood 84:574–581

Kneba M, Bolz I, Linke B, Hiddemann W (1995 a) Analysis of rearranged T-cell receptor β-chain genes by polymerase chain reaction (PCR) DNA sequencing and automated high resolution PCR fragment analysis. Blood 86:3930–3937

Kneba M, Eick S, Herbst H et al. (1995b) Low incidence of MBR bcl-2/J_H fusion genes in Hodgkin's disease. J Pathol 175:381–389

Kneba M, Linke B, Pott C, Bolz I (1996) Analysis of rearranged immunoglobulin heavy chain genes and T-cell receptor genes by PCR amplification, DNA sequencing, temperature gradient gel electrophoresis and automated high resolution PCR fragment length analysis. In: Wunder E, Debecker A (eds) The Mulhouse Manual, 2nd edn. Karger, Basel (in press)

Lennert K, Feller A (1992) Histopathology of Non-Hodgkin's Lymphomas, 2nd edn. Springer, New York

Linke B, Pyttlich J, Tiemann M, Suttorp M, Parwaresch R, Hiddemann W, Kneba M (1995a) Identification and structural analysis of rearranged immunoglobulin heavy chain genes in lymphomas and leukemias. Leukemia 9:840–847

Linke B, Bolz I, Pott Ch, Hiddemann W, Kneba M (1995 b) Use of *Ultma* DNA polymerase improves the PCR-detection of rearranged immunoglobulin heavy-chain CDR3 junctions. Leukemia 9:2133–2137

Linke B, Bolz I, Fajazzi A, von Hofen M, Pott Ch, Hiddemann W, Kneba M (in press) Automated high resolution PCR fragment analysis for identification of clonally rearranged immunoglobulin heavy chain genes. Leukemia (in press)

Nunez G, Seto M, Seremetis S, Ferrero D, Grignani F, Korsmeyer S, Dalla-Favera R (1989) Growth- and tumor promoting effects of deregulated bcl-2 in human B-lymphoblastoid cells. Proc Natl Acad Sci 86:4589–4593

Offit K, Koduru P, Hollis R, Filippa D, Jhanwar S, Clarkson B, Chaganti RSK (1989) 18q21 rearrangement in diffuse large cell lymphoma: Incidence and clinical significance. Br J Haematol 72:178–183

Ott M, Ott G, Kuse R, Porowski P, Gunzes U, Feller A, Müller-Hermelink H K (1994) The anaplastic variant of centrocytic lymphoma is marked by frequent rearrangements of the bci-1 gene and high proliferation indices. Histopathology 24:329–334

Ott M, Ott G, Roblick U, Linke B, Kneba M, De Leon F, Müller–Hermelink HK (1995) Localized gastric non-Hodgkin's lymphoma of high-grade malignancy in patients with preexisting chronic lymphocytic leukemia or immunocytoma. Leukemia 9:609–614

Reed J, Stein CA, Subasinghe C, Haldar S, Croce C, Yum S, CohenJ (1990) Antisense mediated inhibition of bcl-2 protooncogene expression and leukemic cell growth and survival: comparison of phosphorodiester and phosphorothioate oligodeoxynucleotides. Cancer Res 50: 6565–6570

Rimokh R, Berger F, Delsol G et al. (1993) Rearrangement and overexpression of the bcl-1/ PRAD-1 gene in intermediate lymphocytic lymphomas and in t(11q13)-bearing leukemias. Blood 81:3063–3067

Rimokh R, Berger F, Delsol G et al. (1994) Detection of the chromosomal translocation t(11;14) by polymerase chain reaction in mantle cell lymphoma. Blood 83:1871–1875

Rosenberg CL, Wong E, Petty E, Bale A, Tsujimoto Y, Harris N, Arnold A (1991) PRAD 1, a candidate BCL-1 oncogene: Mapping and overexpression in centrocytic lymphoma. Proc Natl Acad Sci 88:9638–9642

Weiss L, Warnke R, Skar J, Cleary M (1987) Molecular analysis of the t(14;18) chromosomal translocation in malignant lymphomas. N Engl J Med 317(19):1185–1189

Yunis J, Oken M, Kaplan M, Ansrud K, Howe R, Theologides A (1982) Distinctive chromosomal abnormalities in histologic subtypes of non-Hodgkin lymphoma. N Engl J Med 302:1231–1236

Yunis J, Mayer M, Amesen M (1989) Bcl-2 and other genomic alterations in the prognosis of large cell lymphoma. N Engl J Med 320:1047

Biologie und Klinik der MALT-Lymphome

A. Neubauer · C. Thiede · B. Alpen · A. Morgner · B. Rudolph ·
E. Seifert · D. Huhn · E. Bayerdörffer · M. Stolte

Einleitung

Lymphome sind maligne klonale Erkrankungen des lymphatischen Gewebes. Man unterscheidet die häufigeren nodalen von den selteneren extranodalen Lymphomen. Es wurde insbesondere von P. Isaacson erkannt, daß in Epithelzellen tragenden Organen entstehende Lymphome sich biologisch häufig völlig anders verhalten als nodale Lymphome (Isaacson u. Wright 1983, 1984; Isaacson u. Spencer 1987). Diese primär in Schleimhäuten auftretenden Lymphome sind maligne, klonale Entartungen des Mukosa-assoziierten lymphatischen Gewebes (MALT) und werden daher MALT-Lymphome genannt. Ebenso wie bei nodalen Lymphomen werden bei den MALT-Lymphomen hochmaligne von niedrigmalignen unterschieden. Weitaus am häufigsten treten MALT-Lymphome im Magen auf. Hier sind wiederum die niedrigmalignen führend und machen ca. 85–90 % aller im Magen diagnostizierten Lymphome aus (Isaacson 1994, 1995; Isaacson u. Spencer 1995).

Es wurde von Isaacson und Stolte unabhängig darauf hingewiesen, daß im Magen lokalisierte niedrigmaligne MALT-Lymphome sehr häufig auf dem Boden einer chronischen, *Helicobacter-pylori*-induzierten Gastritis zu beobachten waren (Stolte 1992; Stolte u. Eidt 1992, 1993; Hussell et al. 1993a, b; Wotherspoon et al. 1993). Epidemiologische Studien zeigten dann auch, daß eine chronische Helicobacterinfektion mit einem deutlich höheren Risiko einer Lymphomentwicklung assoziiert war (Parsonnet 1993). *In vitro*-Studien legten nahe, daß die Proliferation der malignen B-Zellen des Magen-MALT-Lymphoms abhängig vom T-Zellstimulus war (Hussell et al. 1993a, b). Interessant war darüber hinaus, daß diese T-Zellantwort spezifisch für den jeweiligen Helicobacterstamm des Patienten war (Hussell et al. 1993a, 1996).

Häufig sind für den Pathologen beginnende niedrigmaligne MALT-Lymphome des Magens nicht gut von reaktiven Gastritiden mit starker lymphatischer Infiltration aufgrund der Helicobacterinfektion zu unterscheiden. Wir begannen daher im Jahre 1992 mit einer prospektiven Studie, die prüfen sollte, ob durch eine frühe Heilung der Helicobacterinfektion eine leichtere Diagnose dieser schwierigen Fälle möglich wäre (Eidt et al. 1996). Zu unserer großen Überraschung stellte sich aber heraus, daß selbst bei Patienten mit später festgestellten frühen MALT-Lymphomen allein durch die Heilung der Helicobacterinfektion eine Regression des Lymphoms festzustellen war (Stolte u. Eidt 1993). Gleichzeitig wurden ähnliche Verläufe bei 5 Patienten von der Isaacson-Gruppe vorgestellt (Wotherspoon et al. 1993).

Daher begannen wir 1993 mit einer multizentrischen Therapiestudie zur Bedeutung der Helicobactereradikation bei nachgewiesenen, frühen, niedrigmalignen Magen-MALT-Lymphomen im Stadium IE (Bayerdörffer et al. 1995). Darüber hinaus führten wir an den Biopsaten zahlreiche molekulare Untersuchungen durch. Wir konzentrierten uns hier zum einen auf den Nachweis der Monoklonalität mittels Polymerase-Ketten-Reaktion (PCR) für die VDJ-Rearrangierung des Immunglobulin-schwere-Ketten-Gens, andererseits wurden diese Gene bei einer Reihe von Patienten auch im Verlauf nach Heilung der Helicobacterinfektion sequenziert.

Patienten, Material und Methoden

Patienten

Es wurden bisher 74 Patienten mit niedrigmalignen Magen-MALT-Lymphomen im Stadium IE aufgenommen (d.h. ohne Lymphknotenbefall). Das Verfahren der Aufnahme in die Studie wurde wie berichtet durchgeführt (Bayerdörffer et al. 1995). Aus den verdächtigen Arealen wurden mindestens 8–10 Biopsaten an den Referenzpathologen gesendet; darüber hinaus wurden bei Aufnahme und im Verlauf für mikrobiologische Untersuchungen sowie molekularbiologische Begleitanalysen Biopsaten versendet. Die Patienten wurden sodann einer 2-wöchigen Therapie mit Omeprazol (3 × 40 mg p.d.) sowie Amoxycillin (3 × 750 mg p.d.) unterzogen. Die erste Kontrollbiopsie erfolgte 4 Wochen nach Ende der Therapie. Wenn keine Remission erreicht wurde, wurde im 4wöchigen Abstand kontrolliert. Nach Eintreten einer Vollremission wurde in 3- bis 6-monatigem Abstand gastroskopiert. Wenn keine komplette oder partielle Remission erreicht wurde, wurde nach 26 Wochen ein Versagen der Therapie festgestellt und der Patient einem alternativen Behandlungsverfahren unterzogen.

Histologie

Die konventionelle histologische Aufarbeitung erfolgte nach den publizierten Techniken (Bayerdörffer et al. 1995).

Molekularbiologische Studien

Detektion monoklonaler B-Zellen durch Polymerase-Ketten-Reaktion (PCR): Die PCR der CDR-3-Region erfolgte wie bisher beschrieben (Bayerdörffer et al. 1995). Diese „semi-nested" PCR hat eine Sensitivität von 2–5% monoklonalen Zellen. Es wurde immer eine PCR-Amplifikation für ein sog. Referenzgen durchgeführt, um die Integrität der DNA zu bestimmen.

Sequenzierung der Immunglobulin-Gene mittels PCR: Für die Sequenzierung wurden die erhaltenen monoklonalen PCR-Banden in einen Vektor (pCR-II®, Invitrogen, NL) einkloniert. Nach Gewinnung der DNA wurde die DNA-Sequenz von mindestens 8–10 Klonen in einem automatischen DNA-Sequenziergerät (ABI 373 und 377®; ABI, Weiterstadt) bestimmt. Der Vergleich mit den bekannten VH-, D- und J-Sequenzen erfolgte mittels des Programmes „Lasergene for Windows“ (DNA-Star®, USA).

Ergebnisse

Klinischer Verlauf: Die Patientendaten sind in Tabelle 1 dargestellt. Nach Heilung der Helicobacterinfektion zeigten 72% der Patienten eine komplette Remission, und 13% der Patienten wiesen eine partielle Remission auf. Die Einzelheiten können Tabelle 2 entnommen werden. Bisher wurden bei 3 in Remission gekommenen Patienten im Verlauf histologisch wieder Anteile niedrigmaligner Lymphome gefunden. Diese konnten allerdings bei 2 der 3 Patienten im weiteren Verlauf nicht mehr nachgewiesen werden, was die Problematik des Biopsievorganges (i. e. „sampling error“) bei diesen Lymphomen widerspiegelt.

IgH-VDJ-PCR bei Diagnose und im Verlauf: 68 Patientenproben wurden untersucht. Von diesen konnte bei 62 Proben eine gute Referenzgenamplifikation durchgeführt werden. 51 dieser Proben waren mit dem Primer FR2a und 47 mit dem Primer FR3a monoklonal. Zusammen waren 53 Proben monoklonal (= 85%). Davon konnten bisher 37 Patienten im Verlauf untersucht werden. Von diesen weisen 6 Patienten mit der verwendeten (nicht sehr sensitiven!) Technik persistierend monoklonale Banden auf.

Sequenzierungen bei Diagnose: Nach Einklonierung in einen geeigneten Vektor wurden die Sequenzen des Immunglobulin-schwere-Ketten-Gens bestimmt. Tabelle 3 zeigt in einer Übersicht die Daten von 8 Patienten. Daraus wird ersichtlich, daß 1) die erhaltenen Sequenzen häufig eine hohe Homologie zu VH-Sequenzen besitzen, die aus Autoimmunklonen isoliert wurden; und 2) Mutationen im Vergleich zu den in den Datenbanken vorhandenen Allelen

Tabelle 1. Patienten mit niedrigmalignen Magen-MALT-Lymphomen wurden in eine prospektive Studie zur Rolle der Helicobacter-pylori-Eradikation aufgenommen

Anzahl		74
Geschlecht (m/w)		38/36
Altersmedian (Bereich)		63 (38–81)
Endoskopie	Tumor	36
	Ulkus	25
	Erosion	2
	Atypische Mukosa	11

Tabelle 2. Ergebnisse der Helicobactereradikation bei 74 Patienten mit niedrigmalignen Magen-MALT-Lymphomen im Stadium EI

Ergebnis	N	in %
Komplette Remission	53	72
Partielle Remission	10	13
No change	11	15
Operation	8	
davon hochmaligne	6	
Chemotherapie	3	

Tabelle 3. Molekulare Analyse von 8 Patienten mit Magen-MALT-Lymphomen vor Beginn der Therapie. Angegeben sind die jeweiligen VH-Familien, die Allele mit der höchsten VH-Homologie, der Homologiegrad in % der Übereinstimmung, die D- und JH-Regionen, sowie die Zahl der Mutationen in den unterschiedlichen VH-Regionen (FR 1; CDR 1; FR 2; CDR 2; FR 3). Daneben findet sich die Angabe über Autoimmunsequenzen. (*lfd-Nr:* laufende Patienten-Nummer; *AI-Se*: Autoimmunsequenz; *R/S*: „replacement/silence" Mutationen)

lfd.-Nr.	AI-Se	VH-Familie	Keimbahn-VH-Sequence	Homologie	FR 1(-20bp)	CDR 1	FR 2	CDR 2	FR 3	R/S-CDR's	R/S-FR's	D-Region	JH-Region
136/93	ja	VH 4	DP69 (VH4.41)	96%	2/2	2/1	0	3/0	0/2	5/1	2/4	XP'1	JH 5
125/93	ja	VH 4	DP66	94%	0/1	3/1	0/1	4/0	3/1	8/1	3/3	DIR 1	JH 6
286/93	ja	VH 3	DP54	96%	1/3	0/2	0	1/0	2/0	1/2	3/3	D 21-9	JH 3
305/93		VH 3	DP38	88%	6/3	1/1	0/1	1/4	4/9	2/5	10/13	D 23-7-D 1	JH 4
269/93	ja	VH 3	3019b9/DP-50	92%	2/3	1/0	0	2/0	3/0	3/0	5/3	DIR-D 2	JH 4
311/93	ja	VH 3	DP54	97%	0	0	0	3/0	3/1	3/0	3/1	DN1-DN1	JH 5
402/93	ja	VH 1	DP10	94%	1/0	2/2	0	2/0	1/2	4/2	2/2	D 2-DXP4	JH 4
605/94	ja	VH 4	DP71	91%	3/0	0	1/0	5/1	4/6	5/1	8/6	DXP 1'	JH 2

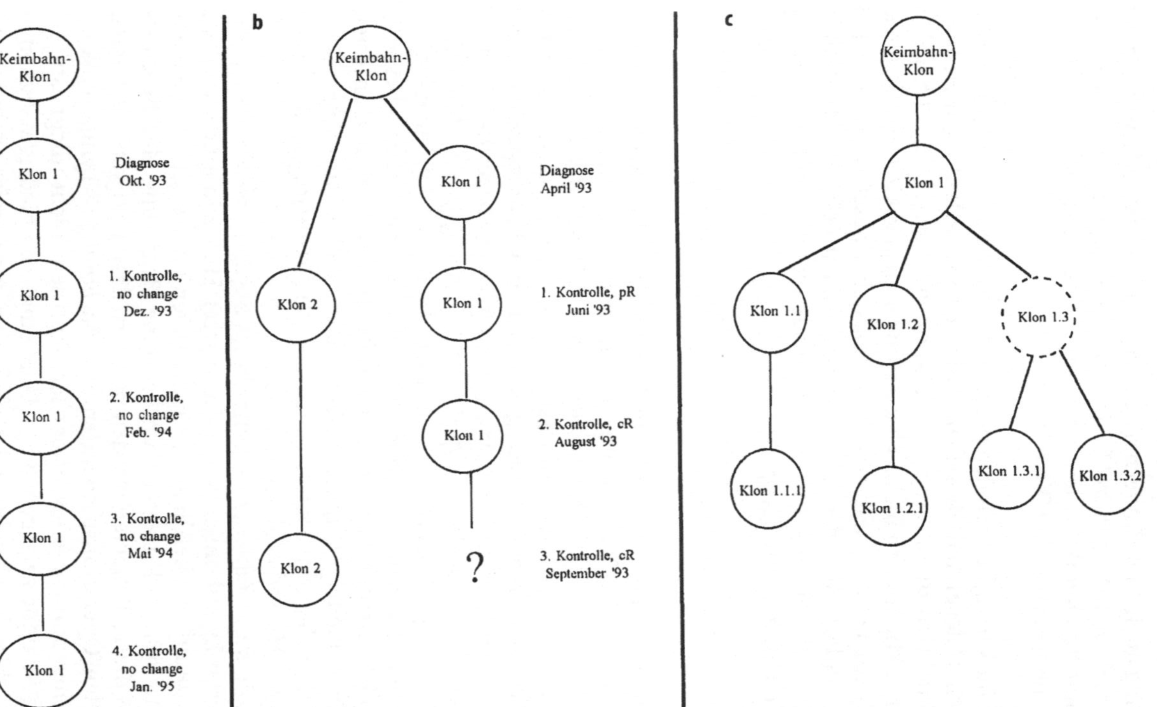

Abb. 1a–c. Weitergehende Mutationen im Immunglobulin-schwere-Ketten-Gen nach Heilung der Helicobacterinfektion bei niedrigmalignen Magen-MALT-Lymphomen. 3 verschiedene Verläufe sind gezeigt. Mittels Computer-Alignements wurden die Homologien der Klone berechnet und als hierarchische klonale Entwicklungen dargestellt. **a** Ein Verlauf, bei dem wir keine klonalen Veränderungen beobachten konnten. **b** Wir konnten hier 2 von einem Klon abstammende Entwicklungen beobachten, während in **c** der interessante Fall auftrat, daß der als „Klon 1" bezeichnete Klon zeitlich erst später beobachtet wurde, in der Genese jedoch früher entstanden sein muß, ohne daß wir den Klon vorher beobachtet hätten. Klon 1 wurde erst 1 Jahr nach Klon 1.3.2. beobachtet, ist aber sicherlich der Ursprung für die anderen beobachteten Klone

auftreten, die häufig auch zu veränderten Aminosäuresequenzen führen. Damit sind die niedrig-malignen Magen-MALT-Lymphome eindeutig als Post-Keimzentrumslymphome zu charakterisieren, was auch den Daten der Würzburger Gruppe an 4 Patienten entspricht (Qin et al. 1995).

Sequenzierungen im Verlauf: Durch den prospektiven Charakter unserer Studie bedingt, hatten wir Gelegenheit, dieselben Patienten im Verlauf nach Heilung der Helicobacterinfektion zu untersuchen. Wir konnten hierbei beobachten, daß Klone von Patienten Mutationen im Vergleich zum Ursprungsklon bei Diagnose aufwiesen. Verschiedene „Verlaufstypen" konnten dabei gesehen werden; bei einigen Patienten änderte sich der Klon im Verlauf nicht (Abb. 1a). Bei vielen Patienten beobachteten wir hingegen weitergehende Mutationen nach Heilung der Helicobacterinfektion (Abb. 1b, c).

Diskussion

In den letzten 2 Jahren sind von mehreren Gruppen Berichte erschienen, daß niedrigmaligne Magen-MALT-Lymphome häufig nicht nur mit einer chronischen, *Helicobacter-pylori*-induzierten Gastritis assoziiert sind (Stolte 1992; Hussell et al. 1993a; Parsonnet 1993; Wotherspoon et al. 1993), sondern auch nach Heilung der Helicobacterinfektion häufig klinisch und histologisch in eine Vollremission gelangen können (Wotherspoon et al. 1993; Bayerdörffer et al. 1995; Roggero et al. 1995). Tabelle 4 zeigt die publizierten größeren Studien in einer Übersicht. Daraus geht hervor, daß das Erreichen einer Vollremission bei dieser Entität durch Heilung der Infektion von *Helicobacter pylori* bei über 70 % der Patienten erreicht werden kann. Damit werden In-vitro-Befunde erhärtet, die zeigen, daß diese niedrigmalignen B-Zellymphome offenbar – obwohl sie fast immer monoklonaler Natur sind – noch der Wachstumsregulation durch T-Zellen unterliegen (Hussell et al. 1993a, 1996).

In unserer Studie an 74 Patienten konnte dieses bestätigt werden. Auch Patienten mit größeren Lymphomen kamen in unserer Studie in eine komplette Regression. Ein „*caveat*" ist allerdings durch die Daten unserer Studie ebenfalls angebracht: Bei 11 von 74 Patienten konnte keine Besserung des Befundes erreicht werden; 8 dieser Patienten wurden operiert, davon zeigten 6 Patienten in den aufbereiteten Operationspräparaten eine *hochmaligne* Lymphomkomponente, die vorher mittels konventioneller Biopsien nicht diagnostiziert worden war. Diese Befunde zeigen, daß es 1. Übergänge von niedrigmalignen in hochmaligne MALT-Lyphome gibt und 2. daß offenbar Remissionsinduktion

Tabelle 4. Übersicht über die Ergebnisse mehrerer Studien zur Rolle der Heilung der Helicobacter-pylori-Infektion bei niedrigmalignen Magen-MALT-Lymphomen

Autor	Jahr	Anzahl der Patienten	Vollremission (CR)	Keine Veränderung (NC)
Wotherspoon	1993	6	5	1
Roggero	1995	25	15	2
Bayerdörffer	1995	33	23	6

durch die Heilung der Helicobacterinfektion als Marker für ein Vorliegen noch einer der T-Zellantwort unterliegenden Lymphomkomponente gelten kann. Daraus folgernd muß also angemerkt werden, daß aus den Daten unserer Studie eine Regression hochmaligner MALT-Lymphome durch Heilung einer Helicobacterinfektion nicht erwartet werden sollte. Interessant sind kasuistische Einzelberichte, die aber auch über eine Regression/Remission hochmaligner Lymphome nach Eradikation des *Helicobacters* berichteten (P. Isaacson, mündliche Mitteilung; Rudolph et al. 1997). Möglicherweise existieren auch bei den hochmalignen Magen-MALT-Lymphomen interindividuelle genetische und biologische Unterschiede.

Die molekulare Analyse unserer niedrigmalignen Lymphome an bisher 8 Fällen zeigt, daß die Lymphome von Zellen ausgehen, die als postgerminale Lymphozyten bezeichnet werden müssen. Ähnlich wie die Gruppe von Müller-Hermelink fanden wir Mutationen in der VH-Region mit einer Häufung in den CDR-Sequenzen als Ausdruck des postgerminalen Status der Ausgangszellen. Darüber hinaus bestärkt die molekulare Analyse Daten anderer Autoren, daß Magen-MALT-Lymphome autoimmuner Natur sein könnten; bei 7 von 8 der untersuchten Fälle fanden wir beim Vergleich der Immunglobulin-schwere-Kettengene die höchsten Homologien zu Allelen, die aus der Analyse von Autoimmunerkrankungen bekannt waren (Tabelle 3).

Darüber hinaus konnten wir erstmals zeigen, daß eine „klonale Instabilität" im Verlauf der Erkrankung gefunden werden kann. Ob dies das Resultat der erfolgreichen Eradikation ist oder völlig unabhängig auf eine Heterogenität der Lymphomkomponenten in der Magenschleimhaut und damit auf einen „sampling error" hinweist, können wir z. Z. nur mutmaßen.

Zusammengefaßt zeigen unsere Daten, daß die Heilung der Helicobacterinfektion bei Helicobacter-positiven niedrigmalignen Magen-MALT-Lymphomen eine hohe Rate klinischer und histologischer Remissionen induzieren kann. Mittels der PCR-Reaktion können allerdings bei einigen dieser Patienten noch klonale Zellen in der Magenschleimhaut detektiert werden. Molekularbiologisch sind diese Lymphome eindeutig postgerminaler Natur. Darüber hinaus deuten unsere Daten an, daß Autoimmunvorgänge bei der Genese dieser Lymphome eine kausale Rolle spielen könnten.

Danksagung: Wir danken der Deutschen Forschungsgemeinschaft (Ne 310/6-2) sowie der Berliner Krebsgesellschaft für finanzielle Unterstützung und Frau Jutta Laser für exzellente technische Unterstützung.

Literatur

Bayerdörffer E, Neubauer A, Rudolph B, Thiede C, Lehn N, Eidt S, Stolte M (1995) Regression of primary lymphoma of mucosa-associated lymphoid tissue type after cure of Helicobacter pylori infection. Lancet 345:1591–1594

Eidt S, Bayerdörffer E, Stolte M, Fischer R (1996) A typical lymphoid infiltrations of the gastric mucosa – Their interpretation and management by eradiaction of Helicobacter pylori. Pathol Res Pract 192:560–565

Hussell T, Isaacson P, Crabtree J E, Spencer J (1993a) The response of cells from low-grade B-cell gastric lymphomas of mucosa-associated lymphoid tissue to Helicobacter pylori. Lancet 342:571–574

Hussell T, Isaacson P G, Spencer J (1993b) Proliferation and differentiation of tumour cells from B-cell lymphoma of mucosa-associated lymphoid tissue in vitro. J Pathol 169:221–227
Hussell T, Isaacson P G, Crabtree J E, Spencer J (1996) Helicobacter pylori specific tumor infiltrating T-cells provide contact dependent help for the growth of malignant B-cells in low-grade gastric MALT lymphoma of mucosa-associated lymphoid tissue. J Pathol 178:122–127
Isaacson PG (1994) Gastrointestinal lymphoma. Hum Pathol 25:1020–1029
Isaacson PG (1995) The MALT lymphoma concept updated [editorial]. Ann Oncol 6:319–320
Isaacson PG, Spencer J (1987) Malignant lymphoma of mucosa associated lymphoid tissue. J Clin Pathol 48:395–397
Isaacson PG, Spencer J (1995) The biology of low grade MALT lymphoma. J Clin Pathol 48: 395–397
Isaacson PG, Wright DH (1983) Malignant lymphoma of mucosa-associated lymphoid tissue. Cancer 52:1410–1416
Isaacson PG, Wright DH (1984) Extranodal malignant lymphoma arising from mucosa-associated lymphoid tissue. Cancer 53:2515–2524
Parsonnet J (1993) Helicobacter pylori as a risk factor for gastric cancer. Eur J Gastroenterol Hepatol 5:93–97
Qin Y, Greiner A, Trunk MJF, Schmausser B, Ott MM, Müller-Hermelink HK (1995) Somatic hypermutation in low-grade mucosa-associated lymphoid tissue-type B-cell lymphoma. Blood 86:3528–3534
Roggero E, Zucca E, Pinotti G et al. (1995) Eradication of Helicobacter pylori infection in primary low-grade gastric lymphoma of mucosa-associated lymphoid tissue. Ann Intern Med 122:767–769
Rudolph B, Bayerdörffer E, Ritter M et al. (1997) Is the polymerase chain reaction or cure of Helicobacter infection of help in the differential diagnosis of early gastric MALT lymphoma? J Clin Oncol 15:1104–1109
Stolte M (1992) Helicobacter pylori gastritis and gastric MALT-lymphoma [letter; comment]. Lancet 339:745–746
Stolte M, Eidt S (1992) The diagnosis of early gastric lymphoma. Z Gastroenterol 29:6–10
Stolte M, Eidt S (1993) Healing gastric MALT lymphomas by eradicating H pylori? [comment]. Lancet 342:568
Wotherspoon AC, Doglioni C, Diss TC et al. (1993) Regression of primary low-grade B-cell gastric lymphoma of mucosa-associated lymphoid tissue type after eradication of Helicobacter pylori. Lancet 342:575–577

Molekularzytogenetische Untersuchungen bei malignen Lymphomen: Neue Erkenntnisse für Biologie, Klassifikation und Klinik durch FISH, FICTION und CGH

R. Siebert · Y. Zhang · P. Matthiesen · K. Weber-Matthiesen · B. Schlegelberger

Einleitung

Im Verlauf der vergangenen 2 Jahrzehnte – beginnend mit der Erstbeschreibung einer charakteristischen Chromosomentranslokation, der t(8;14) bei Burkitt-Lymphomen, durch Lore Zech et al. im Jahre 1976 – erfolgte die Identifizierung einer Vielzahl charakteristischer Chromosomenanomalien bei malignen Lymphomen. Durch Klonierung der Bruchpunkte und Isolierung der betroffenen Gene konnten inzwischen bei verschiedenen dieser Chromosomenaberrationen, wie den Translokationen t(8;14), t(14;18), t(11;14) oder t(2;5), die zugrundeliegenden molekularen Mechanismen geklärt werden. Der Vergleich genetischer, pathologischer und klinischer Daten schließlich zeigte, daß diese Translokationen mit charakteristischen klinisch-pathologischen Lymphomentitäten assoziiert sind (s. Tabellen 1 und 2).

Zum heutigen Verständnis der Bedeutung genetischer Aberrationen für die Biologie, Klassifikation und Klinik der malignen Lymphome trugen methodische Entwicklungen entscheidend bei: Die Einführung der Bänderungstechniken erlaubte die genaue Beschreibung klonaler Aberrationen und die exakte Lokalisation der chromosomalen Bruchpunkte. Die Entwicklung molekularer DNA-Technologien ermöglichte die Identifizierung und Charakterisierung der beteiligten Gene. Der Einsatz der Polymerase-Ketten-Reaktion (PCR) schließlich gestattete den hochsensitiven Nachweis klonaler Aberrationen in archivierten Geweben und bei geringer Tumorinfiltration.

Auch wenn Zytogenetik und Molekulargenetik wesentliche Einblicke in die Pathogenese maligner Lymphome erlauben und in der modernen Diagnostik und Therapie hämatologischer Neoplasien ihren festen Platz haben, so ist ihr Einsatz doch methodisch *a priori* beschränkt: Die zytogenetische Analyse von Metaphasechromosomen bedarf proliferierender Zellen. Somit ist die Untersuchung langsam wachsender Gewebe schwierig und zeitaufwendig, die Karyotypisierung fixierter Zellen unmöglich. Des weiteren repräsentiert der Karyotyp nicht unbedingt den malignen Klon *in vivo*, sondern kann durch *in vitro* entstandene Kulturartefakte falsch-positive oder -negative Ergebnisse vortäuschen. DNA-Technologien wie Southern-blot-Analysen und PCR sind ausschließlich zum Nachweis von einzelnen molekular charakterisierten Aberrationen einsetzbar. Dabei sind bei beiden Methoden die Quantifizierung und morphologische Identifizierung der malignen Zellen nicht bzw. nur sehr unzureichend möglich. Der Verlust genetischen Materials, z. B. der Tumorsuppressorgene *p53* oder *p16* im Rahmen der Progression maligner Lymphome, ist sowohl zytogenetisch als auch molekulargenetisch oft nicht nachweisbar. Dies ist dadurch bedingt, daß die Deletionen zu klein sind, um durch eine Chromosomenanalyse erkannt werden zu können, und dadurch, daß der Anteil der Zellen mit dieser Aberration im untersuchten Gewebe oft unter der Nachweisgrenze molekulargenetischer „loss-of-heterozygosity-"(LOH-)Analysen liegt.

In den vergangenen Jahren konnte ein großer Teil der methodischen Grenzen von Zytogenetik und Molekulargenetik durch die Entwicklung und den Einsatz molekularzytogenetischer Techniken, wie der Fluoreszenz-in-situ-Hybridisierung (FISH), der Kombination von Immunphänotypisierung und Fluoreszenz-in-situ-Hybridisierung (FICTION) und der vergleichenden Genomhybridisierung (comparative genomic hybridization, CGH), überwunden werden. Die technischen Grundlagen dieser molekularzytogenetischen Verfahren, ihre Vorzüge gegenüber Zytogenetik und Molekulargenetik sowie die durch ihren Einsatz erworbenen neuen Erkenntnisse für die Biologie und Klinik der malignen Lymphome sollen im folgenden exemplarisch dargestellt werden.

Methodische Grundlagen

Die Fluoreszenz-in-situ-Hybridisierung (FISH) basiert auf der Basenpaarung spezifischer DNA-Sonden mit komplementären Sequenzen in zu untersuchenden Inter- und Metaphasezellen. Für FISH-Untersuchungen werden DNA-Sonden, welche in der Regel in Form von Plasmid-, Phagen-, Cosmid-, P1- oder YAC- („yeast artificial chromosome") Klonen vorliegen, zunächst chemisch modifiziert. Dies geschieht durch den Einbau Fluoreszenz-markierter oder anderweitig konjugierter Nukleotide. Durch Denaturierung der doppelsträngigen Sonden- und Zell-DNA werden DNA-Einzelstränge gebildet. Unter für die jeweilige Sonde optimalen Hybridisierungsbedingungen lagern sich die DNA-Einzelstränge wieder sequenzspezifisch aneinander. Dabei hybridisiert die DNA der eingesetzten Sonde mit den komplementären Sequenzen in der jeweiligen Zelle. Die beschriebene chemische Modifikation der Sonde erlaubt nun entweder, wenn Fluoreszenz-markierte Nukleotide in die Sonde inkorporiert wurden, den direkten Nachweis der Hybridisierung oder, wenn anderweitig konjugierte Nukleotide eingebaut wurden, einen indirekten Nachweis der Hybridisierung. Bei letzterem erfolgt die Detektion durch Bindung Fluoreszenz-markierter Proteinkomplexe oder Antikörper an die chemisch modifizierte Sonde. Bei beiden Nachweissystemen stellen sich somit am Ort der Bindung der DNA-Sonden an die zelluläre DNA Fluoreszenzsignale dar. Die Anzahl der jeweiligen Fluoreszenzsignale pro Zellkern reflektiert den Zugewinn oder Verlust der untersuchten DNA-Sequenz in der einzelnen Zelle. Durch den Einsatz von 2 unterschiedlich fluoreszierenden Sonden lassen sich entsprechend auch strukturelle Chromosomenaberrationen nachweisen. Die Signale von 2 Sonden, die proximal und distal eines Translokationsbruchpunktes lokalisiert und damit in normalen Zellen eng benachbart sind, dissoziieren im Falle einer Translokation. Umgekehrt co-lokalisieren in normalen Zellen getrennte Signale von Sonden für unterschiedliche Chromosomen, wenn diese durch eine Translokation benachbart werden. Da FISH auch in Interphasenuklei informativ und nicht auf Metaphasechromosomen angewiesen ist, kann mit dieser Technik schnell eine große Zahl von Zellen aus frischem und archiviertem Material auf numerische Chromosomenaberrationen, Translokationen und Deletionen untersucht werden. Zahlenmäßig kleine aberrante Klone können mittels FISH sensitiver als mit der klassischen Chromosomenanalyse erkannt werden (Lichter u. Ried 1994).

Durch FISH an konventionell gefärbten histologischen Präparaten ist ein Vergleich genetischer und morphologischer Charakteristika der untersuchten Zellen möglich. Die Kombination von Immunphänotypisierung und FISH in der FICTION-Technik schließlich erlaubt die Identifizierung und molekularzytogenetische Analyse einer Minorität von Tumorzellen. Dies setzt voraus, daß diese Tumorzellen ein auf normalen Zellen selten vorhandenes Antigen exprimieren. Des weiteren ist mit der FICTION-Technik die Charakterisierung der malignen Zellpopulation aufgrund des von ihr exprimierten Antigenmusters möglich (Weber-Matthiesen et al. 1992; Weber-Matthiesen et al. 1993).

Im Unterschied zum Nachweis einzelner chromosomaler Aberrationen definierter Zellen durch FISH und FICTION gestattet die vergleichende Genomhybridisierung (CGH) den Nachweis chromosomaler Imbalancen – nicht aber von Translokationen – im gesamten Tumorgenom. Bei der CGH werden zunächst Tumor- und Kontroll-DNA unterschiedlich markiert und dann gemeinsam in gleicher Menge und unter Suppression repetitiver DNA-Sequenzen auf normale Metaphasen hybridisiert. Dies resultiert im Normalfall in einer gleichmäßigen Hybridisierung der Metaphasen mit der als Sonde eingesetzten DNA von Tumor- und Kontrollgewebe. Bei Deletionen oder Amplifikationen im Tumorgewebe kommt es zur relativen Veränderung der Signalintensitäten beider Sonden: Im Falle einer Amplifikation ist das Signal der Tumor-DNA stärker als das der Normal-DNA, bei einer Deletion ist es schwächer. Für die CGH ist lediglich DNA erforderlich, welche sowohl aus fixiertem als auch aus frischem Gewebe isoliert werden kann. Allerdings erfordert die Methode einen Anteil maligner Zellen im untersuchten Gewebe von über 50 %, um zuverlässige Ergebnisse zu liefern (du Manoir et al. 1993).

Molekularzytogenetische Untersuchungen zum Nachweis numerischer Chromosomenaberrationen bei Non-Hodgkin-Lymphomen

Eine Reihe charakteristischer Chromosomenaberrationen (s. Tabelle 1) ist eng mit der Genese und dem pathologischen Subtyp von Non-Hodgkin-Lymphomen assoziiert. Diese primären Chromosomenanomalien werden sekundären Veränderungen gegenübergestellt, welche aufgrund einer klonalen Evolution während der Tumorprogression entstehen. Da primäre Chromosomenaberrationen klinisch-pathologische Lymphomentitäten charakterisieren, besitzt der Nachweis solcher genetischen Veränderungen eine hohe diagnostische und prognostische Relevanz.

Numerische Chromosomenaberrationen, wie Trisomien der Chromosomen 3, 12 oder X, werden zytogenetisch bei mehr als 10 % der untersuchten Non-Hodgkin-Lymphome beobachtet. Obwohl diese numerischen Chromosomen-

Tabelle 1. Charakteristische Chromosomenaberrationen bei malignen Lymphomen. (Modifiziert nach Rabbitts 1994)

Chromosomen-aberration	Involvierte Gene		Histologischer Typ
B-Zell-Lymphome			
t(14;18)(q32;q21)	IgH	bcl-2	Follikuläres (zentroblastisch-zentrozytisches) Lymphom
t(11;14)(q13;q32)	bcl-1	IgH	Mantelzell-(zentrozytisches) Lymphom
t(14;19)(q32;q13)	IgH	bcl-3	Chronische lymphatische Leukämie vom B-Typ
t(3;14)(q27;q32)	bcl-6	IgH	Diffus-großzellige Lymphome
t(3;22)(q27;q11)	bcl-6	Igλ	Diffus-großzellige Lymphome
t(2;3)(p12;q27)	Igκ	bcl-6	Diffus-großzellige Lymphome
t(8;14)(q24;q32)	c-myc	IgH	Burkitt-Lymphom, lymphoblastisches Lymphom
t(8;22)(q24;q11)	c-myc	Igλ	Burkitt-Lymphom, lymphoblastisches Lymphom
t(2;8)(p12;q24)	Igκ	c-myc	Burkitt-Lymphom, lymphoblastisches Lymphom
T-Zell-Lymphome			
inv(14)(q11;q32.1) t(14;14)(q11;q32.1)	TCR-α	IgH	Chronische lymphatische Leukämie vom T-Typ T-Prolymphozyten-Leukämie Kutane T-Zell-Lymphome
t(X;14)(q28;q11)	C6.1B	TCR-α	T-Prolymphozyten-Leukämie
inv(8)(q10)	–	–	Kutane T-Zell-Lymphome Pleomorphe T-Zell-Lymphome Chronische lymphatische Leukämie vom T-Typ T-Prolymphozyten-Leukämie
t(2;5)(p23;q35)	alk	npm	Anaplastisch-großzellige Lymphome

aberrationen regelmäßig im Rahmen der Tumorprogression als sekundäre Veränderungen gefunden werden, treten sie auch isoliert als primäre Aberrationen auf. So scheint z. B. die Trisomie 3 eine Rolle bei der Pathogenese von MALT- und peripheren T-Zell-Lymphomen zu spielen. Bei letzteren wird ein zusätzliches Chromosom 3 insbesondere bei Lennert- und T-Zonen-Lymphomen sowie der angioimmunoblastischen Lymphadenopathie mit Dysproteinämie (AILD) beobachtet (Schlegelberger u. Feller 1996). Während zytogenetische Untersuchungen nur bei 41% der T-Zell-Lymphome vom AILD-Typ eine Trisomie 3 fanden, gelang dies durch Interphasezytogenetik in 78% der Fälle. Durch die Kombination von FISH-Analysen mit Sonden für die Chromosomen 3 und X und konventioneller Zytogenetik bei 36 Patienten mit T-Zell-Lymphomen vom AILD-Typ konnte außerdem gezeigt werden, daß 47% der untersuchten Fälle unabhängige Tumorzellklone besaßen (Schlegelberger et al. 1994a). Es ist z.Z. nicht geklärt, ob diese Klone tatsächlich von unterschiedlichen Ursprungszellen abstammen, oder ob sie gemeinsame, mikroskopisch nicht sichtbare genetische Veränderungen tragen und somit möglicherweise doch monoklonalen Ursprungs sind.

Molekularzytogenetische Untersuchungen zum Nachweis von Translokationen bei Non-Hodgkin-Lymphomen

Der Austausch genetischen Materials zwischen zwei Chromosomen in Form verschiedener Translokationen wird bei malignen Lymphomen regelmäßig beobachtet. Es gilt als erwiesen, daß einige dieser Translokationen primäre Chromosomenaberrationen darstellen und bereits sehr früh in der Lymphompathogenese auftreten.

Translokation t(14;18)(q32;q21)

Die Translokation t(14;18)(q32;q21) wird zytogenetisch bei 80–85% aller follikulären Lymphome, etwa 30% der diffus-großzelligen Lymphome und vereinzelt bei Burkitt-Lymphomen beobachtet. Innerhalb der Patienten mit diffus-großzelligem Lymphom charakterisiert die Translokation t(14;18) eine Gruppe mit schlechter Prognose. Nach der Kiel-Klassifikation wird die Gruppe der diffus-großzelligen Lymphome der R.E.A.L.-Klassifikation in die zentroblastischen, B-immunoblastischen und großzellig-anaplastischen Lymphome vom B-Typ unterteilt. Die Translokation t(14;18) ist auf die Entität der zentroblastischen Lymphome beschränkt. Sie tritt bei B-immunoblastischen und großzellig-anaplastischen Lymphomen nicht auf (Schlegelberger, unveröffentlichte Ergebnisse). Dies unterstreicht, daß die Einteilung der hochmalignen B-Zell-Lymphome nach der Kiel-Klassifikation biologische Relevanz besitzt.

Die Bruchpunkte der Translokation t(14;18) auf Chromosom 14 liegen in der J-(joining-)Region des Immunglobulin-Schwerketten-Gen-Locus. Die Bruchpunkte auf Chromosom 18 clustern in 2 Regionen: 50–60% der Bruchpunkte liegen in der „major breakpoint region" (*mbr*), welche sich über nur 150 bp erstreckt, wohingegen ungefähr 25% der Bruchpunkte in die etwa 500 bp große „minor cluster region" (*mcr*) ca. 30 kbp 3′ des *bcl-2*-Gens kartieren. Die Verlagerung des *bcl-2*-Gens neben das *IgH*-Gen durch die t(14;18) führt zur Überexpression eines strukturell intakten *bcl-2*-Proteins. Die erhöhte intrazelluläre Konzentration des *bcl-2*-Proteins verhindert den programmierten Zelltod, die Apoptose. Dieser Vorgang immortalisiert zwar die Zelle, aber erst das Hinzutreten weiterer genetischer Aberrationen führt zur malignen Transformation. Dies erklärt, warum die Translokation t(14;18) sowohl bei benignen lymphoproliferativen Erkrankungen wie auch im Blut gesunder Probanden auftreten kann.

Bisher dienten hauptsächlich Zytogenetik, Southern-blot-Analysen und PCR-Untersuchungen dem Nachweis der Translokation t(14;18). Wir konnten kürzlich mittels zweier YACs für das *bcl-2*- und das *IgH*-Gen, welche in t(14;18)-positiven Zellen co-lokalisieren, einen molekularzytogenetischen Ansatz zum Nachweis dieser Translokation etablieren (s. Abb. 1a)(Poetsch et al. 1996). Bei 28 follikulären Lymphomen fand sich mit PCR in 64%, mit der Chromosomenanalyse in 86% und mit FISH in 100% der Fälle eine Translokation t(14;18). Diese Ergebnisse zeigen, daß der molekularzytogenetische Ansatz zum Zeitpunkt der Diagnosestellung die höchste Sensitivität beim Nachweis der Translokation t(14;18) besitzt. Dabei lag in zytogenetisch negativen Lymphomen der Anteil t(14;18)-

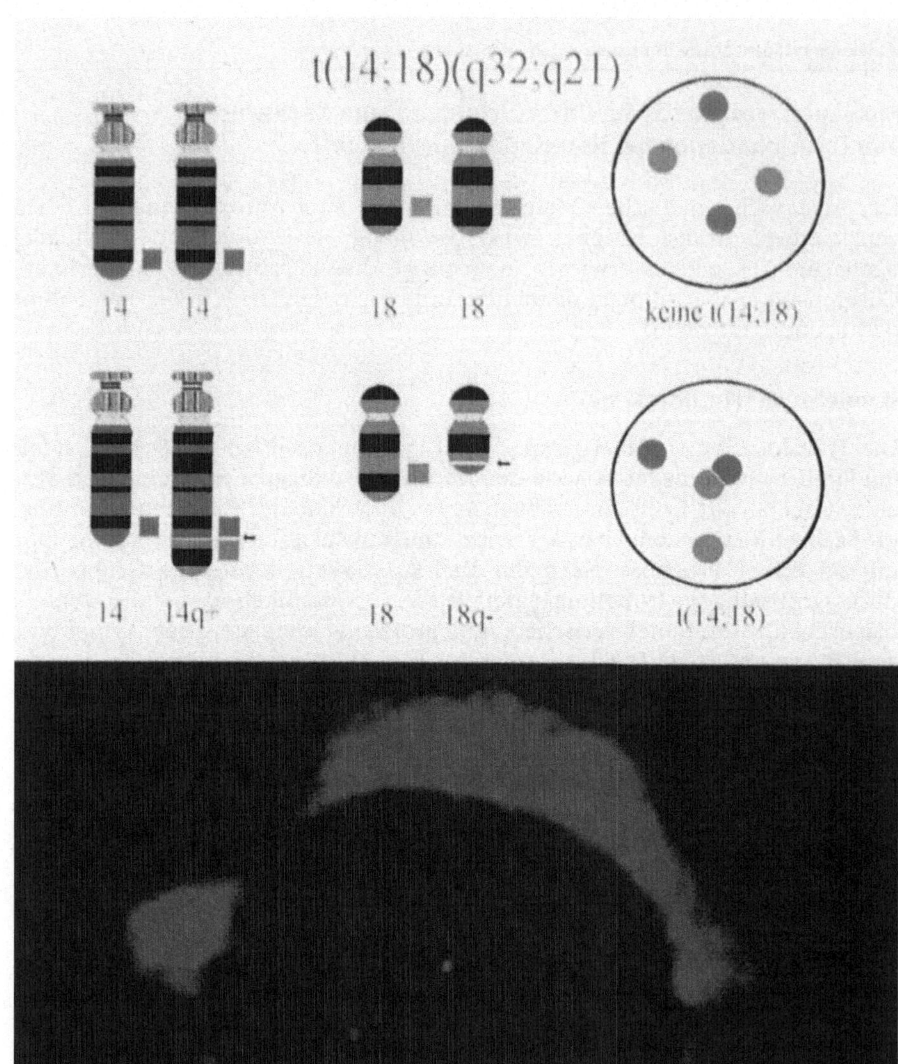

Abb. 1 a, b. Molekularzytogenetischer Nachweis der Translokation t(14;18)(q32;q21). **a** Schematische Darstellung der Chromosomen 14 und 18 und eines Interphasezellkerns ohne Translokation t(14;18)(q32;q21) (*oben*). Die *roten Signale* entsprechen der YAC-DNA-Sonde für den IgH-Genlocus in 14q32, die *grünen Signale* entsprechen der YAC-DNA-Sonde für das *bcl*-2-Gen in 18q21. Eine Translokation t(14;18)(q32;q21) führt zur Co-Lokalisation eines roten und eines grünen Signales auf dem aberranten Chromsom 14, welches als Fusionssignal ebenfalls in Interphasezellkernen nachweisbar ist (*unten*). **b** Nachweis der Translokation t(14;18)(q32;q21) mittels FICTION: Co-Lokalisation eines Signals für die IgH-Locus-Sonde (*grüne Fluoreszenz*) und eines Signals für die *bcl*-2-Gen-Sonde (*rote Fluoreszenz*) in einer CD22-positiven B-Zelle (*blaue Fluoreszenz*)

positiver Interphasezellen deutlich niedriger als in zytogenetisch positiven Fällen. Lymphome mit zytogenetisch nachweisbarer Translokation zeigten einen signifikant höheren Prozentsatz positiver Metaphasezellen als positiver Interphasezellen. Dies belegt, daß die Tumorzellen mit t(14;18) *in vitro* eine höhere spontane Proliferationsrate aufweisen als die normalen Zellen. Mit FISH konnte ebenfalls bei 4 benignen lymphoproliferativen Erkrankungen ein kleiner Anteil von 2–5% t(14;18)-positiver Zellen nachgewiesen werden. FICTION-Studien bei den malignen und benignen Lymphoproliferationen belegten den B-Zell-Phänotyp der aberranten Zellen (s. Abb. 1b) (Poetsch et al. 1996).

Translokation t(8;14)(q24;q32)

Die Translokation t(8;14)(q24;q32), welche das in der Chromosomenregion 8q24 lokalisierte *c-myc*-Onkogen unter den Einfluß des *IgH*-Gens in 14q32 bringt und so zur Überexpression des Transkriptionsfaktors *c-Myc* und in der Folge zur malignen Transformation führt, ist zytogenetisch bei der Mehrzahl der Burkitt-Lymphome und selten auch bei anderen hochmalignen B-Zell-Lymphomen zu finden. Bei dieser Translokation, wie auch bei den varianten Burkitt-Translokationen t(2;8)(p11;q24) und t(8;22)(q24;q11), bei denen *c-myc* neben die Gene für die leichten Immunglobulinketten kappa und lambda positioniert wird, kartieren die Bruchpunkte bei verschiedenen Patienten in einen Bereich von 600 kbp um das *c-myc*-Gen. Diese – im Vergleich zur Translokation t(14;18) – erhebliche Größe der Bruchpunktregion erschwert einen auf alle Patienten anwendbaren molekularzytogenetischen Nachweis der Burkitt-Translokation. Durch den Einsatz von 2 YAC, welche die Bruchpunktregion des *c-myc*-Gens überspannen, und die Kombination dieser YAC mit unterschiedlich markierten Zentromer- und Telomersonden wurde unlängst nicht nur der Nachweis der klassischen Burkitt-Translokation t(8;14), sondern auch der der varianten Burkitt-Translokation t(8;22) möglich (Veronese et al. 1995). Dabei führt der Bruch in 8q24 zur Dissoziation der *c-myc*-Sonde und somit zu einem 3. Signal.

Translokation t(11;14)(q13;q32)

Die Translokation t(11;14)(q13;q32) ist pathognomonisch für das zentrozytische oder Mantelzell-Lymphom, welches unter den niedrigmalignen B-Zell-Lymphomen die schlechteste Prognose aufweist. Hierbei ist sie zytogenetisch in 50–90% der Fälle nachweisbar. Eine Translokation t(11;14) wird aber auch bei zentrozytoiden zentroblastischen B-Zell-Lymphomen beobachtet. Auf molekularer Ebene resultiert diese Translokation in einer Anlagerung des für *Cyclin D1* kodierenden *CCND1*- (früher: *bcl-1*-)Gens in 11q13 an den *IgH*-Locus in 14q32, was zur Überexpression des Cyclins und somit zur Beschleunigung des Zellzyklus führt. Im Vergleich zu den oben beschriebenen Translokationen t(14;18) und t(8;14) verteilen sich die Bruchpunkte im Bereich des *bcl-1*-Locus über eine noch größere genomische Region, welche insgesamt mehrere hundert kbp überspannt. Dies bedingt, daß mit molekulargenetischen Methoden, wie Southern-blot-Hybridisierung und PCR, nur maximal 55–60% der Translokationen t(11;14) nachgewiesen werden können. Da der Einsatz konventioneller Zytogenetik aufgrund der oft geringen Zahl und schlechten Qualität der Metaphasen beim Mantelzell-Lymphom ebenfalls begrenzt ist, bietet die in diesem Jahr beschriebene Etablierung von 2 molekularzytogenetischen Nachweissystemen für die Translokation t(11;14) eine wichtige technische Ergänzung in der Diagnostik dieser therapeutisch und prognostisch so eminent wichtigen Translokation.

Der molekularzytogenetische Nachweis der Translokation t(11;14), welcher von Monteil et al. (1996) beschrieben wurde, basiert auf dem Einsatz von 2 Sonden für die Regionen 11q13 und 14q32. Eine Translokation t(11;14) führt zur Co-Lokalisation der ursprünglich getrennten Signale. Mit dieser Methode wurde bei allen 23 untersuchten t(11;14)-positiven Mantelzell-Lymphomen in durchschnittlich 60% der analysierten Interphasen das die Translokation indizierende Signalmuster beobachtet. Es muß allerdings erwähnt werden, daß bei dieser Studie auch in negativen Kontrollen weit über 10% der Interphase-Zellkerne das mit der Translokation t(11;14) assoziierte Signalmuster zeigten. Damit konnten nur Fälle, in denen mehr als 23% der Interphasezellen das oben beschriebene Signalmuster zeigten, als sicher t(11;14)-positiv gewertet werden.

Eine deutlich höhere Sensitivität besitzt der von Coignet et al. (1996) publizierte molekularzytogenetische Nachweis der Translokation t(11;14). Dieser beruht auf dem Einsatz unterschiedlich markierter Cosmide, welche symmetrisch auf beiden Seiten der Bruchpunktregion in 11q13 lokalisiert sind. Eine Translokation t(11;14) führt zur Dissoziation der Signale. Mit diesem Assay konnte die Translokation in den Interphasezellen aller untersuchten, zytogenetisch t(11;14)-positiven Fälle nachgewiesen werden. Im Gegensatz dazu fand sich bei negativen Kontrollen und anderen Neoplasien mit Strukturveränderungen von 11q13 das mit der Translokation t(11;14) assoziierte Signalmuster lediglich in bis zu 2% der Interphasezellen.

Andere Translokationen mit Bruchpunkt in 14q32

Die häufigsten strukturellen Chromosomenaberrationen von B-Zell-Lymphomen sind Translokationen mit Bruchpunkt in 14q32, sog. 14q+-Marker. Bei diesen Translokationen ist typischerweise der *IgH*-Gen-Locus betroffen. Neben den bereits beschriebenen Translokationen t(14;18), t(8;14) und t(11;14) existiert eine Reihe weiterer primärer Chromosomenaberrationen mit diesem Bruchpunkt, z.B. die Translokationen t(14;19)(q32;q13) oder t(3;14)(q27;q32) (s. Tabelle 1). Sie bewirken eine Verlagerung von Sequenzen des *bcl-3*-Gens von Chromosom 19q13 bzw. des *bcl-6* (*laz-3*)-Gens von Chromosom 3q27 in den *IgH*-Locus. Die Translokation t(3;14) tritt bei unterschiedlichen Subtypen von B-Zell-Lymphomen auf. Bei hochmalignen, diffus wachsenden B-Zell-Lymphomen mit einem großzelligen Anteil soll das Rearrangement des *bcl-6*-Gens eine Gruppe von Patienten mit häufig extranodalem Krankheitsbefall und sehr guter Prognose charakterisieren (Offit et al. 1994a).

Molekularzytogenetisch können theoretisch alle Translokationen mit Bruchpunkt im Immunglobulin-Schwerketten-Gen-Locus, ähnlich wie für die Translokationen t(14;18), t(8;14) und t(11;14) exemplarisch dargestellt, mit Hilfe einer Sonde für den *IgH*-Locus und einer 2. Sonde für das translozierte Gen, z.B. das *bcl-3* bei der t(14;19) oder das *bcl-6* bei der t(3;14), nachgewiesen werden. Die Translokation stellt sich dann als Co-Lokalisation der entsprechenden Signale dar.

Als alternative molekularzytogenetische Screeningmethode zum Nachweis von Translokationen mit Bruchpunkt in 14q32 bietet sich der Einsatz von 2 auf beiden Seiten des Bruchpunktes lokalisierten Sonden des *IgH*-Gens an (Taniwaki et al. 1995). Translokationen mit Beteiligung des *IgH*-Locus führen zur Dissoziation der ursprünglich co-lokalisierten Signale und können so in Interphasezellkernen erkannt werden. Während bei 70 Patienten mit B-Zell-Lymphomen durch zytogenetische G-Bänderungs-Analyse lediglich bei 23% der untersuchten Tumoren Translokationen mit Beteiligung des *IgH*-Locus in 14q32 nachgewiesen werden konnten, gelang dies mit dem beschriebenen molekularzytogenetischen Ansatz in 41% der Fälle (Ueda et al. 1996).

Molekularzytogenetische Untersuchungen zum Nachweis von Deletionen und Amplifikationen bei Non-Hodgkin-Lymphomen

Im Gegensatz zu primären Chromosomenaberrationen treten sekundäre Veränderungen im Verlaufe der Tumorprogression und -transformation auf und sind in der Regel nicht spezifisch für bestimmte Subtypen maligner Lymphome. Obwohl deshalb lange Zeit nur unzureichend beachtet, sind sekundäre Chromosomenveränderungen, wie in Tabelle 2 dargestellt, von besonderer klinisch-prognostischer Bedeutung. Während Translokationen den Hauptmechanismus der primären Alterationen darstellen, spielen Deletionen von Tumorsuppressorgenen und Amplifikationen von Onkogenen eine besondere Rolle als sekundäre Aberrationen.

Deletionen der Tumorsuppressorgene p53 und p16

Molekulargenetische und immunhistochemische Untersuchungen weisen auf die prognostische Bedeutung der Inaktivierung des *p53*-Tumorsuppressorgens bei einer Vielzahl maligner Neoplasien hin. Bei malignen Lymphomen gilt die Assoziation zwischen einer *p53*-Inaktivierung und der histologischen Transformation eines niedrigmalignen in ein hochmalignes Lymphom als gesichert (LoCoco et al. 1993). Die klinische Bedeutung von *p53*-Deletionen bei niedrigmalignen Non-Hodgkin Lymphomen konnte jetzt durch FISH-Untersuchungen bei chronischen B-Zell-Leukämien bestätigt werden. Döhner et al. (1995) zeigten bei 100 Patienten mit B-CLL, B-PLL und Morbus Waldenström, daß durch FISH nachweisbare Deletionen des *p53*-Gens mit einem signifikant schlechteren Ansprechen auf eine Therapie mit Purin-Analoga und einer verkürzten Überlebenszeit korrelieren.

Das *p16*-Protein fungiert als Inhibitor der zyklinabhängigen Kinasen 4 und 6 und somit als negativer Zellzyklusregulator und physiologischer Antagonist des bereits oben im Zusammenhang mit Mantelzell-Lymphomen beschriebenen *Cyclin D1*. Ähnlich wie *p53* ist auch *p16* bei einer Vielzahl maligner Tumoren inaktiviert. Bei akuten lymphatischen Leukämien finden sich in bis zu 80% der

Tabelle 2. Sekundäre Chromosomenanomalien und damit assoziierte klinische Charakteristika bei malignen Lymphomen. (Modifiziert nach Offit u. Chaganti 1991; Offit 1992)

Chromosomenaberration	Klinische Bedeutung
+7; +12	Histologische Transformation eines niedrig- in ein hochmalignes Lymphom und geringere Überlebenswahrscheinlichkeit
1p; 1q21-23; 6q; 17p	Histologische Transformation eines niedrig- in ein hochmalignes Lymphom und geringere Überlebenswahrscheinlichkeit
1p32-36, 6q22-24; -11	Knochenmarkinfiltration
6q11-16	B-Symptomatik
3q21-25; 13q32	„bulky disease"
14q22-24	Milzbeteiligung
2p; 3p; 14	Kutane Beteiligung
del(6)(q23); +11	Meningenbeteiligung
11q	Gastrointestinale Infiltration

Fälle Deletionen des *p16*-Gens in 9p21. Über die prognostische Bedeutung von *p16*-Deletionen bei malignen Lymphomen ist bisher noch wenig bekannt. Allerdings weisen erste FISH-Untersuchungen darauf hin, daß die Inaktivierung von *p16* – ebenso wie die von *p53* – mit der histologischen Transformation niedrigmaligner Non-Hodgkin-Lymphome assoziiert ist (Siebert et al. 1996).

Deletionen im Bereich des langen Arms von Chromosom 6

Deletionen des langen Arms von Chromosom 6 (6q) gehören zu den häufigsten sekundären Aberrationen bei malignen Lymphomen und sind z.B. bei follikulären Lymphomen mit einem aggressiven Krankheitsverlauf assoziiert. Zytogenetische und molekulare Analysen weisen auf die Existenz von vermutlich 3 Tumorsuppressorgen-Loci in 6q25-27, 6q23 und 6q21 hin (Gaidano et al. 1992; Offit et al. 1993). Eine in unserer Arbeitsgruppe durchgeführte Analyse von 39 B-Zell-Lymphomen zeigte Deletionen der Region 6q23-24 mittels Zytogenetik in 33% der Fälle, mit FISH bei 57% der Tumoren. Im Gegensatz zu Offit et al. (1994b), welche zytogenetisch 6q21-23 als minimal deletierte Region bei niedrigmalignen Lymphomen ohne Translokation t(14;18) identifizierten, fanden sich 6q-Deletionen bei den von uns molekularzytogenetisch untersuchten Tumoren in vielen t(14;18)-positiven Lymphomen (Zhang et al. 1997).

Genamplifikationen

Zytogenetisch stellen sich Genamplifikationen als „double minutes" (DM) oder „homogeneously staining regions" (HSR) dar. Bei Lymphomen ist die Inzidenz dieser karyotypischen Aberrationen selten: Unter mehr als 3000 analysierten Non-Hodgkin Lymphomen wurden bisher lediglich in 19 (0,6%) Fällen DM oder HSR identifiziert. Galten deshalb Genamplifikationen bisher als eher unbedeutend für die Pathogenese maligner Lymphome, so muß nach den ersten Ergebnissen von CGH-Untersuchungen bei Lymphomen diese Ansicht grundlegend revidiert werden. Bei 28 t(14;18)-positiven follikulären Non-Hodgkin-Lymphomen fanden sich 5 (18%) Amplifikationen, welche die chromosomalen Regionen 1p36, 6p21, 8q24 und 12q13-14 betrafen (Bentz et al. 1996). Bei chronischen B-Zell-Leukämien fanden sich Amplifikationen des *c-myc*-Gens und der Chromosomenregion 12p12-13 (Bentz et al. 1995). Amplifikationen des *rel*-Protoonkogens wurden bei 73% der extranodalen diffus-großzelligen Lymphome sowie bei primär mediastinalen (thymischen) B-Zell-Lymphomen identifiziert (Houldsworth et al. 1996; Joos et al. 1996).

Molekularzytogenetische Untersuchungen bei Hodgkin-Lymphomen mittels FICTION

Im Gegensatz zu Non-Hodgkin-Lymphomen ist über die pathogenetischen Grundlagen des Morbus Hodgkin bisher wenig bekannt. Eine laufende wissenschaftliche Diskussion beschäftigt sich v.a. mit der Frage der Klonalität der Hodgkin- und Reed-Sternberg-Zellen, welche als eigentliche maligne Zellpopulation dieses Tumors angesehen werden. Die Beantwortung dieser Frage mittels Einzelzell-PCR an isolierten Hodgkin- und Reed-Sternberg-Zellen lieferte bisher widersprüchliche Ergebnisse. Zytogenetische Untersuchungen beschrieben bei mehr als 100 Fällen von Hodgkin-Lymphomen aberrante Klone, konnten aber keine spezifischen Chromosomenveränderungen identifizieren (Schlegelberger et al. 1994b). Dabei liegt das methodische Problem bei der zytogenetischen und molekularen Analyse dieses Tumors insbesondere darin, daß die eigentlich neoplastischen Hodgkin- und Reed-Sternberg-Zellen im Vergleich zu den sie begleitenden reaktiven Zellen eine absolute Minorität darstellen. Erst der im folgenden beschriebene Einsatz der FICTION-Technik konnte dieses quantitative Problem eliminieren. Mit Hilfe dieser Methode konnte der endgültige Beweis der Klonalität der Hodgkin- und Reed-Sternberg-Zellen erbracht werden, was die Hypothese bestätigt, daß diese Zellen die maligne Population beim Morbus Hodgkin darstellen.

Numerische Chromosomenaberrationen

Die Hodgkin- und Reed-Sternberg-Zellen der Hodgkin-Lymphome exprimieren – im Gegensatz zu den meisten sie umgebenden Lymphozyten – stark das CD30-Antigen und sind somit immunophänotypisch trotz ihrer geringen Zahl leicht darstellbar. Von den wenigen CD30-positiven Lymphozyten können die Hodgkin- und Reed-Sternberg-Zellen aufgrund ihrer Morphologie leicht unterschieden werden. Bei FICTION-Untersuchungen erlaubt die Immunophänotypisierung gegen CD30 das Auffinden der Hodgkin- und Reed-Sternberg-Zellen; diese Zellen können bei der simultanen FISH-Analyse selektiv auf genetische Veränderungen hin untersucht werden. Mit Hilfe von FICTION konnte gezeigt werden, daß bei 30 untersuchten Hodgkin-Fällen alle Hodgkin- und Reed-Sternberg-Zellen numerische Chromosomenaberrationen tragen (Weber-Matthiesen

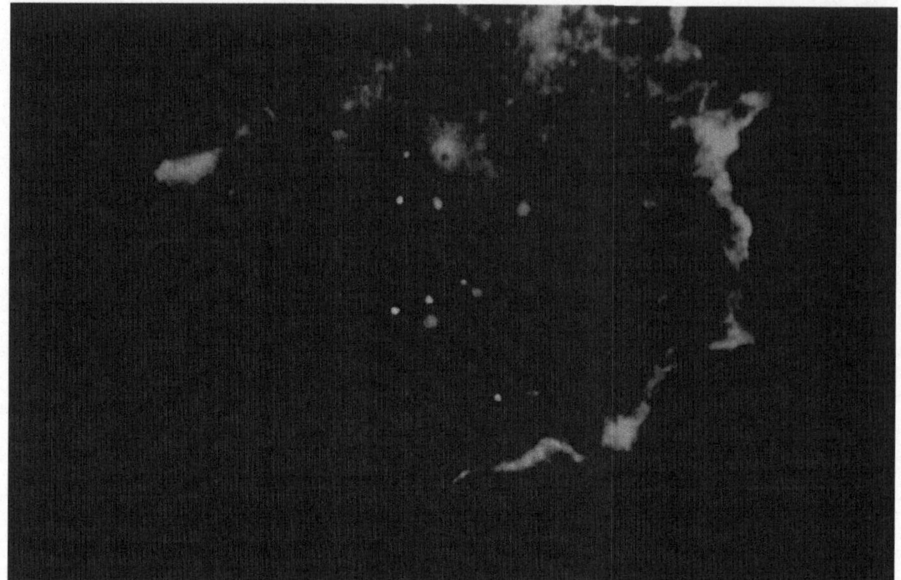

a

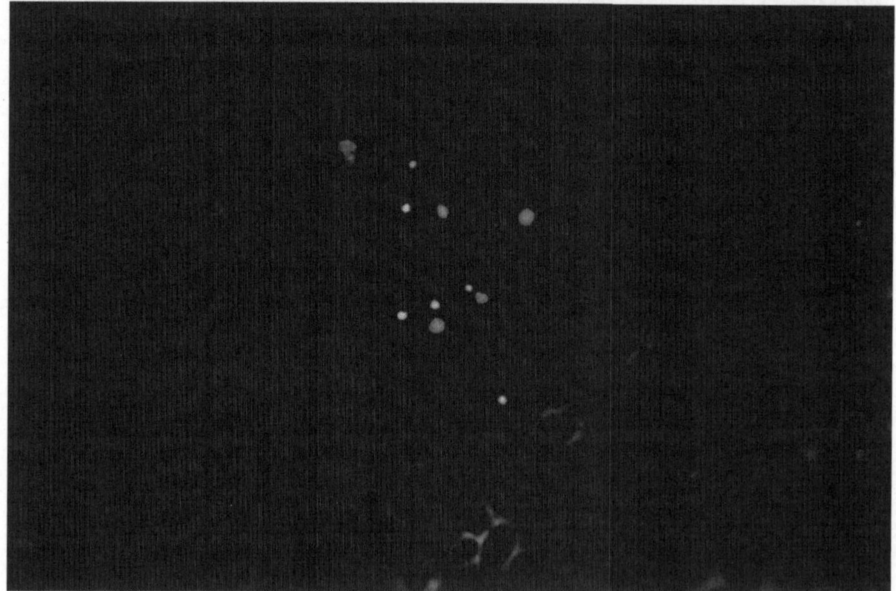

b

Abb. 2a, b. FICTION-Untersuchung zum Nachweis numerischer Chromosomenaberrationen beim Morbus Hodgkin. **a** Hyperdiploide CD30-positive (*rote Fluoreszenz*) Reed-Sternberg-Zelle mit je drei Signalen für die Zentromersonden der Chromosomen 7 (*blaue Fluoreszenz*) und 8 (*grüne Fluoreszenz*) pro Zellkern (ein blaues Signal liegt außerhalb der Ebene). **b** Darstellung derselben Zelle wie in Bild a mittels simultanen Phasenkontrasts: Mit dieser Technik ist es möglich, die Fluoreszenzsignale den einzelnen Zellkernen zuzuordnen. Die Hybridisierungssignale der umgebenden Zellen befinden sich außerhalb der Ebene et al. 1995). Dabei wurden insbesondere Hyperploidien, d.h. Zugewinn von 1 bis zu 8 Kopien mehrerer Chromosomen, beobachtet (s. Abb. 2). Dies stimmt mit den Ergebnissen der parallelen zytogenetischen Untersuchungen überein, bei denen die aberranten Klone genetisch komplex waren und tri- bis tetraploide Chromosomensätze besaßen. In mehr als $^{2}/_{3}$ der untersuchten Fälle zeigte sich allerdings zytogenetisch ein normaler Karyotyp, was darauf hinweist, daß in diesen Fällen der maligne Klon der Analyse entgangen ist. Da jeweils einige der beobachteten numerischen Chromosomenaberrationen in allen Hodgkin- und Reed-Sternberg-Zellen eines Falles vorhanden waren, kann die Klonalität, d.h. die Abstammung aller Tumorzellen von *einer* aberranten Vorläuferzelle, als erwiesen angesehen werden (Weber-Matthiesen et al. 1995).

Translokation t(2;5)(p23;q35)

Die Translokation t(2;5)(p23;q35) führt zur Fusion des *npm* (nukleäres Phosphoprotein Nucleophosmin)-Gens in 5q35 mit dem *alk* (anaplastic lymphoma kinase)-Gen in 2p23. Das *npm/alk*-Hybridprotein besitzt Tyrosinkinaseaktivität und ist charakteristisch für eine Subgruppe der großzellig-anaplastischen Lymphome, welche sich durch einen T-Zell-Phänotyp, häufige kutane Beteiligung, junges Alter der Patienten und eine relativ gute Prognose auszeichnet. Bemerkenswerterweise besitzen die Tumorzellen des großzellig-anaplastischen Lymphoms eine den Hodgkin- und Reed-Sternberg-Zellen vergleichbare Morphologie. Außerdem exprimieren sie ebenso wie diese das CD30(= Ki1)-Antigen, weshalb dieses großzellig-anaplastische Non-Hodgkin-Lymphom auch als Ki1-Lymphom bezeichnet wird. Da des weiteren Übergänge eines Morbus Hodgkin in ein großzellig-anaplastisches Lymphom beschrieben wurden, wird eine pathogenetische Verwandtschaft zwischen dem Morbus Hodgkin und den großzellig-anplastischen Non-Hodgkin-Lymphomen postuliert. Unterstützung erhielt diese Hypothese dadurch, daß Orscheschek et al. (1995) durch PCR-Untersuchungen das molekulare Korrelat der Translokation t(2;5), das *npm/alk*-Transkript, bei 11 von 13 Hodgkin-Lymphom vom nodulärsklerosierenden bzw. Mischtyp nachwiesen. Allerdings konnten andere Arbeitsgruppen diesen Befund nicht bestätigen. Molekularzytogenetisch läßt sich die Translokation t(2;5) mit Hilfe von 2 YAC auf beiden Seiten des Bruchpunkts im Bereich des *npm*-Gens in 5q35 nachweisen, deren Signale in t(2;5)-positiven Interphasenuklei dissoziieren. Alle untersuchten großzellig-anaplastischen Lymphome mit einer zytogenetisch nachgewiesenen Translokation t(2;5) waren in der FISH-Analyse positiv. Eine auf der Basis dieses FISH-Ansatzes durchgeführte FICTION-Untersuchung beim Morbus Hodgkin konnte allerdings in praktisch allen analysierten CD30-positiven Hodgkin- und Reed-Sternberg-Zellen eine Translokation t(2;5) ausschließen (Weber-Matthiesen et al. 1996). Zwar widerlegen diese molekularzytogenetischen Ergebnisse die Bedeutung der Translokation t(2;5) als primäre Chromosomenaberration beim Morbus Hodgkin, schließen aber die Existenz *npm/alk*-positiver Subklone nicht sicher aus.

Ausblick

Ähnlich wie die methodischen Fortschritte der Zytogenetik oder der Molekulargenetik in den vergangenen Jahrzehnten führte die Einführung molekularzytogenetischer Methoden wie FISH, FICTION und CGH zu einer Reihe neuer Erkenntnisse über die biologischen, pathologischen und klinischen Charakteristika maligner Lymphome. In diesem Kapitel wurden exemplarisch einige Einsatzmöglichkeiten und Befunde dieser Techniken erörtert, ohne dabei einen Anspruch auf Vollständigkeit zu erheben. So wurden die Anwendungen molekularzytogenetischer Techniken zum Nachweis residueller Tumorzellen nach Therapie oder die molekularzytogenetische Typisierung von Leukozyten nach Knochenmarktransplantation nicht diskutiert.

Die biologische und klinische Bedeutung molekularzytogenetischer Befunde wird in Zukunft noch weiter geklärt werden müssen: Auf der Basis der CGH- und FISH-Analysen sollten die Klonierung und Charakterisierung bisher unbekannter Onkogene und Tumorsuppressorgene möglich sein. Die Integration molekularzytogenetischer Befunde in die Klassifikation maligner Lymphome sollte eine biologisch begründete Beschreibung und Definition pathologischer Subgruppen lymphatischer Neoplasien ermöglichen. Im Rahmen klinischer Studien muß die Wertigkeit molekularzytogenetischer Untersuchungen und ihrer Ergebnisse als Entscheidungshilfen für risikoadaptierte Therapiestrategien überprüft werden.

Auch wenn die molekularzytogenetischen Methoden viele Begrenzungen zytogenetischer und molekularer Untersuchungen umgehen, so ist auch der Einsatz dieser Techniken begrenzt. Im Gegensatz zur Zytogenetik erlaubt keine molekularzytogenetische Untersuchung die Erfassung sämtlicher struktureller und numerischer chromosomaler Aberrationen des Tumorgenoms. FISH und FICTION zeigen nur diejenigen Veränderungen, nach denen gesucht wird, und erlauben deshalb nur einen eingeschränkten Blick auf das Tumorgenom. CGH gestattet *a priori* nicht den Nachweis von Translokationen, welche als primäre Chromosomenaberrationen von besonderer Bedeutung sind. Auch wenn technische Verbesserungen in der Bildverarbeitung eine höhere Auflösung beim molekularzytogenetischen Nachweis von Deletionen und Amplifikationen erwarten lassen, so reichen diese Techniken derzeit aufgrund der nötigen Sondengrößen bei weitem nicht an die Sensitivität molekularer Untersuchungen heran. Deshalb ist für die Zukunft zur Erweiterung unseres Verständnisses der genetischen Grundlagen maligner Lymphome und für die klinische Umsetzung der Befunde eine Integration zytogenetischer, molekularer und molekularzytogenetischer Methoden bei der Untersuchung lymphatischer Tumoren unabdingbar.

Zusammenfassung

Der Nachweis primärer und sekundärer klonaler Chromosomenaberrationen trägt wesentlich zur Charakterisierung biologischer, pathologischer und klinischer Subgruppen maligner Lymphome bei. Die Einführung molekularzytogenetischer Techniken – wie Fluoreszenz-in-situ-Hybridisierung (FISH), Immunophäntypisierung kombiniert mit FISH (FICTION) und vergleichende Genomhybridisierung (CGH) – in die Diagnostik lymphatischer Neoplasien ermöglichte nicht nur den schnellen und sensitiven Nachweis charakteristischer Chromosomenveränderungen in Inter- und Metaphasezellen frischer und archivierter Tumoren, sondern lieferte auch neue Erkenntnisse über die genetischen Grundlagen der Lymphompathogenese. In diesem Beitrag sollen die technischen Möglichkeiten und Grenzen der Molekularzytogenetik im Vergleich zu zytogenetischen und molekulargenetischen Untersuchungsmethoden bei malignen Lymphomen dargestellt und die Bedeutung molekularzytogenetischer Befunde für das heutige klinisch-pathologische Verständnis von Hodgkin- und Non-Hodgkin-Lymphomen diskutiert werden.

Literatur

Bentz M, Huck K, duManoir S et al. (1995) Comparative genomic hybridization in chronic B-cell leukemias shows a high incidence of chromosomal gains and losses. Blood 85:3610–3616

Bentz M, Werner CA, Döhner H et al. (1996) High incidence of chromosomal imbalances and gene amplifications in the classical follicular variant of follicle center lymphoma. Blood 88: 1437–1444

Coignet EJA, Schuuring E, Kibbelaar RE et al. (1996) Detection of 11q13 rearrangements in hematologic neoplasias by double-color fluorescence in situ hybridization. Blood 87: 1512–1519

Döhner H, Fischer K, Bentz M et al. (1995) p53 gene deletion predicts for poor survival and non-response to therapy with purine analogs in chronic B-cell leukemias. Blood 85:1580–1589

duManoir S, Speicher MR, Joos S et al. (1993) Detection of complete and partial chromosome gains and losses by comparative genomic in situ hybridization. Hum Genet 90:590–610

Gaidano G, Hauptschein RS, Parsa NZ et al. (1992) Deletions involving two distinct regions of 6q in B-cell non-Hodgkin's lymphoma. Blood 80:1781–1787

Houldsworth J, Mathew S, Rao PH et al. (1996) *REL* proto-oncogene is frequently amplified in extranodal diffuse large cell lymphoma. Blood 87:25–29

Joos S, Otano-Joos MI, Ziegler S, Brüderlein S, duManoir S, Bentz M, Möller P, Lichter P (1996) Primary mediastinal (thymic) B-cell lymphoma is characterized by gains of chromosomal material including 9p and of the *REL* gene. Blood 87:1571–1578

Lichter P, Ried T (1994) Molecular analysis of chromosome aberrations- in situ hybridization. In: Gosden JR (ed) Methods in molecular biology, vol 29, Humana Press., Totawa, NJ, pp 449–478

LoCoco F, Gaidano G, Louie DC, Offit K, Chaganti RSK, Dalla-Favera R (1993) p53 mutations are associated with histologic transformation of follicular lymphomas. Blood 82:2289–2295

Monteil M, Callanan M, Dascalescu C, Sotto JJ, Leroux D (1996) Molecular diagnosis of t(11;14) in mantle cell lymphoma using two-colour interphase fluorescence in situ hybridization. Br J Haem 93:656–660

Offit K, Chaganti RSK (1991) Chromosomal aberrations in non-Hodgkin's lymphoma – biologic and clinical correlations. Haem Oncol Clin North Am 5:853–869

Offit K (1992) Chromosome analysis in the management of patients with non-Hodgkin's lymphoma. Leuk Lymph 7:275–282

Offit K, Parsa NZ, Gaidano G et al. (1993) 6q deletions define distinct clinico-pathologic subsets of non-Hodgkin's lymphoma. Blood 82:2157–2162

Offit K, LoCoco F, Louie D et al. (1994a) Rearrangement of the bcl-6 gene as a prognostic marker in diffuse large-cell lymphoma. N Engl J Med 331:74–80

Offit K, Louie DC, Parsa NZ, Filippa D, Gangi M, Siebert R, Chaganti RSK (1994b) Clinical and morphological features of B-cell small lymphocytic lymphoma with del(6)(q21q23). Blood 83:2611–2618

Orscheschek K, Merz H, Hell J, Binder T, Bartels H, Feller AC (1995) Large-cell anaplastic lymphoma-specific translocation (t[2;5][p23;q35]) in Hodgkin's disease: indication of a common pathogenesis. Lancet 345:87–90

Poetsch M, Weber-Matthiesen K, Plendl HJ, Grote W, Schlegelberger B (1995) Detection of the t(14;18) chromosomal translocation by interphase cytogenetics with yeast-artificial-chromosome probes in follicular lymphoma and nonneoplastic lymphoproliferation. J Clin Oncol 14:963–969

Rabbitts TH (1994) Chromosomal translocations in human cancer. Nature 372:143–149

Schlegelberger B, Zhang Y, Weber-Matthiesen K, Grote W (1994a) Detection of aberrant clones in nearly all cases of angioimmunoblastic lymphadenopathy with dysproteinemia-type T-cell lymphoma by combined interphase and metaphase cytogenetics. Blood 84: 2640–2648

Schlegelberger B, Weber-Matthiesen K, Himmler A et al. (1994b) Cytogenetic findings and results of combined immunophenotyping and karyotyping in Hodgkin's disease. Leukemia 8:72–80

Schlegelberger B, Feller AC (1996) Classification of peripheral T-cell lymphomas: cytogenetic findings support the updated Kiel classification. Leuk Lymph 20:411–416

Siebert R, Willers CP, Opalka B (1996) Role of the cyclin-dependent kinase 4 and 6 inhibitor gene family p15, p16, p18 and p19 in leukemia and lymphoma. Leuk Lymph 23:505–520

Taniwaki M, Nishida K, Ueda Y et al. (1995) Interphase and metaphase detection of the breakpoint of 14q32 translocations in B-cell malignancies by double-color fluorescence in situ hybridization. Blood 85:3223–3228

Ueda Y, Matsuda F, Misawa S, Taniwaki M (1996) Tumor-specific rearrangements of the immunoglobulin heavy-chain gene in B-cell non-Hodgkin's lymphoma detected by in situ hybridization. Blood 87:292–298

Veronese ML, Ohta M, Finan J, Nowell PC, Croce CM (1995) Detection of *myc* translocations in lymphoma cells by fluorescence in situ hybridization with yeast artificial chromosomes. Blood 85:2132–2138

Weber-Matthiesen K, Winkemann M, Müller-Hermelink A, Schlegelberger B, Grote W (1992) Simultaneous fluorescence immunophenotyping and interphase cytogenetics: a contribution to the characterization of tumor cells. J Histochem Cytochem 40:171–175

Weber-Matthiesen K, Deerberg J, Müller-Hermelink A, Schlegelberger B, Grote W (1993) Rapid immunophenotypic characterization of chromosomally aberrant cells by the new FICTION method. Cytogenet Cell Genet 63:123–125

Weber-Matthiesen K, Deerberg J, Poetsch M, Grote W, Schlegelberger B (1995) Numerical chromosome aberrations are present within the CD30$^+$ Hodgkin and Reed-Sternberg cells in 100% of analyzed cases of Hodgkin's disease. Blood 86:1464–1468

Weber-Matthiesen K, Deerberg-Wittram J, Rosenwald A, Poetsch M, Grote W, Schlegelberger B (1996) The translocation t(2;5) is not a primary event in Hodgkin's disease: simultaneous immunophenotyping and interphase cytogenetics. Am J Pathol 149:463–468

Zech L, Haglund U, Nilsson K, Klein G (1976) Characteristic chromosomal abnormalities in biopsies and lymphoid cell lines from patients with Burkitt and non-Burkitt lymphomas. Int J Cancer 17:47–56

Zhang Y, Weber-Matthiesen K, Siebert R, Matthiesen P, Schlegelberger B (1997) Frequent deletions of 6q23-24 in B-cell non-Hodgkin's lymphomas detected by fluorescence in situ hybridization. Genes Chrom Cancer 18:310–313

Die Biologie des Hodgkin-Lymphoms

A. Jox · J. Wolf · V. Diehl

Einleitung

Mehr als 150 Jahre nach der Erstbeschreibung des Lymphoms durch Thomas Hodgkin können dank des optimierten Einsatzes von Strahlen- und Chemotherapie 75% der Patienten kurativ behandelt werden. Bei den übrigen 25% der Patienten verläuft die Erkrankung trotz intensiver Chemotherapie progredient. Unverstanden ist bis heute weitgehend die Pathogenese des Hodgkin-Lymphoms, das die Merkmale einer Neoplasie mit den Zeichen einer Infektionskrankheit vereinigt. Vor allem in frühen Stadien der Erkrankung haben die Patienten ausgeprägte Symptome einer Immunreaktion. So finden sich Fieber, Nachtschweiß und erhöhte IL-2-Rezeptorspiegel im Serum (Gause et al. 1991). Die immunhistologische Untersuchung zeigt zahlreiche aktivierte T-Helfer-Lymphozyten in befallenen Lymphknoten (Poppema et al. 1992). In den als maligne postulierten Hodgkin-Reed-Sternberg-(H-RS-)Zellen selbst wurden zahlreiche chromosomale Aberrationen beschrieben, wobei eine spezifische genetische Alteration bisher nicht gefunden wurde. Auf diesen Beobachtungen beruht folgendes Krankheitsmodell: Das Hodgkin-Lymphom stellt in frühen Stadien der Erkrankung eine nicht selbst-limitierte Immunreaktion auf ein von den H-RS-Zellen präsentiertes, bis jetzt nicht identifiziertes (virales oder zelluläres) Antigen dar. Im Verlauf der Erkrankung koinzidiert die Unfähigkeit des Immunsystems, das Antigen zu eliminieren, mit einer stufenweisen Transformation der H-RS-Zellen, verursacht durch eine anlagebedingte genetische Instabilität (Wolf u. Diehl 1995).

Epidemiologie

In Abhängigkeit von den demographischen Gegebenheiten findet man eine zweigipflige Altersverteilung des Hodgkin-Lymphoms. Drei epidemiologische Muster werden unterschieden. Typ I beschreibt die Verteilung in Entwicklungsländern mit einem ersten Anstieg der Neuerkrankungen in der frühen Kindheit, einer geringen Inzidenz im jungen Erwachsenenalter und einem zweiten Anstieg im fortgeschrittenen Alter. Typ III findet sich in industrialisierten Ländern mit einer geringen Erkrankungsrate im Kindesalter, einem 1. Erkrankungsgipfel bei jungen Erwachsenen und einem 2. Gipfel im höheren Alter. Darüber hinaus wird in ländlichen Gebieten ein intermediärer Typ II unterschieden (Correa et al. 1971; Gutensohn et al. 1980). Zusammengefaßt haben Kinder mit einem niedrigen sozioökonomischen Status in Entwicklungsländern und junge Erwachsene mit einem hohen sozioökonomischen Status ein erhöhtes Risiko, an einem Hodgkin-Lymphom zu erkranken. Eine ähnliche Alters-/Inzidenzverteilung findet man für die Poliovirusinfektion. Aus diesen epidemiologischen Daten wurde auf das Vorliegen eines pathogenetisch relevanten infektiösen Agens geschlossen (MacMahon 1966).

Assoziation des Hodgkin-Lymphoms mit dem Epstein-Barr-Virus

Das Epstein-Barr-Virus (EBV) ist der Erreger der infektiösen Mononukleose (Henle et al. 1968; Diehl et al. 1968) und besitzt die Fähigkeit, in vitro B-Zellen zu transformieren (Diehl et al. 1968). Nach einer erfolgten Mononukleose ist das Risiko, an einem Hodgkin-Lymphom zu erkranken, 2- bis 3 fach erhöht (Gutensohn u. Cole 1981). Ebenfalls steigt das Erkrankungsrisiko bei Nachweis von erhöhten Serum-IgG- und IgA-Antikörperspiegeln gegen das virale Kapsidantigen (VCA) von EBV (Mueller et al. 1989). In industrialisierten Ländern konnte das Epstein-Barr-Virus in 50 % der untersuchten Fälle in den H-RS-Zellen nachgewiesen werden (Herbst et al. 1992; Weiss et al. 1991; Wu et al. 1990). In Entwicklungsländern findet sich das Virus in bis zu 96 % der untersuchten Fälle in den Lymphomzellen (Chang et al. 1993). Das Hodgkin-Lymphom ist nach diesen Ergebnissen in ähnlicher Weise mit dem EBV assoziiert wie das Burkitt-Lymphom. In endemischen Regionen in Zentralafrika enthalten 100 % der Burkitt-Lymphome das EBV in den Lymphomzellen, während das EBV bei sporadisch auftretenden Burkitt-Lymphomen in USA und Westeuropa in 25 % der Fälle in den Lymphomzellen nachzuweisen ist.

In H-RS-Zellen werden die Gene für das nukleäre EBV-Antigen EBNA-1 und die latenten Membranproteine (LMP-1,2) exprimiert (Herbst et al. 1991; Young et al. 1992). LMP-1 kann in vitro epitheliale Zellen transformieren (Wang et al. 1985). Durch die LMP-1-bedingte Aktivierung des bcl-2-Gens kann in Lymphozyten die Apoptose verhindert werden (Gregory et al. 1991). Gleichzeitig ist LMP-1 ein Zielantigen für zytotoxische T-Lymphozyten. Seine Expression bewirkt die Koexpression zahlreicher zellulärer Gene, z. B. die der Aktivierungs-assoziierten Antigene CD 23, CD 30 und CD 39 und die der Adhäsionsmoleküle ICAM-1, LFA-1 und LFA-3. Das Muster der Expression der latenten EBV-Gene (EBNA-1-positiv, EBNA-2-negativ, LMP-positiv) findet sich auch beim EBV-assoziierten, im Südwesten Chinas endemischen Nasopharynxkarzinom. Demgegenüber findet man in Lymphomzellen des endemischen Burkitt-Lymphoms die ausschließliche Expression des EBNA-1-Gens. In immunoblastischen Non-Hodgkin-Lymphomen von immundefizienten Patienten werden neben EBNA-1 und LMP auch die latenten Gene EBNA-2 und EBNA3-6 exprimiert. Neben LMP stellen diese viralen Proteine mit Ausnahme von EBNA-1 ebenfalls Zielantigene für die T-Zell-vermittelte Immunreaktion dar. Es liegt die Vermutung nahe, daß die Entstehung LMP-positiver Lymphome mit einer defizienten T-Zellfunktion einhergeht. Andererseits wurden aus einigen Hodgkin-Lymphknoten LMP-Gene isoliert, die im carboxyterminalen Ende ähnliche Mutationen aufwiesen (Knecht et al. 1993), wie sie auch beim Nasopharynxkarzinom beobachtet werden. Diese Mutationen bewirken möglicherweise, daß bei intakter T-Zellfunktion das alterierte LMP als Zielantigen nicht mehr erkannt werden kann.

EBV findet sich bei Patienten unter 15 Jahren und über 50 Jahren signifikant häufiger in den H-RS-Zellen als bei jungen Erwachsenen (Jarret et al. 1991), wobei gerade in dieser Gruppe seroepidemiologische Studien eine Assoziation mit einer EBV-Infekion nahelegen. Falls die EBV-Infektion tatsächlich eine kausale Rolle bei der Entstehung des Hodgkin-Lymphoms spielt, bleibt die Entstehung EBV-negativer Lymphome unklar. Die in der Diagnostik des Hodgkin-Lymphoms üblicherweise angewendeten Screeningmethoden (Färbung des LMP-Proteins, EBER-in-situ-Hybridisierung) könnten für die Detektion des EBV nicht ausreichend sein, da das EBV-Genom im Bereich dieser Gene deletiert sein kann. Der Verlust des EBV nach initialer Infektion wäre eine weitere Erklärung. Hinweise auf einen solchen „Hit-and-run"-Mechanismus liefert ein Lymphomzellhybridmodell, in dem die Integration des EBV in das Wirtsgenom eine achromatische Region verursacht (Jox et al. 1997), die den Verlust des Virusintegrats zusammen mit einem benachbarten chromosomalen Fragment nach Langzeitkultivierung zur Folge hat (Wolf et al. 1995). Alternativ wäre auch die Infektion der H-RS-Zellen mit einem anderen, noch nicht identifizierten transformierenden Virus denkbar.

Das Hodgkin-Lymphom: Eine klonale B-Zellproliferation?

H-RS-Zellen des lymphozytenreichen Subtyps des Hodgkin-Lymphoms exprimieren regelmäßig B-Lymphozyten-spezifische Oberflächenantigene (CD19, CD20). Bei den anderen Subgruppen (nodulär-sklerosierend, gemischt zellulär, lymphozytenarm) lassen sich immunphänotypisch keine Marker bestimmen, die eine eindeutige Zuordnung zu einer hämatopoetischen Differenzierungsreihe erlauben (Übersichten in Drexler 1992; Haluska et al. 1994). In der Mehrzahl dieser Fälle exprimieren die H-RS-Zellen den Aktivierungsmarker Ki-1 (CD30), das Leu-M1-Antigen (CD15), den Interleukin-2-Rezeptor (CD25), den Transferrinrezeptor (CD71) und HLA-Klasse-II-Moleküle (HLA-DR). Immunphänotypisch wurde die Expression von B-Zell- und von T-Zell-Markern ebenso beschrieben wie die Abwesenheit von T- oder B-Zell-spezifischen Markern. Aufgrund ihrer Seltenheit im befallenen Lymphknoten (Kaplan 1980) sind die H-RS-Zellen konventionellen molekularbiologischen Untersuchungen nur schwer zugänglich. Mittels Southern-blot-Analysen konnte die Frage nach der Linienzugehörigkeit und der Klonalität der H-RS-Zellen nicht zuletzt aufgrund der Heterogenität des untersuchten Gewebes nicht abschließend geklärt werden (Brinker et al. 1987; O'Connor et al. 1987; Sundeen et al. 1987).

Die Etablierung der Mikromanipulation einzelner immunphänotypisierter H-RS-Zellen aus dem Gefrierschnitt und die sich daran anschließende Amplifikation genomischer DNA-Fragmente dieser einzelnen Zellen mittels Polymerasekettenreaktion (PCR) (Küppers et al. 1993) ermöglichte erstmals die molekulargenetische Untersuchung einzelner H-RS-Zellen. Küppers et al. untersuchten mit dieser Methode 3 Hodgkin-Fälle unterschiedlicher Histologie und wiesen in allen 3 Fällen klonale Immunglobulin-(Ig-)Genumlagerungen für die schwere Kette nach (Küppers et al. 1994). Zusätzlich wurden in einem dieser Fälle Umlagerungen der Gene für die leichte Kette nachgewiesen. In einem weiteren Fall wurden in einzelnen H-RS-Zellen aus dem befallenen Knochenmark eines Patienten 2 klonale Ig-Genumlagerungen für die schwere Kette und eine klonale Ig-Genumlagerung für die leichte Kette belegt (Kanzler et al. 1996a). In 9 von 10 weiteren Fällen wurden ebenfalls klonale Ig-Genumlagerungen gefunden (Kanzler et al. 1996b), so daß die H-RS-Zellen in insgesamt 13 von 14 untersuchten Fällen eine klonale B-Zellpopulation repräsentierten. Die Methode der Einzelzell-PCR ist von 3 weiteren Arbeitsgruppen angewendet worden. Hummel et al. (1996a) fanden in 3 von 12 untersuchten Fällen ebenfalls klonale Umlagerungen für die Ig-Schwerketten. In 3 Fällen fanden sich neben klonalen auch polyklonale Umlagerungen und in den übrigen 6 Fällen ausschließlich polyklonale Umlagerungen. In einer Re-Analyse von 4 polyklonalen Fällen wurden jedoch bei 2 Patienten nun klonale Genumlagerungen gefunden (Hummel et al. 1996b). Delabie et al. (1994) untersuchten einzelne H-RS-Zellen aus formalinfixierten, in Paraffin eingebetteten Präparaten von ausschließlich lymphozytenreichen Hodgkin-Lymphomen. Die H-RS-Zellen wurden in der Suspension durch Anfärbung des epithelialen Membranantigens (EMA) identifiziert. In 4 untersuchten Fällen wurden Ig-Genumlagerungen für die schwere Kette nachgewiesen, die bezüglich ihrer Sequenz auf einen polyklonalen Ursprung der H-RS-Zellen schließen lassen. Dieselbe Arbeitsgruppe untersuchte weitere 6 Hodgkin-Lymphome vom nodulär-sklerosierenden Typ (Delabie et al. 1996). In 3 dieser Fälle wurden in den H-RS-Zellen ausschließlich polyklonale Ig-Genumlagerungen gefunden, wobei in einem Fall eine klonale Subpopulation dokumentiert wurde. Die Polyklonalität der H-RS-Zellen wurde in einem Fall durch die Analyse des Musters der X-Chromosominaktivierung in diesen Zellen bestätigt. Roth et al. (1995) mikromanipulierten ebenfalls H-RS-Zellen aus Lymphknotensuspensionen, wobei die Zellen zur Identifikation mit CD30 angefärbt wurden. Sie fanden in keinem von 13 untersuchten Fällen unterschiedlichen Subtyps Ig-Genumlagerungen.

Die verschiedenen Ergebnisse sind z.T. auf methodische Probleme zurückzuführen. So können die in H-RS-Zellen typischerweise vorhandenen somatischen Mutationen in den umgelagerten Immunglobulingenen dazu führen, daß die ausgewählten Primer nicht mehr binden können und daher in der PCR falsch-negative Ergebnisse entstehen. Zur Zeit bleibt offen, ob es eine Minorität von Fällen gibt, in denen die H-RS-Zellen keine Ig-Genumlagerungen haben. Für die Mehrzahl der untersuchten klassischen Hodgkin-Fälle gilt jedoch, daß die H-RS-Zellen B-lymphozytären Ursprungs sind. Die vorliegenden unterschiedlichen Daten sind mit der Hypothese vereinbar, daß das Hodgkin-Lymphom als ein polyklonaler Prozeß beginnt, aus dem im Verlauf der Erkrankung eine monoklonale Proliferation an H-RS-Zellen entsteht. Offen bleibt bisher, ob in verschiedenen Lymphknoten desselben Patienten gleiche Ig-Genumlagerungen und damit H-RS-Zellen desselben Klons detektiert werden können.

H-RS-Zellen sind Keimzentrums-B-Zellen

Die klonalen Immunglobulingenumlagerungen in H-RS-Zellen zeigen eine hohe Anzahl an somatischen Mutationen (Kanzler et al. 1996b). Diese Mutationen entstehen im Rahmen der Affinitätsreifung der B-Zellen im Keimzentrum des Lymphfollikels (Küppers et al. 1993). Hierdurch erfolgt eine Selektion von B-Zellen mit hochaffinen Oberflächenimmunglobulinen. Die aktivierten B-Zellen erhalten hierbei den zweiten Kontakt zu ihrem Antigen, das ihnen im Keimzentrum von den follikulären dendritischen Zellen präsentiert wird. Bedingt durch die entstandenen Mutationen verlieren einige Zellen ihre Fähigkeit, Antikörper zu bilden. Andere Zellen generieren Antikörper mit schlechterer Bindungseigenschaft für ihr Antigen. B-Zellen mit solchen Mutationen sterben ab, während B-Zellen, deren Antikörper eine höhere Affinität aufweist, das bcl-2-Gen exprimieren und so dem apoptotischen Zelltod entgehen (Liu et al. 1991).

Offenbar durchläuft die Vorläuferzelle der H-RS-Zellen ebenfalls eine Keimzentrumsreaktion nach primärem Kontakt mit einem Antigen und akkumuliert somatische Mutationen. In den Immunglobulinsequenzen der H-RS-Zellen finden sich häufig Mutationen, die eine Antikörperbildung verhindern (Kanzler et al. 1996), so daß die Zellen physiologischerweise apoptotisch werden müßten. Dennoch überleben die Zellen diese potentiell fatalen Mutationsereignisse. Ein bisher unbekannter Mechanismus bewahrt die H-RS-Zellen trotz Akkumulation solcher Mutationen vor der Apoptose. Denkbar wäre hierfür die Aktivierung des bcl-2-Onkogens, beispielsweise durch Infektion mit EBV (Henderson at el. 1991). Auch die Aktivierung anderer Onkogene ist in Betracht zu ziehen. Offen bleibt auch, ob dieser postulierte Mechanismus bereits vor Eintritt der H-RS-Vorläuferzelle in das Keimzentrum aktiviert wird. Ebenso ist unklar, ob die Induktion eines solchen angenommenen Mechanismus in Zusammenhang mit dem Antigen steht, gegen das sich die primäre Immunantwort der H-RS-Vorläuferzelle richtet.

Zytogenetische Aberrationen in H-RS-Zellen

Klassische zytogenetische Analysen an H-RS-Zellen werden erschwert durch die Seltenheit der H-RS-Zellen, ihre geringe Proliferationsrate und die Schwierigkeit, vorhandene Aberrationen eindeutig den H-RS-Zellen zuzuordnen. In mehreren Studien wurden mittels klassischer Zytogenetik zahlreiche numerische und strukturelle Aberrationen beschrieben, eine spezifische Aberration wurde jedoch für das Hodgkin-Lymphom nicht gefunden. Häufig auftretende Deletionen wurden in den Bereichen 1p, 1q, 2q, 5p, 6q, 7q, 11p, 11q, 12p und Xq dokumentiert (Thangavelu u. Le Beau 1989; Tilly et al. 1991, Schouten et al. 1989). Die methodischen Probleme der klassischen Zytogenetik können z. T. durch den Einsatz der Fluoreszenz-in-situ-Hybridisierung (FISH) überwunden werden. Hierbei werden ausgewählte DNA-Fragmente mit Metaphase- oder Interphasechromosomen hybridisiert. Gleichzeitig können die Zellen immunphänotypisiert werden, um so eine Zuordnung der aberranten Zellkerne zu ermöglichen (Kibbelaar et al. 1992). Mittels FISH wurden auch bei zytogenetisch unauffälligem Karyotyp in 100% der Fälle numerische Aberrationen in Interphasekernen von H-RS-Zellen nachgewiesen (Weber-Matthiesen et al. 1995). Teilweise erwiesen sich die H-RS-Zellen bezüglich der numerischen Aberrationen als klonal (Inghirami et al. 1994). In anderen Fällen zeigten verschiedene Interphasen eine variable Anzahl verschiedener Chromosomen, was auf eine *In-vivo*-Instabilität des Karyotyps hindeutet.

Zellinien

Das Auswachsen permanenter Zellinien aus Hodgkin-Lymphknoten ist ein seltenes Ereignis. Weltweit existieren 14 dieser Zellinien, die alle zytogenetische Aberrationen aufweisen, die Oberflächenantigene CD30, CD15 und CD71 exprimieren und – mit einer Ausnahme – EBV-negativ sind. Die Charakterisierung der Zellinien bezüglich der Ig- und T-Zellrezeptorgenumlagerungen, des Karyotyps und des Immunphänotyps ergab ein heterogenes Bild. Allerdings ist die Herkunft dieser Zellinien aus H-RS-Zellen nicht sicher belegt (Übersichten in Diehl et al. 1990; Drexler 1993), so daß die Wertigkeit der Ergebnisse bezüglich der Charakterisierung von Hodgkin-Zellen in Frage gestellt wurde. In unserer Arbeitsgruppe wurde kürzlich die Zellinie L1236 aus dem peripheren Blut eines Patienten mit mehrfach rezidiviertem, therapierefraktären gemischt zellulären Hodgkin-Lymphom etabliert (Wolf et al. 1996). Diese Zellinie ist EBV-negativ, exprimiert die Hodgkin-assoziierten Antigene CD30, CD15 und CD71 und weist einen nahezu triploiden Chromosomensatz mit zahlreichen strukturellen und numerischen Aberrationen auf. Mittels Southern-blot-Analysen wurden 2 Immunglobulingenumlagerungen für die schwere Kette und eine κ-Leichtkettengenumlagerung nachgewiesen, wodurch die Zellen als B-Zellen charakterisiert werden. Kanzler et al. (1996a) wiesen in einzelnen H-RS-Zellen aus dem Knochenmark des Patienten dieselben Ig-Genumlagerungen nach. Eine Sequenzanalyse ergab, daß diese umgelagerten Immunglobulingene der primären H-RS-Zellen die gleiche Sequenz aufwiesen wie die Immunglobulingene der Zellinie L1236. Damit ist der molekularbiologische Nachweis geführt worden, daß diese Zellinie von primären H-RS-Zellen abstammt. Da die H-RS-Zellen aus dem peripheren Blut des Patienten etabliert wurden, ist gleichzeitig gezeigt worden, daß H-RS-Zellen in fortgeschrittenen Stadien der Erkrankung im peripheren Blut zirkulieren können. Die Zellinie L1236 stellt somit ein valides Modell für die Charakterisierung der Lymphomzellen in vitro dar.

Zusammenfassung

Die genetische Untersuchung von Hodgkin-Reed-Sternberg-(H-RS-)Zellen wird aufgrund ihrer Seltenheit im befallenen Gewebe erschwert. Durch die Etablierung der Mikromanipulation einzelner H-RS-Zellen aus Gefrierschnitten von Hodgkin-Lymphomen und die nachfolgende Durchführung einer Polymerasekettenreaktion an diesen einzelnen Zellen (Einzelzell-PCR) steht erstmals eine Methode zur molekulargenetischen Charakterisierung der Lymphomzellen zur Verfügung. Die Amplifikation der Immunglobulin-(Ig-)Genumlagerungen zeigt, daß die H-RS-

Zellen in der Mehrzahl der untersuchten klassischen Hodgkin-Fälle eine B-Zellpopulation darstellen. Die Sequenzen der umgelagerten Ig-Gene weisen zahlreiche somatische Mutationen auf, was die H-RS-Zellen als Keimzentrums-B-Zellen ausweist. Gleichzeitig finden sich in den H-RS-Zellen häufig Mutationen, die eine Antikörperbildung verhindern, so daß diese Zellen physiologischerweise apoptotisch werden müßten. Die Epstein-Barr-Virus-(EBV-)vermittelte Aktivierung des Onkogens bcl-2 könnte ein möglicher Mechanismus sein, der die Zellen vor dem Eintritt der Apoptose bewahrt.

Mittels Einzelzell-PCR wurde die genetische Identität der kürzlich etablierten H-RS-Zellinie L1236 mit den H-RS-Zellen aus dem initialen Knochenmark überprüft. Beide Zellpopulationen wiesen dasselbe Ig-Rearrangement auf, wobei hiermit erstmals zweifelsfrei die Abstammung der Zellinie von den primären H-RS-Zellen bewiesen wurde.

Zytogenetische Untersuchungen an einzelnen H-RS-Zellen sind durch die kombinierte Immunphänotypisierung mit der Fluoreszenz-in-situ-Hybridisierung (FISH) chromosomenspezifischer Sonden an Interphasekernen möglich geworden. Mit dieser Methode konnten in allen untersuchten H-RS-Zellen numerische Aberrationen auch bei konventionell unauffälligem Karyotyp nachgewiesen werden.

Epidemiologische Studien legen nahe, daß das Hodgkin-Lymphom sich aus einem primär infektiösen Prozeß entwickelt. Die das maligne Substrat der Erkrankung bildenden H-RS-Zellen entstehen im Verlauf der Infektion durch eine stufenweise Transformation der infizierten B-Lymphozyten. Das EBV als ein mögliches infektiöses Agens wurde in H-RS-Zellen nachgewiesen. Seroepidemiologische Untersuchungen weisen ebenfalls auf eine Assoziation einer stattgehabten EBV-Infektion mit dem Auftreten eines Hodgkin-Lymphoms hin. Der Verlust des EBV nach erfolgter Infektion und Initiierung der malignen Transformation könnte das Auftreten EBV-negativer Lymphome erklären.

Literatur

Brinker MGJ, Poppema S, Buys CH, Times W, Osinga J, Visser L (1987) Clonal immunoglobulin gene rearrangements in tissues involved by Hodgkin's disease. Blood 70:186–191

Chang KL, Albujar PF, Chen YY, Johnson RM, Weiss LM (1993) High incidence of Epstein-Barr-Virus in the Reed Sternberg cells of Hodgkin's disease occurring in Peru. Blood 81: 496–501

Correa P, O'Connor GT (1971) Epidemiologic patterns of Hodgkin's disease. Int J Cancer 8: 192–201

Delabie J, Tierens A, Wu G, Weisenburger DD, Chan WC (1994) Lymphocyte predominant Hodgkin's disease: lineage and clonality determination using a single-cell assay. Blood 10: 3291–3298

Delabie J, Tierens A, Gavrilli T, Wu G, Weisenburger DD, Chan WC (1996) Phenotype, genotype and clonality of Reed-Strenberg cells in nodular sclerosis Hodgkin's disease: Results of a single-cell study. Br J Hematol 94:198–205

Drexler HG (1992) Recent results on the biology of Hodgkin and Reed Sternbeg cells. I Biopsy material. Leuk Lymph 8:283–313

Drexler HG (1993) Recent results on the biology of Hodgkin and Reed Sternberg cells. II. Continuous cell lines. Leuk Lymph 9:1–25

Diehl V, Henle G, Henle W, Kohn G (1968) Demonstration of a herpes group virus (EBV) in cultures of peripheral leukocytes from patients with infectious mononucleosis. J Virol 2: 663–669

Diehl V, von Kalle C, Fonatsch C, Tesch H, Jücker M, Schaadt M (1990) The cell of origin in Hodgkin's disease. Semin Oncol 17:660–672

Gause A, Roschansky V, Tschiersch A, Smith K, Hasenclever D, Diehl V, Pfreundschuh M (1991) Low serum interleukin-2-receptor levels correlate with a good prognosis in patients with Hodgkin's disease. Ann Oncol. 2:43–47

Gregory CD, Dive C, Henderson S, Smith CA, Williams GT, Gordon J, Rickinson AB (1991) Activation of Epstein-Barr virus latent proteins protects human B-cells from death and apoptosis. Nature 349:612–614

Gutensohn N, Cole P (1980) Epidemiology of Hodgkin's disease. Semin Oncol 7:92–102

Gutensohn N, Cole P (1981) Childhood social environment of Hodgkin's disease. N Engl J Med 304:135–140

Haluska FG, Brufsky AM, Canellos GP, (1994) The cellular biology of the Reed Sternberg cell. Blood 84:1005–1019

Henderson S, Rowe M, Gregory C et al. (1991) Induction of bcl-2 expression by Epstein-Barr virus latent membrane protein 1 protects infected B-cells from programmed cell death. Cell 65:1107–1115

Henle G, Henle W, Diehl V (1968) Relation of Burkitt's tumor associated herpes type virus to infectious mononucleosis. Proc Natl Acad Sci USA 59:94–101

Herbst H, Dallenbach F, Hummel M, Niedobitek G, Pileri S, Müller-Lantzsch N, Stein H (1991) Epstein-Barr virus latent membrane protein expression in Hodgkin and Reed Sternberg cells. Proc Natl Acad Sci USA 88:4766–4770

Herbst H, Steinbrecher E, Niedobitek G, Young LS, Brooks L, Müller-Lantzsch N, Stein H (1992) Distribution and phenotype of Epstein-Barr virus harbouring cells in Hodgkin's diesease. Blood 80:484–491

Hummel M, Ziemann K, Lammert H, Pileri S, Sabattini E, Stein H (1995) Hodgkin's disease with monoclonal and polyclonal populations of Reed-Sternberg cells. N Engl J Med 333:901–906

Hummel M, Marafioti T, Stein H (1996) Immunoglobulin V genes in Reed-Sternberg cells (Letter to the editor). N Engl J Med 334:405–406

Inghirami G, Macri L, Rosati S, Ying Zhu B, Yee HT, Knowles DM (1994) The Reed-Sternberg cells of Hodgkin's disease are clonal. Proc Natl Acad Sci USA 91:9842–9846

Jarrett RF, Gallagher A, Jones DB et al. (1991) Detection of EBV genomes in Hodgkin's disease: association with age. J Clin Pathol 44:844–848

Jox A, Rohen C, Belge G, Bartnitzke S, Pawlita M, Diehl V, Bullerdiek J, Wolf J (1997) Integration of Epstein-Barr virus in Burkitt's lymphoma cells leads to a region of enhanced chromosome instability. Ann Oncol 8 (Suppl 2):131–135

Kanzler H, Hansmann ML, Kapp U, Wolf J, Diehl V, Rajewsky K, Küppers R (1996a) Molecular single cell analysis formally demonstrated the derivation of a peripheral blood-derived cell line (L1236) from the Hodgkin-Reed-Sternberg cells of a Hodgkin's lymphoma patient. Blood 87:3429

Kanzler H, Küpper R, Hansmann ML, Rajewsky K (1996b) Hodgkin and Reed Sternberg cells in Hodgkin's disease represent the outgrowth of a dominant tumor clone derived from (crippled) germinal center B cells. J Exp Med 184:1495–1505

Kaplan HS (1980) In: Hodgkin's disease, 2nd edn. Harvard University Press, Cambridge, pp 52–115

Kibbelaar RE, van Kamp H, Dreef EJ et al. (1992) Combined immunophenotyping and DNA in situ hybridization to study lineage involvement in patients with myelodysplastic syndromes. Blood 79:1823–1828

Knecht H, Bachmann E, Broussel P et al. (1993) Deletions within the LMP1 oncogene of Epstein-Barr Virus are clustered in Hodgkin's disease and identical to those observed in nasopharyngeal carcinoma. Blood 82:2937–2942

Küppers R, Zhao M, Hansmann ML, Rajewsky K (1993) Tracing B-cell development in human germinal centres by molecular analysis of single cells picked from histological sections. EMBO J 12:4955–4967

Küppers R, Rajewsky K, Zhao M, Laumann R, Fischer R, Hansmann ML (1994) Hodgkin's disease: Hodgkin and Reed Sternberg cells picked from histological sections show clonal immunoglobulin gene rearrangements and appear to be derived from B cells at various stages of development. Proc Natl Acad Sci USA 91:10962–10966

Liu YJ, Mason DY, Johnson GD et al. (1991) Germinal center cells express bcl-2 protein after activation by signals which prevent their entry into apoptosis. Eur J Immunol 21:1905–1910
MacMahon B (1966) Epidemiology of Hodgkin's disease. Cancer Res 26:1189
Mueller N, Evans A, Harris NL et al. (1989) Hodgkin's disease and Epstein-Barr virus. Altered antibody pattern before diagnosis. N Engl J Med 320:689–695
O'Connor NTJ, Crick JA, Gatter KC, Mason DY, Falini B, Stein H (1987) Cell lineage in Hodgkin's disease. Lancet 1 (8525):158
Poppema S, Kaleta J, Hepperle B, Visser L (1992) Biology of Hodgkin's disease. Ann Oncol 3 (Suppl 4):5–8
Roth J, Daus H, Trümper L, Gause A, Salamon-Looijen M, Pfreundschuh M (1995) Detection of immunoglobulin heavy chain gene rearrangement at the single-cell level in malignant lymphomas: no rearrangement is found in Hodgkin and Reed-Sternberg cells. Int J Cancer 57:799–804
Schouten HC, Sanger WG, Duggan M, Weisenburger DD, Mac Lennan KA, Armitage JO (1989) Chromosomal abnormalities in Hodgkin's disease. Blood 8:2149–2154
Sundeen J, Lipford E, Uppenkamp M, Sussman E, Wahl L, Raffeld M, Cossman J (1987) Rearranged antigen receptor genes in Hodgkin's disease. Blood 70:96–103
Thanagavelu M, Le Beau MM (1989) Chromosomal abnormalities in Hodgkin's disease. Hemat Oncol Clin North Am 3:221–236
Tilly H, Bastard C, Delastre T et al. (1991) Cytogenetics studies in untreated Hodgkin's disease. Blood 6:1298–1304
Wang D, Liebowitz D, Kieff E (1985) An EBV membrane protein expressed in immortalized lymphocytes transforms established rodent cells. Cell 43:831–840
Weber-Matthiesen K, Deerberg J, Poetsch M, Grote W and Schlegelberger B (1995) Numerical chromosome aberration are present within the CD30+ Hodgkin and Reed Sternberg cells in 100% of analysed cases of Hodgkin's disease. Blood 86:1464–1468
Weiss LM, Chen YY, Liu XF, Shibata D (1991) Epstein-Barr virus and Hodgkin's disease. A correlative in situ hybridization and polymerase chain reaction study. Am J Pathol 139:1259–1265
Wolf J, Diehl V (1994) Is Hodgkin's disease an infectious disease? Ann Oncol 5 (Suppl I):105–111
Wolf J, Jox A, Skarbeck H et al. (1995) Selective loss of integrated Epstein-Barr virus genome after long term cultivation of Burkitt's lymphoma X B-lymphoblastoid cell hybrids due to chromatin instability at the integration site. Virology 212:179–185
Wolf J, Kapp U, Bohlen H et al. (1996) Peripheral blood mononuclear cells of a patient with advanced Hodgkin's lymphoma give rise to permanently growing Hodgkin-Reed Sternberg cells. Blood 87:3418–3428
Wolf J, Pawlita M, Klevenz B et al. (1993) Down-regulation of integrated Epstein-Barr virus antigen 1 and 2 genes in a Burkitt's lymphoma cell line after somatic cell fusion with autologous EBV-immortalized lymphoblastoid cells. Int J Cancer 53:621–627
Wu TC, Mann RB, Charache P, Hayward SD, Staal S, Lambe BC, Ambinder RF (1990) Detection of EBV gene expression in Reed-Sternberg cells of Hodgkin's disease. Int J Cancer 46:801–804
Young LS, Rowe M (1992) Epstein-Barr virus, lymphomas and Hodgkin's disease. Semin Cancer Biol 3:273–284

Immuntherapie von Lymphomen mit genetisch modifizierten Zellen und peptidbeladenen dendritischen Zellen

A. Lindemann · A. Mackensen · B. Herbst · P. Kulmburg ·
R. Mertelsmann · H. Veelken

Einleitung

Für die Behandlung von Lymphomen werden primär direkt zytoreduktive Verfahren eingesetzt, die in Form zytotoxisch wirkender Medikamente systemisch, als operative und strahlentherapeutische Maßnahmen hingegen lokal wirksam sind. Weitere Therapieansätze wirken indirekt über eine Modulation der Interaktion von Tumor und Wirt: Die Abhängigkeit der malignen Zellen von Hormonen oder Wachstumsfaktoren kann blockiert, die Versorgung mit Gefäßen verhindert oder das Abwehrsystem des Organismus für die Therapie genutzt werden.

Die Bemühungen, das endogene Abwehrsystem zu rekrutieren, resultieren nicht zuletzt daraus, daß mit Hilfe der o.g. konventionellen Therapieverfahren eine Heilung von niedrigmalignen Lymphomen und rezidivierten hochmalignen Lymphomen nur bei wenigen Patienten möglich ist. Wenngleich die systemische Chemotherapie dramatische Remissionen erzielen kann, so ist doch vielfach eine definitive Elimination der malignen Zellen, insbesondere bei niedrigmalignen Lymphomen, nicht möglich, so daß davon ausgehend mit Rezidiven zu rechnen ist.

Die bislang zur Verfügung stehenden zytostatischen Maßnahmen sind nicht tumor- bzw. lymphomspezifisch. Es ist lediglich die zumeist vorliegende gesteigerte Proliferationsrate der Tumorzellen im Vergleich zu normalen Zellen, die eine gewisse tumorselektive Wirkung möglich macht. Im Regelfall sind die malignen Zellen diesbezüglich jedoch nicht homogen, so daß immer auch eine erhebliche Population vorhanden ist, die sich in dieser Hinsicht nicht von normalen Zellen unterscheidet. Daraus ergibt sich, daß eine zytostatische Chemotherapie mit einer prinzipiellen Limitierung behaftet ist. Eine radikale Tumor- bzw. Lymphomelimination würde in vielen Fällen auch eine radikale Elimination der normalen Zellen bedeuten und stellt damit keine praktikable Therapieoption dar. Bei einer Vielzahl der Patienten ist also davon auszugehen, daß die zytostatische Chemotherapie eine definitive Elimination der malignen Zellen nicht erreicht.

Aus dem Gesagten ergibt sich, daß es wünschenswert ist, die zytostatische Chemotherapie mit Verfahren zu kombinieren, die deren Limitierungen nicht aufweisen. Dieses trifft zu für das zytotoxische Potential des patienteneigenen zellulären Abwehrsystems, das in der Lage ist, Zielzellen unabhängig von ihrem Proliferationsstatus, d.h. auch ruhende Zellen zu eliminieren. Das Ziel einer

Immuntherapie besteht also darin, nach einer maximalen Tumormassenreduktion durch eine Chemotherapie verbleibende Restzellen durch endogene zelluläre Abwehrmechnismen zu beseitigen.

Für eine tumorspezifische Immuntherapie sind in dieser Hinsicht tumorspezifische zytotoxische T-Zellen (CTL) besonders geeignet, da sie die Zielzellen anhand spezifischer Antigene erkennen und eliminieren können (Abb. 1). Es ist zudem bekannt, daß Lymphome und solide Tumoren sog. Tumor-assoziierte Antigene (TAA) exprimieren, die eine tumorspezifische zelluläre Zytotoxizität vermitteln können [1]. Entsprechende Daten liegen sowohl bei murinen als auch bei humanen soliden Tumoren und Lymphomen vor [1, 2]. Bei diesen TAA handelt es sich um Abbauprodukte von Molekülen, die nur oder überwiegend von Tumorzellen produziert werden (Abb. 2). Fragmente dieser tumorspezifischen Proteine werden durch Moleküle des HLA-Systems membranständig präsentiert. Damit ist die Tumorzelle auch nach außen hin als von normalen Zellen unterschieden erkennbar, insbesondere für zytotoxische T-Zellen, die mit Hilfe ihres T-Zell-Rezeptors eben diese von HLA-Molekülen präsentierten Fragmente erkennen. Derartige tumorspezifische zytotoxische T-Zellen sind von verschiedenen Arbeitsgruppen bei Patienten insbesondere mit soliden Tumoren [3–5] gefunden worden. Am Beispiel des spontan regressiven Melanoms konnte gezeigt werden, daß diese Zellen sehr wahrscheinlich die Tumorrückbildung vermitteln [4]. Von den Antigenen, die von den zytotoxischen T-Zellen erkannt werden, sind zwischenzeitlich mehrere identifiziert und kloniert worden, insbesondere beim malignen Melanom, wobei hier die Arbeitsgruppe um T. Boon in Belgien Pionierarbeit geleistet hat. Bei den Lymphomen kommen selbstverständlich primär die idiotypischen Domänen der entsprechenden Immunglobuline als tumorspezifische Zielantigene in Betracht [6].

Das Vorliegen tumorspezifischer Antigene und die Präsenz antigen-spezifischer T-Zellen garantiert jedoch nicht, wie der Verlauf der Tumorerkrankung bei den meisten Patienten zeigt, daß eine wirksame Kontrolle maligner Zellen erfolgt. Dies ist nach gegenwärtigem Wissen darauf zurückzuführen, daß

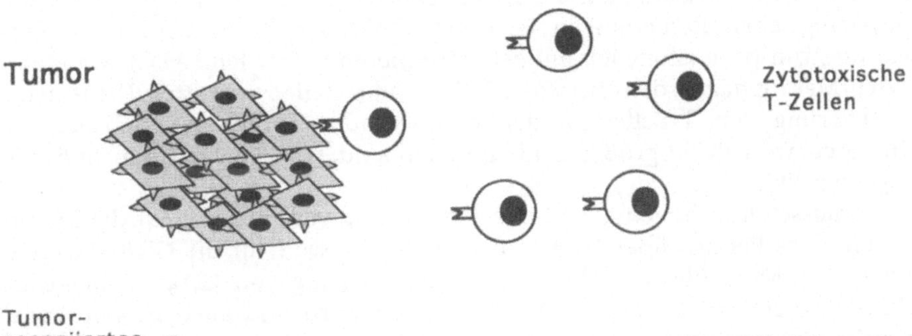

Abb. 1. Zytotoxische T-Zellen erkennen Tumor-assoziierte Antigene mit Hilfe des T-Zell-Rezeptors und können eine tumorspezifische Zytotoxizität vermitteln

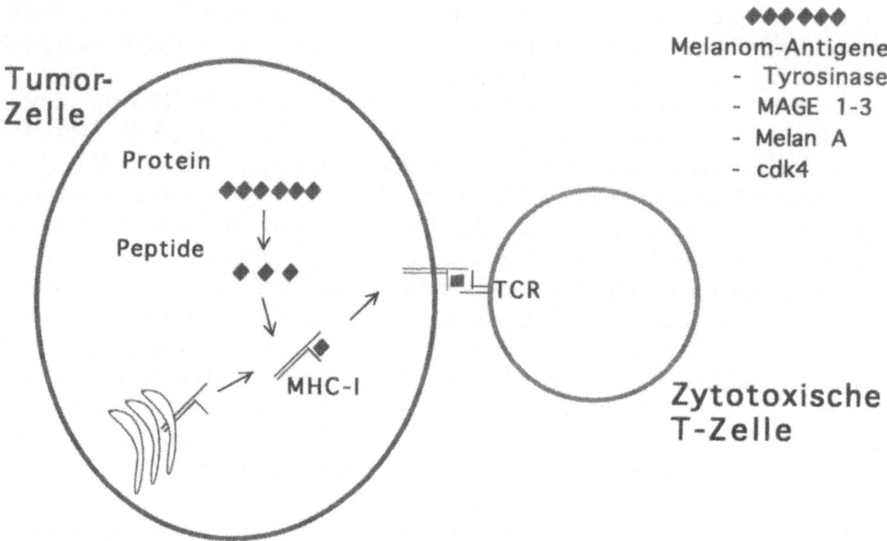

Abb. 2. Präsentation von Peptidantigenen durch Klasse-I-MHC-Moleküle. Intrazelluläre Proteine werden zu Peptiden abgebaut, die sich im endoplasmatischen Retikulum an MHC-Klasse-I-Moleküle binden. Letztere werden membranständig, so daß das MHC-I-gebundene Peptid mit dem T-Zell-Rezeptor der zytotoxischen T-Zelle zu interagieren vermag. Einige der Melanom-spezifischen Peptide bzw. die entsprechenden Proteine sind aufgeführt

die entsprechenden Killerzellen nicht adäquat aktiviert sind. Das heißt, eine wichtige Aufgabe besteht gegenwärtig darin, Verfahren zu entwickeln, die es erlauben, tumorspezifische zytotoxische T-Zellen in vivo und ggf. auch in vitro zu induzieren und zu expandieren. Im Patienten selbst findet eine adäquate Aktivierung nicht statt, da Tumorzellen nicht über die entsprechenden Aktivierungssignale für T-Zellen verfügen. Das trifft auch für die meisten Lymphomzellen zu, obwohl sie vielfach Klasse-II-MHC-Moleküle und zu einem kleinen Prozentsatz auch kostimulatorische Moleküle wie B7.2 exprimieren [7]. Unter physiologischen Bedingungen (z.B. gegen Virusantigene) wird diese Aktivierung von professionellen antigenpräsentierenden Zellen (APC) wie Monozyten/Makrophagen, dendritischen Zellen und B-Zellen vermittelt. Die fehlende Aktivierung von T-Zellen in den drainierenden Lymphknotenarealen von Tumoren, wo APC in großer Zahl zu finden sind, ist gegenwärtig nicht befriedigend geklärt.

Voraussetzung für eine effektive Aktivierung von T-Zellen ist die Präsentation eines Peptids über HLA-Moleküle der Klasse I für die $CD8^+$-CTL und über HLA-Moleküle der Klasse II zur Aktivierung von $CD4^+$ Helferzellen. Dementsprechend kann eine Aktivierung in vitro und auch in vivo erzielt werden, wenn professionelle APC mit tumorspezifischen Peptiden beladen oder mit den entsprechenden Genen transfiziert werden (Abb. 3). Alternativ können Tumorzellen selbst bezüglich ihrer T-Zell-Aktivierung optimiert werden, indem sie mit Genen transfiziert werden, die zur kompletten T-Zell-

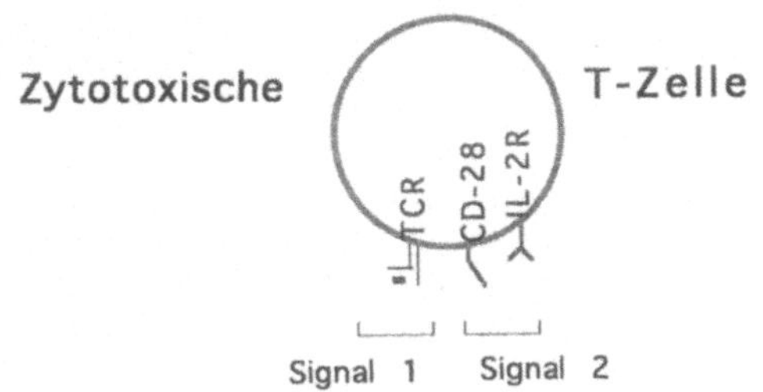

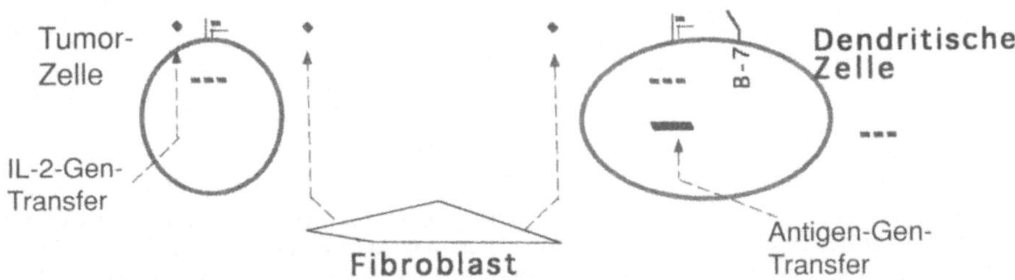

Abb. 3. Aktivierung zytotoxischer T-Zellen (CTL). Voraussetzung für eine Aktivierung der CD8^{+}-CTL ist das Vorhandensein zweier Signale. Signal 1 entspricht den von MHC-Klasse-I-Molekülen präsentierten Peptiden, an die sich der T-Zell-Rezeptor bindet. Signal II ist ein kostimulatorisches Signal, das z. B. über die Interaktion B7.1 – CD28 oder über eine Aktivierung des Interleukin-2-Rezeptors vermittelt werden kann. Tumorzellen sind zumeist MHC-Klasse-I-positiv und können somit Signal 1 vermitteln, nicht aber Signal 2. Letzteres kann sekundär induziert werden durch Transfektion, z. B. des Interleukin-2-Gens, oder durch „bystander"-Zellen (Fibroblasten), die analog transfiziert wurden. Alternativ kann die CTL-Aktivierung durch professionelle Antigen-präsentierende Zellen, z. B. dendritische Zellen induziert werden, die konstitutiv kostimulatorische Signale exprimieren. Das tumorspezifische Antigen wird über Makropinozytose oder Phagozytose von diesen Zellen aufgenommen, kann jedoch auch in Form des kodierenden Gens transfiziert werden

Stimulation notwendig sind. So konnte im Mausmodell gezeigt werden, daß Tumorzellen, die mit einem Interleukin-2-Gen transfiziert wurden und dementsprechend Interleukin-2 produzieren oder mit einem membranständigen Molekül zur T-Zell-Aktivierung, dem B7.1-Molekül, einem sog. Kostimulator, transfiziert wurden, im Sinne einer Vakzine eingesetzt werden können. Auf diese Weise konnten tumorspezifische zytotoxische T-Zellen induziert werden, die in der Lage sind, auch unmodifizierte Tumorzellen zu erkennen und zu vernichten [8].

Daß zytotoxische T-Zellen auch beim Menschen Tumoren vernichten können, ist eindrucksvoll gezeigt worden am Beispiel der Epstein-Barr-Virus-(EBV-)assoziierten Lymphome bei Patienten nach allogener Knochenmarktransplantation. Durch Transfusion EBV-spezifischer zytotoxischer Spenderlymphozyten können diese Lymphome eindrucksvoll zur Remission gebracht werden [9]. Ein weiteres Beispiel ist die Transfusion von Spenderlymphozyten bei Patienten mit chronischer myeloischer Leukämie nach allogener Knochenmarktransplantation. Hier ist an zahlreichen Beispielen gezeigt

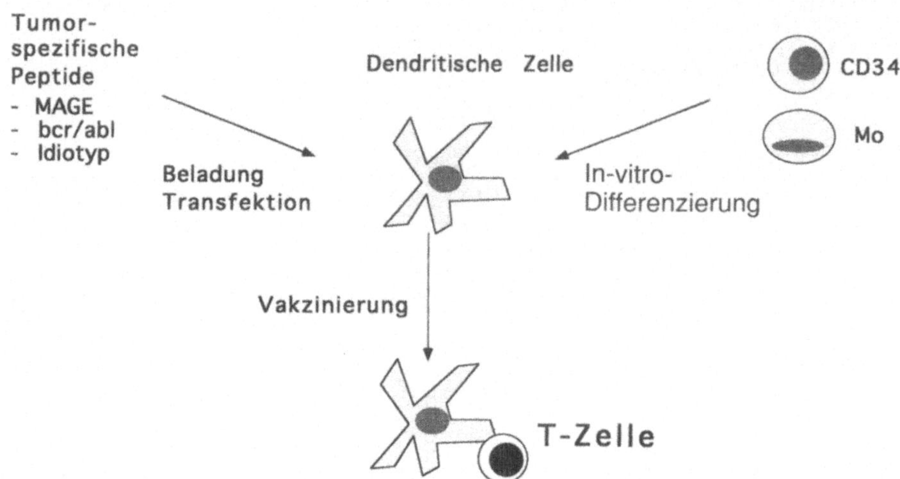

Abb. 4. Vakzination mit peptidbeladenen dendritischen Zellen (*DC*). DC werden aus $CD34^+$ hämatopoetischen Progenitorzellen und Monozyten in vitro ausdifferenziert und anschließend mit Peptiden beladen, die von Proteinen mit Tumorspezifität abgeleitet sind. Anschließend werden die Zellen intravenös appliziert, wandern in Milz und Lymphknoten, um dort tumorspezifische T-Zellen zu induzieren

worden, daß ein Rezidiv der Leukämie nach Transplantation durch die Transfusion zytotoxischer T-Zellen anhaltend zur Remission gebracht werden kann [10].

Bei der klinischen Umsetzung einer Tumorimmuntherapie auf der Basis zytotoxischer T-Zellen beschäftigt sich unsere Arbeitsgruppe – wie einige andere auch – gegenwärtig mit 3 Ansätzen:

1. Tumorzellen, die mit Genen für immunstimulatorische Moleküle transfiziert sind, oder mit „bystander"-Zellen, z. B. Fibroblasten, die analog transfiziert wurden, vermischte Tumorzellen werden als Vakzine eingesetzt, um in vivo tumorspezifische CTL zu induzieren (Abb. 3).
2. Aus Blutzellen des Patienten (Monozyten oder $CD34^+$-Vorläuferzellen) werden in vitro dendritische Zellen ausdifferenziert; diese werden mit tumorspezifischen Peptiden beladen und zur Vakzination in vivo eingesetzt (Abb. 4).
3. Tumorspezifische zytotoxische T-Zellen werden in vitro induziert und auf Zellzahlen expandiert, die nach Retransfusion in den Patienten eine Tumorelimination vermitteln sollen.

Immuntherapie mit genetisch modifizierten Zellen

Klinisch umgesetzt wurde der Therapieansatz 1 durch die Entwicklung einer Kombinationsvakzine, bestehend aus autologen Tumorzellen und Interleukin-2-Gen-transfizierten Fibroblasten [11–13]. Durch Lipofektion mit einem Plasmid, bestehend aus dem CMV-Promotor und der Interleukin-2-cDNA, konnten sowohl primäre humane Fibroblasten als auch die KMST6-Fibroblastenlinie erfolgreich transfiziert werden. Der für die Klinik eingesetzte Fibroblastenklon KMST6.14 produzierte 5300 E/10^6 Zellen/24 h in vitro. Die autologen Tumorzellen wurden aus Biopsiematerial der Patienten über mechanische und enzymatische Dissoziation des Gewebes gewonnen, als Einzelzellsuspensionen expandiert und zur Verwendung als Vakzine tiefgefroren. Die Kombinationsvakzine aus jeweils 2×10^6 Tumorzellen und transfizierten KMST6.14-Zellen wurde vor klinischem Einsatz mit 100 Gy proliferationsinhibierend bestrahlt. Das Material wurde anschließend zu 90 % subkutan und zu 10 % intrakutan verabreicht und zwar an den Tagen 0, 14, 28 und 56. Um die an der Vakzinationsstelle infiltrierenden Zellen charakterisieren zu können, wurden Hautbiopsate 72 h nach der 3. Injektion entnommen. Aus Kontrollgründen wurden bestrahlte autologe Tumorzellen allein und bestrahlte periphere Blutlymphozyten an anderer Stelle intrakutan injiziert. Die Vakzinationsstellen mit autologen Tumorzellen wurden 72 h nach der 1. und 3. Injektion ebenfalls biopsiert, um die auf das Tumormaterial allein reagierenden bzw. infiltrierenden Zellen immunhistochemisch und funktionell in der Kultur zu untersuchen.

Die Injektionen wurden von den Patienten ohne systemische Nebenwirkungen gut vertragen. An der Injektionsstelle zeigte sich eine leichte entzündliche Reaktion, die mit den nachfolgenden Applikationen an Intensität zunahm, allerdings ohne die Patienten merkbar zu beeinträchtigen. Die entzündliche Reaktion an den Injektionsstellen von bestrahlten Tumorzellen allein, die einer Immunreaktion vom verzögerten Typ entspricht (delayed type hypersensitivity reaction, DTH), zeigte eine statistisch signifikante Zunahme der Ausdehnung im Verlauf der Behandlung. Dieses darf als Hinweis darauf gewertet werden, daß tumorspezifische T-Zellen lokal vermehrt, akkumuliert und aktiviert wurden.

Die immunhistochemische Analyse des Biopsiematerials zeigte eine Infiltration durch $CD3^+$-T-Zellen, wobei in der Mehrzahl der Fälle der Anteil der $CD4^+$-Helferzellen den der $CD8^+$-zytotoxischen T-Zellen überwog. Diese immunhistochemischen Daten konnten bestätigt werden durch eine phänotypische Untersuchung der aus dem Biopsiematerial herauspräparierten und in Kultur expandierten T-Zellen. Um eine funktionelle Analyse der T-Zellen zu ermöglichen, war es erforderlich, sowohl eine ausreichende Zahl von ihnen zu expandieren als auch eine autologe Tumorzellinie zu etablieren. Diese Voraussetzungen konnten bei 4 der 15 behandelten Patienten geschaffen werden. Bei 3 dieser 4 Patienten war nach Ablauf der Behandlung eine im Vergleich zu den Kontrollen deutlich stärkere zytotoxische Reaktion gegen autologes im Vergleich zu allogenem Tumormaterial festzustellen, während zu Beginn der Therapie überhaupt keine T-Zellen aus den Vakzinationsbereichen präpariert werden konnten. Bei einer Patientin mit malignem Melanom waren in Ergänzung zu den genannten Befunden auch T-Zellen aus einer Tumormetastase isoliert worden, die ein gleiches Verhalten aufwiesen wie die aus der Vakzinationsstelle präparierten CTL. Eine Analyse des T-Zell-Rezeptors mit Hilfe spezifischer Antikörper, die gegen die V-Subtypen des T-Zell-Rezeptors gerichtet sind, und eine nachfolgende molekulargenetische Analyse des T-Zell-Rezeptors dieser beiden Zellpopulationen zeigte, daß es sich um denselben T-Zellklon handelte, der bereits vor Therapiebeginn die Tumormetastase infiltriert hatte. Die zunehmende Akkumulation und Aktivierung desselben Klons an der Vakzinationsstelle deutet darauf hin, daß Zellen dieses Klons im peripheren Blut zirkuliert hatten und durch die Impfung lokal aktiviert und expandiert wurden. Eine direkte quantitativ Analyse der im Blut zirkulierenden tumorspezifischen zytotoxischen T-Zellen war aus technischen Gründen bislang nicht erfolgreich, wird allerdings weiter verfolgt.

Die Ergebnisse zeigen, daß eine Vakzinationstherapie mit genetisch modifizierten allogenen Fibroblasten in Kombination mit autologen Tumorzellen praktikabel ist und von den Patienten ohne relevante Toxizität vertragen wird. Es läßt sich darüber hinaus eine spezifische Immunantwort gegen Tumorantigene induzieren. Eine objektive Tumorregression war bei den in die Studie eingeschlossenen Patienten mit weit fortgeschrittenen Tumorleiden bislang nicht feststellbar. Wir gehen allerdings davon aus, daß diese Form der Behandlung, zumal da sie weitgehend atoxisch ist, ihren primären Anwendungsbereich in der adjuvanten, d.h. in der Situation minimaler Tumorresterkrankung haben wird. Die Ergebnisse dieser Phase-I-Studie ermöglichen es, in dieser Richtung weiterzugehen.

Immuntherapie mit peptidbeladenen dendritischen Zellen

Da es zum gegenwärtigen Zeitpunkt nicht geklärt ist, welche Form der Induktion tumorspezifischer T-Zellen effektiver ist, der Einsatz genetisch modifizierter Tumorzellen oder die Verwendung professioneller Antigen-präsentierender Zellen, die entweder mit tumorspezifischen Peptiden beladen oder mit den entsprechenden Genen transfiziert sind, hat sich unsere Arbeitsgruppe auch mit dem letztgenannten Ansatz beschäftigt. Parallel zu anderen Arbeitsgruppen haben wir Methoden etabliert, um Langerhans-ähnliche und dendritische Zellen aus $CD34^{+}$ hämatopoetischen Progenitorzellen und Monozyten zu kultivieren (Abb. 4). Besonders hohe Zahlen dendritischer Zellen lassen sich aus peripheren Blutstammzellen [14–16] in vitro differenzieren, wenn sie initial mit hämatopoetischen Wachstumsfaktoren expandiert und anschließend mit Differenzierungs- bzw. „Survival"-Faktoren wie Interleukin-4 und GM-CSF in vitro inkubiert werden. Auf diese Weise lassen sich in vitro Langerhans-Zellen und dentritische Zellen kultivieren, die den Zellen unter physiologischen Bedingungen in vivo sowohl morphologisch als auch phänotypisch und funktionell entsprechen. Funktionell annähernd gleichwertige Zellen lassen sich auch aus Monozyten des peripheren Blutes in vitro differenzieren.

Unter physiologischen Bedingungen besteht die Aufgabe der Langerhans-ähnlichen Zellen in Haut und Schleimhäuten darin, Antigene aufzunehmen und anschließend über die Lymphgefäße zu den Lymphknoten zu wandern (Abb. 5). Auf diesem Wege differenzieren sie zu dendritischen Zellen aus, deren Funktion in der Antigenpräsentation gegenüber T-Zellen besteht, die im Lymphknoten antigenspezifisch aktiviert werden. Dendritische Zellen sind die wirksamsten antigenpräsentierenden Zellen des Organismus und für die Initiation Antigen-spezifischer T-Zell-Reaktionen essentiell.

In einer aktuell anlaufenden Studie werden dendritische Zellen aus Vorläuferzellen des peripheren Blutes von Melanompatienten in vitro kultiviert, dann mit

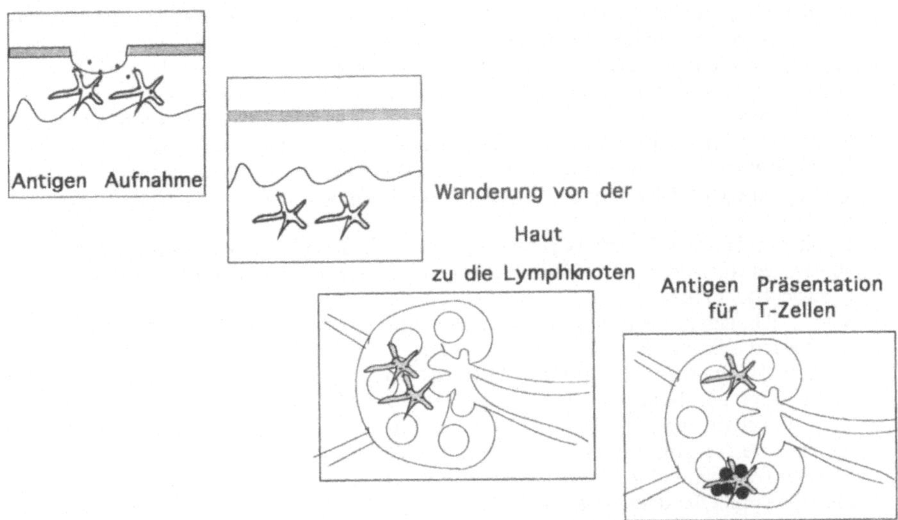

Abb. 5. Physiologie dendritischer Zellen (*DC*). Dendritische Zellen vom Langerhans-Typ befinden sich im Bereich der epithelialen Oberflächen, wo sie Antigene aufnehmen und prozessieren. Nach der Aktivierung wandern sie über die Lymphgefäße in die drainierenden Lymphknoten und transformieren zu interdigitierenden dendritischen Zellen. Als solche sind sie optimiert für die Antigenpräsentation gegenüber T-Zellen

tumorspezifischen Peptiden wie Melan A, MAGE-I und -III und gp100 beladen und anschließend intravenös appliziert. Wir gehen davon aus, daß diese Zellen die Lymphknoten besiedeln und dort lokal zu einer Antigen-spezifischen Aktivierung von T-Zellen führen. Die prinzipielle Möglichkeit und auch immunologische Effektivität dieses Ansatzes wurde bereits in Pilotstudien anderer Arbeitsgruppen wahrscheinlich gemacht [17, 18]. Vorläufig ist das Melanom bezüglich immunologischer Zielantigene am besten charakterisiert und für derartige experimentelle Therapieansätze besonders geeignet. Selbstverständlich ist unter Einsatz von idiotypspezifischen Peptiden und ggf. anderen lymphomspezifischen Antigenen auch bei malignen Lymphomen ein derartiger Vakzinationsansatz möglich.

Die 3. Modalität der Tumorimmuntherapie, nämlich der Einsatz von in vitro aktivierten und expandierten tumorspezifischen zytotoxischen T-Zellen, befindet sich gegenwärtig noch in der experimentellen Phase. Entscheidendes Problem ist nach wie vor eine adäquate Expansion dieser Zellen. Es ist jedoch durchaus denkbar, daß dieser letztgenannte Ansatz der effektivste unter den genannten sein könnte und im Rahmen eines integrierten Therapiekonzeptes den o.g. Vakzinationsansätzen zeitlich vorgeschaltet wird.

Literatur

1. Boon T, Cerottini JC, Van den Eynde B, van der Bruggen P, Van Per A (1994) Tumor antigens recognized by lymphocytes. Ann Rev Immunol 12:337–365
2. van Pel A, van der Bruggen P, Coulie PG et al. (1995) Genes coding for tumor antigens recognized by cytolytic T lymphocytes. Immunol Rev 145:229–50

3. van der Bruggen, Traversari C, Chomez P et al. (1991)A gene encoding an antigen recognized by cytolytic T-lymphocytes on a human melanoma. Science 254:1642–1647
4. Mackensen A, Carcelain G, Viel S et al. (1994) Direct evidence to support the immunsurveillance concept in a human regressive melanoma. J Clin Invest 93:1397–1402
5. Wölfel T, Hauer M, Schneider J et al. (1995) A p161NK4a-insensitive CDK4 mutant targeted by cytolytic T lymphocytes in a human melanoma. Science 269:1281–1284
6. Levy K, Hatzubia A, Brown S, Maloney D, Dilley J (1982) Immunoglobulin idiotype: A tumor-specific antigen for human B-cell lymphomas. Malignant Lymphoma, chapt 5. Academic Press, New York
7. Schultze JS, Card AA, Freeman Gj et al. (1995) Follicular lymphomas can be induced to present alloantigen efficiently: A conceptual model to improve their tumor immunogenicity. Proc Natl Acad Sci USA 92:8200
8. Viret C, Lindemann A (1997) Tumor immunotherapy by vaccination with cytokine gene transfected cells. Int Rev Immunol 14:193–212
9. Heshop HE, Brenner MK, Rooney CM (1994) Donor T cells as therapy for EVG lymphoproliferation post bone marrow transplant. N Engl J Med 331:679
10. Kolb HJ, Schattenberg A, Goldman JM et al. (1995) Graft-versus-leukemia effect of donor lymphocyte transfusions in marrow grafted patients. European Group for Blood and Marrow Transplantation Working Party Chronic Leukemia. Blood 86:2041–2050
11. Mertelsmann R, Lindemann A, Boehm T et al. (1995) Pilot study for the evaluation of T-cell-mediated tumor immunotherapy by cytokine gene transfer in patients with malignant tumors. J Mol Med 73:205–206
12. Veelken H, Mackensen A, Lahn M et al. (1997) A phase I clinical study of autologous tumor cells plus interleukin-2-gene-transfected allogeneic fibroblasts as a vaccine in patients with cancer. Int. J Cancer 70:269–277
13. Mackensen, A, Veelken H, Lahn M et al. (1997) In situ amplification of cytotoxic T-lymphocytes with antituor activity in two melanoma patients by immunization awith autologous tumor cells and interleukin-2 transduced fibroblasts. J Mol Med 75:290–296
14. Mackensen A, Herbst B, Köhler G et al. (1995) Delineation of the dendritic cell lineage by generating large numbers of Birbeck granule-positive Langerhans cells from human peripheral blood progenitor cells in vitro. Blood 86:2699–2707
15. Herbst B, Fisch P, Mackensen A et al. (1996) Potent presentation of soluble protein antigens by in vitro-generated dendritic cells from peripheral blood $CD34^+$ progenitor cells. Symp Immun VI 9867:103–109
16. Herbst B, Köhler G, Mackensen A et al. (1996) In vitro differentiation of $CD34^+$ hematopoietic progenitor cells towards distinct dendritic cell subsets of the Birbeck-granule and MIIC-positive Langerhans cell- and the interdigitating dendritic cell type. Blood 88: 2541–2548
17. Hsu FJ, Benike C, Fagnoni F et al. (1996) Vaccination of patients with B-cell lymphoma using autologous antigen-pulsed dendritic cells. Nature Med 2:52
18. Mukherji B, Chakraborty NG, Yamasaki S J et al. (1995) Induction of antigen-specific cytolytic T cells in situ in human melanoma by immunization with synthetic peptide-pulsed autologous antigen presenting cells. Proc Natl Acad Sci USA 92:8078–8082

Teil III

Klinik

Strahlentherapie als kuratives Therapiekonzept für nodale zentroblastisch-zentrozytische Non-Hodgkin-Lymphome in lokalisierten Stadien

A. Hoederath · H. Sack

Einleitung

Die primäre Strahlentherapie bietet für zentroblastisch-zentrozytische (CB-CC-) Lymphome in den frühen Stadien CS I und II einen kurativen Therapieansatz. Auch im Stadium CS III mit kleiner Tumorlast kann durch eine alleinige Radiotherapie ein kuratives Behandlungsziel erreichbar sein. Langzeitergebnisse aus der jüngeren Vergangenheit belegen die hohe Strahlensensibilität der Lymphomzellen und rechtfertigen den Einsatz der Radiotherapie als Primärbehandlung in limitierten Stadien [2, 3, 5, 17, 22].

Besonderheiten des CB-CC-Lymphoms

Zentroblastisch-zentrozytische Lymphome bilden aus klinischer Sicht eine Einheit, die sich von den übrigen Non-Hodgkin-Lymphomen niedriger Malignität abhebt. Das follikuläre CB-CC-Lymphom entspricht weitgehend dem Lymphoblastom Brill-Symmers der alten deutschen Einteilung und umfaßt einen großen Teil der nodulären Lymphome der Rappaport-Klassifikation [20]. Nach der Working Formulation [23] entspricht das follikuläre und follikulär-diffuse CB-CC-Lymphom der Kiel-Klassifikation [10] im wesentlichen dem kleinzelligen, follikulären Lymphom mit gekerbten Zellkernen und dem gemischten follikulären Lymphom mit kleinen, gekerbten und großen Zellen; die diffuse Variante findet ihr Pendant in der Working Formulation als intermediär maligne Subform des diffus gemischten, klein- und großzelligen Lymphoms.

Das klassische CB-CC-Lymphom (Kiel-Klassifikation) besteht aus einer Mischung von Zentrozyten (gekerbte Zellen, die aus dem Keimzentrum stammen) und Zentroblasten (große nichtgekerbte Zellen des Keimzentrums). Die Zentrozyten dominieren das Bild; Zentroblasten sind gewöhnlich in der Minderzahl, sind aber definitionsgemäß immer vorhanden.

Die rein follikuläre Variante dominiert mit 50–70 %, gefolgt von dem follikulär-diffusen Wachstumstyp mit 25–40 % [10]. Die diffuse Infiltration (5 %) ist wahrscheinlich mit einer schlechteren Prognose verbunden.

Die Homogenität der CB-CC-Lymphome als eigene Entität wird durch den nahezu konstanten Nachweis der chromosomalen Translokation t(14;18) unterstrichen [9]. Die Wahrscheinlichkeit der Transformation in ein höhergradig malignes Lymphom (meist zentroblastisches Lymphom) nimmt mit der Häufigkeit von numerischen oder strukturellen zytogenetischen Anomalien zu und ist bei CB-CC-Lymphomen größer als bei anderen niedrigmalignen Lymphomen. Das sekundäre hochmaligne Lymphom ist mit einer ungünstigen Prognose verbunden.

Klinischer Verlauf

Der klinische Verlauf der CB-CC-Lymphome ist in der Regel so indolent, daß nur etwa $^1/_4$ der betroffenen Patienten bei Diagnosestellung ein begrenztes Ausbreitungsstadium CS I und II nach der Ann-Arbor-Klassifikation aufweisen [1]. Nach klinischer Erfahrung breitet sich das Lymphom vom unifokalen Ursprung diskontinuierlich aus und befällt distant liegende Lymphknotenregionen.

Methodik der Strahlentherapie

Länger als andere niedrigmaligne Lymphome bleibt das CB-CC-Lymphom auf das lymphatische System beschränkt und kann durch entsprechende Auswahl der Bestrahlungsvolumina mit einer alleinigen Strahlentherapie in eine anhaltende Remission gebracht werden [3, 4, 15].

Für die Krankheitsstadien CS I und II einschließlich CS III mit geringer Tumormasse wurde im Zeitraum von Januar 1986 bis August 1993 eine multizentrische, prospektive, nichtrandomisierte Strahlentherapiestudie durchgeführt. Ziel der Studie war die Prüfung der Wirksamkeit einer alleinigen Strahlentherapie durch Anwendung einer einheitlichen Histologie und Festlegung der Zielvolumina und Strahlendosis.

Nachfolgend werden nur das strahlentherapeutische Therapieprinzip und einige wesentliche Ergebnisse aufgeführt.

Patienten und Methoden

In die Studie wurden 117 Patienten (66 Männer, 51 Frauen) aus 20 Kliniken mit histologisch gesicherten nodalen CB-CC-Lymphomen der klinischen Stadien CS I–III eingebracht. Die Stadieneinteilung folgte der Ann-Arbor-Klassifikation. Ausschlußkriterien waren eine Lymphomgröße >5 cm, mehr als 5 befallene Lymphknotenregionen, extranodale Lymphommanifestationen einschließlich Beteiligung des Waldeyer-Rachenringes, Vorbehandlungen mit Strahlen- oder Chemotherapie, Zweitneoplasien und schwerwiegende andere Erkrankungen.

Patientencharakteristika

- 66 Männer, 51 Frauen
- Alter: Median 51 (20–79) Jahre
- <40 Jahre: 20 Patienten
- 40–60 Jahre: 63 Patienten
- > 60 Jahre: 34 Patienten
- Stadium CS I 60 (51%) (> 60 Jahre 20)

- Stadium CS II 40 (34%) (> 60 Jahre 10)
- Stadium CS III 17 (15%) (> 60 Jahre 4)

Histologischer Subtyp (Kiel-Klassifikation)

- nicht klassifiziert 49%
- follikulär 38%
- follikulär und diffus 8%
- diffus 5%

Die Nachbeobachtungszeiten liegen zwischen 8 und 120 Monaten, im Median bei 68 Monaten.

Behandlungskonzept

Im Stadium CS I und II mit supradiaphragmalem Befall erfolgte eine subtotalnodale Strahlenbehandlung [klassisches Mantelfeld + Paraaortalfeld; bei mediastinalem Befall + gesamtes Abdomen („abdominelles Bad")]. Im Stadium CS I mit infradiaphragmalem Befall bei inguinaler Primärmanifestation wurde die Strahlenbehandlung auf das „abdominelle Bad" beschränkt. In Stadium CS I mit paraaortaler oder iliakaler Manifestation und im CS II/III erfolgte eine totalnodale bzw. total-lymphatische Strahlentherapie. Die Großfelder (extended field) wurden mit einer Basisdosis von 26 Gy in konventioneller Fraktionierung (26 Gy/2.0 Gy supradiaphragmal und 25,5 Gy/1,5 Gy infradiaphragmal) behandelt und die Befallsregionen (involved field) wurden mit 10 Gy aufgesättigt. Die akute Toxizität der großvolumigen Strahlentherapie war moderat. Es war keine therapiebedingte Letalität zu verzeichnen.

Ergebnisse

Die Überlebensrate aller Patienten in allen Stadien betrug 86% nach 5 Jahren (im Stadium CS I 88%, CS II 86%, CS III 81%). Die Wahrscheinlichkeit der Rezidivfreiheit aller Patienten und Stadien betrug 70% nach 5 Jahren (im Stadium CS I 74%, CS II 69%, CS III 52%) (Abb. 1 und 2).

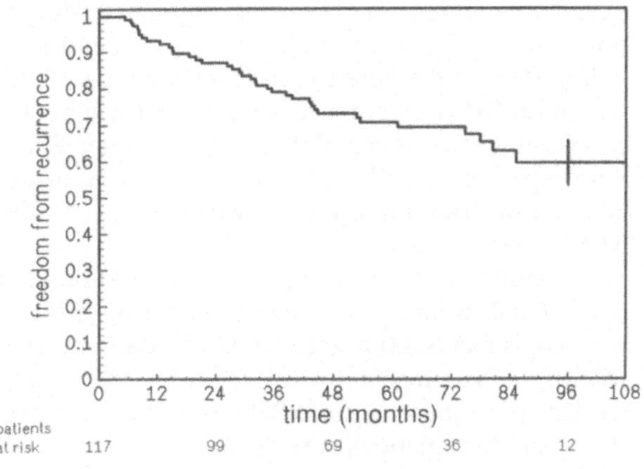

Abb. 1. Rezidivfreies Überleben aller Patienten. Die Standardabweichung der rezidivfreien Überlebensrate nach 8 Jahren wird durch den *vertikalen Fehlerbalken* angezeigt

Abb. 2. Rezidivfreies Überleben aller Patienten in Abhängigkeit vom Stadium. Die Standardabweichung der rezidivfreien Überlebensrate nach 8 Jahren für die Stadien I und II und nach 6 Jahren für das Stadium III wird durch den *vertikalen Fehlerbalken* angezeigt

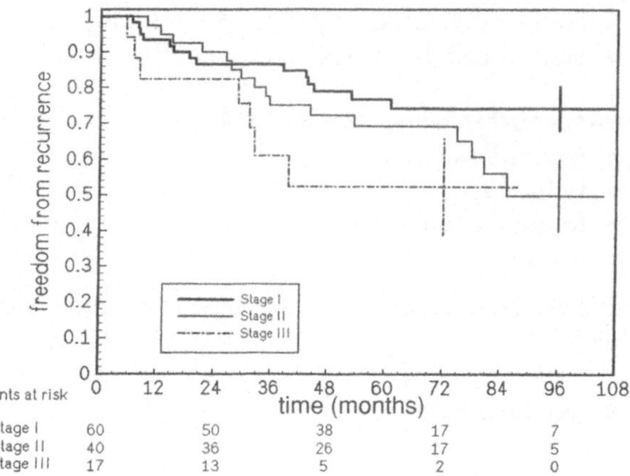

Tabelle 1. Charakteristika der Rezidivpatienten: Rezidivmuster, Altersgruppierung und Stadium

	CS I	CS II	CS III
<40 Jahre	2/6	4/8	2/7
40–60 Jahre	7/34	8/22	2/6
>60 Jahre	5/20	4/10	3/4
$\sum$	14/60	16/40	7/17
Rezidivmuster nach Bestrahlungsfeld (n = 37)			
involved field + extended field	46%		
outfield ± Knochenmark	54%		

Die Strahlentherapie induzierte bei 91% der Patienten mit makroskopischem Lymphom zu Therapiebeginn eine komplette Remission, bei 9% der Patienten war eine partielle Remission zu verzeichnen. Im Stadium CS I wiesen bereits 82% der Patienten vor Strahlentherapie nach diagnostischer Lymphomexstirpation und Staging eine klinisch komplette Remission auf.

Von den 117 Patienten erlitten 32% ein Rezidiv (14/60 in CS I, 16/40 in CS II, 7/17 in CS III) nach einer medianen Zeit von 32 (5–85) Monaten. Innerhalb von 2,5 Jahren entwickelten sich bereits 50% der Rezidive. Die Charakteristika der Rezidivpatienten und das Rezidivmuster sind in Tabelle 1 wiedergegeben. Innerhalb der Bestrahlungsfelder (involved und extended field) waren 46% der Rezidive zu verzeichnen.

Bei multivariater Analyse wurden die Parameter Stadium, Alter, Geschlecht, Befallslokalisation, makroskopischer Tumor vor Therapiebeginn und histopathologischer Subtyp untersucht. Für das Überleben war lediglich das Alter der wichtigste Prognosefaktor mit günstigster Prognose der 40- bis 60jährigen Patienten (p = 0,002). Für die Rezidivfreiheit war der makroskopische Lymphomstatus zu Therapiebeginn relevant (p = 0,04).

Diskussion

Während die therapeutischen Möglichkeiten bei meist in fortgeschrittenen Krankheitsstadien diagnostizierten Erkrankungen noch kein kuratives Potential erkennen lassen, ist die dominierende Therapiemodalität in der Behandlung loko-regional begrenzter Ausbreitungsstadien die Strahlentherapie [6, 7, 11, 19, 25].

Cb-CC-Lymphome metastasieren früh und diskontinuierlich in die Lymphknoten des Körperstamms, so daß sie mit einer alleinigen Strahlentherapie nur durch entsprechende Auswahl der Zielvolumina in eine anhaltende Remission gebracht werden können. Die internationale Literatur bietet für diese Diskussion keine präzisen Anhaltspunkte, da die CB-CC-Lymphome nur in der Kiel-Klassifikation und jetzt auch in der R.E.A.L.-Klassifikation als gesonderte Entität abgegrenzt werden und in der angloamerikanischen Literatur mit den Klassifikationen nach Rappaport oder der Working Formulation nicht einheitlich ausgewiesen sind. Ungeachtet der unterschiedlichen Klassifikationssysteme belegen die verschiedenen Therapiestudien die hohe Strahlensensibilität und damit das hohe kurative Potential der Strahlentherapie bei niedrigmalignen Lympho-

Tabelle 2. Ergebnisse einer primären Strahlentherapie der Stadien I und II nodaler niedrigmaligner follikulärer Lymphome (*IF* involved field, *EF* extended field, *TNI* total nodal irradiation)

Autor Technik u. Dosis	n	5 Jh	10 Jh	5 Jh	10 Jh
		Rezidivfreies ÜL(%)		ÜL(%)	
Chen 1979[a] [2] EF 20, TNI 6 25–36 Gy (IF 40–45 Gy)	26	83		100	
Paryani 1983[a] [17] IF 35, EF 53, TNI 36 35–50 Gy	124	62	54	84	68
Gospodarowicz 1984[a] [5] IF 20–40 Gy	190	56	53	73	58
McLaughlin 1986[b] [12] IF 30–40 Gy	50	37		73	
Lawrence 1988[b] [8] IF 13, EF 19, TNI 6 IF 23–55 Gy, EF 16–46 (IF 30–46) TNI 20–35 Gy (+ boost)	38	60	48	84	70
Taylor 1988[a] [22] IF/EF 30–40 Gy	34			82	
Pendlebury 1995[b] [18] IF 30, EF 28 30–54 Gy	58	59	43	93	79

[a] Rappaport-Klassifikation [20].
[b] Working Formulation [23].

men in frühen Stadien [2, 5, 15, 17, 21]. Die Mitteilungen in der Literatur weisen Fünfjahresüberlebensraten von 73–100% aus, verbunden mit einem rezidivfreien Überleben von 37–83% nach 5 Jahren. In Tabelle 2 werden repräsentative klinische Ergebnisse zusammengefaßt.

Ungesichert ist der Stellenwert einer kombinierten Chemo-Strahlentherapie in den frühen Stadien [12, 13, 24]. Es liegen wenige kontrollierte Studien zur adjuvanten Chemotherapie vor, die eine günstigere Prognose für kombiniert behandelte Patienten im Stadium CS I/II andeuten [14, 16, 24]. In der nichtrandomisierten prospektiven Studie von McLaughlin et al. 1991 [14] wurde das rezidivfreie Überleben kombiniert behandelter Patienten mit einer historischen Kontrollgruppe verglichen, die einer Involved-field-Behandlung zugeführt worden war. Da eine kleinvolumige Strahlentherapie der diskontinuierlichen Krankheitsausbreitung eines CB-CC-Lymphoms nicht gerecht wird, wird der ungünstigere krankheitsfreie Verlauf dieser Patientengruppe nach alleiniger Radiotherapie verständlich.

Schlußfolgerungen

Basierend auf den Daten der Literatur und unter Würdigung der repräsentativen Ergebnisse der deutschen Strahlentherapiestudie können Patienten mit CB-CC-Lymphomen in den klinischen Stadien I und II mit einer Strahlentherapie in kurativer Zielsetzung behandelt werden.

Die Ergebnisse der prospektiven Therapiestudie legen eine Intensivierung der Strahlendosis zur lokalen Tumorkontrolle nahe, lassen jedoch noch keine endgültigen Standardempfehlungen hinsichtlich des minimal möglichen Zielvolumen zu. Das stadienadaptierte Zielvolumenkonzept mit angehobener Strahlendosis wird Gegenstand der Prüfung einer Nachfolgestrahlentherapiestudie für nodale CB-CC-Lymphome in frühen Stadien sein.

Zusammenfassung

Die primäre Strahlentherapie ist die Therapie der Wahl für niedrigmaligne Non-Hodgkin-Lymphome im limitierten Stadium I und II. Bei annähernd 50% der Patienten lassen sich durch eine Radiotherapie eine dauerhaft anhaltende Remission und potentielle Heilung erreichen. Das Design der Strahlentherapie verschiedenster Studien ist hinsichtlich der Wahl der Zielvolumina (involved field bis total-nodale Bestrahlung), der Strahlendosis sowie einer kombinierten Strahlen-Chemotherapie außerordentlich heterogen. Diesen Studien lagen dominant die histologischen Klassifikationen nach der Working Formulation und Rappaport zugrunde.

Ziel einer prospektiven multizentrischen deutschen Strahlentherapiestudie war die Prüfung der Wirksamkeit eines definierten Dosis- und Volumenkonzeptes bei Patienten mit zentroblastisch-zentrozytischen Lymphomen (Kiel-Klassifikation) der klinischen Stadien CS I–III.

Literatur

1. Brittinger G, Bartels H, Common H et al. (1986) Klinische und prognostische Relevanz der Kiel-Klassifikation der Non-Hodgkin-Lymphome. Onkologie 9:118–125
2. Chen M, Prosnitz L, Gonzalez-Serva A , Fischer D (1979) Results of radiotherapy in control of stage I and II non-Hodgkin's lymphoma. Cancer 43:1245–1254
3. Cox J, Komaki R, Kun L, Wilson F, Greenberg M (1981) Stage III nodular lymphoreticular tumors (non-Hodgkin's lymphoma): Results of central lymphatic irradiation. Cancer 47: 2247–2252
4. Glatstein E, Fuks Z, Goffinet D, Kaplan HS (1976) Non-Hodgkin's lymphomas of stage III extent. Is total lymphoid irradiation appropriate treatment? Cancer 37:2806–2812
5. Gospodarowicz M, Bush R, Brown T, Chua T (1984) Prognostic factors in nodular lymphomas: A multivariate analysis based on the Princess Margret Hospital Experience. Int J Radiat Oncol Biol Phys 10:489–497
6. Hoppe R (1985) The role of radiation therapy in the management of the non-Hodgkin's lymphomas. Cancer 55:2176–2183
7. Horning SJ (1994) Treatment approaches to the low-grade lymphomas. Blood 83:881–884
8. Lawrence T, Urba W, Steinberg S, Sundeen J, Cossman J, Young R, Glatstein E (1988) Retrospective analysis of stage I and II indolent lymphomas at the National Cancer Institute. Int J Radiat Oncol Biol Phys 14:417–424
9. LeBeau MM (1990) Chromosomal abnormalities in non-Hodgkin's lymphomas. Semin Oncol 17:20–29
10. Lennert K, Feller AC (1992) Histopathology of non-Hodgkin's lymphomas (Based on the updated Kiel Classification), 2. Aufl. Springer, Berlin Heidelberg New York Tokyo
11. Longo DL (1993) What's the deal with follicular lymphomas? J Clin Oncol 11:202–208
12. McLaughlin P, Fuller L, Velasquez W, Sullivan-Halley L, Butler J, Cabanillas F (1986) Stage I–II follicular lymphoma: Treatment results for 76 patients. Cancer 58:1596–1602
13. McLaughlin P, Fuller L, Velasquez W, Butler L, Hagemeister F, Sullivan-Halley L, Dixon D (1987) Stage III follicular lymphoma: Durable remissions with a combined chemotherapy-radiotherapy regimen. J Clin Oncol 5:867–874
14. McLaughlin P, Fuller L, Redmann J et al. (1991) Stage I-II low-grade lymphomas: a prospective trial of combination chemotherapy and radiotherapy. Ann Oncol 2(Suppl 2): 137–140
15. Mendenhall NP, Million RR (1989) Comprehensive lymphatic irradiation for stage II–III non-Hodgkin's lymphoma. Am J Clin Oncol 12:190–194
16. Monfardini S, Banfi A, Bonadonna G, Rilke F, Milani F, Valagussa P, Lattuada A (1980) Improved five year survival after combined radiotherapy for stage I–II non-Hodgkin' s lymphoma. Int J Radiat Oncol Biol Phys 6:125–134
17. Paryani S , Hoppe R, Cox R Colby T, Rosenberg SA, Kaplan HS (1983) Analysis of non-Hodgkin's lymphomas with nodular and favorable histologies, stage I and II. Cancer 52:2300–2307
18. Pendlebury S, Awadi MEl, Brada M, Horwich A (1995) Radiotherapy results in early stage low grade nodal non-Hodgkin's lymphoma. Radiotherapy Oncology 36:167–171
19. Portlock CS (1990) Management of the low-grade non-Hodgin's lymphomas. Semin Oncol 17:51–59
20. Rappaport H (1966) Tumors of the hematopoietic system In: Atlas of Tumor Pathology, section 3, fascicle 8. Armed Forces Institute of Pathology, Washington DC, USA
21. Soubeyran P, Eglobali H, Bonichon F (1991) Low grade follicular lymphomas: Analysis of prognosis in a series of 281 patients. Eur J Cancer 27:1606–1603
22. Taylor RE, Allan S, McIntyre M, Kerr G, Taylor A, Ritchie G, Leonard R (1988) Low grade stage I and II non-Hodgkin's lymphoma: results of treatment and relapse pattern following therapy. Clin Radiol 39:287–290
23. The Non-Hodgkin's Lymphoma Pathologic Classification Project. (1982) National Cancer Institute Sponsered Study of Classifications of Non-Hodgkin's Lymphomas. Summary and description of a Working Formulation for Clinical Usage. Cancer 49:2112–2135

24. Yahalom H, Varsos G, Fuks Z, Myers, Clarkson B, Straus D (1993) Adjuvant cyclophosphamide, doxorubicin, vincristine, and prednisone chemotherapy after radiation therapy in stage I low-grade and intermediate-grade non-Hodgkin lymphoma. Cancer 71:2342–2350
25. Young R, Longo D, Glatstein E, Ihde D, Jaffe E, Jr DeVita VT (1988) The treatment of indolent lymphomas: Watchful waiting vs. aggressive combined modality treatment. Semin Hematol 25(Suppl 2):11–16

Therapie der zentroblastisch-zentrozytischen und zentrozytischen Lymphome in fortgeschrittenen Stadien – Ergebnisse der Deutschen Studiengruppe zur Behandlung niedrigmaligner Lymphome

W. Hiddemann · M. Unterhalt · R. Herrmann · M. Tiemann · R. Parwaresch · H. Stein · L. Trümper · M. Nahler · M. Reuss-Borst · C. Tirier · A. Neubauer · M. Freund · E.-D. Kreuser · H. Dietzfelbinger · H. Bodenstein · A. Engert · R. Stauder · H. Eimermacher · K. Landys

Einleitung

Niedrigmaligne Lymphome stellen eine heterogene Gruppe von Erkrankungen dar, die durch einen mehrjährigen klinischen Spontanverlauf und eine geringe Proliferationsaktivität gekennzeichnet sind. Dank molekularer und zytogenetischer Methoden sind in den vergangenen Jahren zunehmende Einblicke in ihre Pathogenese gewonnen worden. So weisen die zentroblastisch-zentrozytischen (CB-CC) Lymphome eine Translokation zwischen den Chromosomen 14 und 18 auf, die zu einer Anlagerung des bcl-2-Gens an das Gen für die schwere Kette der Immunglobuline führt. Diese Umlagerung induziert eine Überexpression des bcl-2-Produkts und eine damit verbundene Hemmung des physiologischen Prozesses der Apoptose [11, 20, 21]. Zentrozytische (CC)Lymphome sind dagegen mit der Translokation t(11;14) assoziiert, die eine Deregulation des Cyclin-D1-Gens bewirkt und zu einer Expansion von Zellen aus der Lymphknotenmantelzone führt [13, 18, 19].

Im Gegensatz zu den zunehmenden Erkenntnissen über die Pathogenese maligner Lymphome sind die Fortschritte in ihrer Behandlung vergleichsweise gering und die Prognose von Patienten mit derartigen Erkrankungen hat sich in den letzten Jahrzehnten kaum verändert. So beträgt die mediane Überlebenszeit von CB-CC-Lymphomen ca. 5–8 Jahre, während die mittlere Lebenserwartung für Patienten mit CC-Lymphomen im Bereich von 3 Jahren liegt [1, 3, 4, 9, 10].

Mit dem Ziel, die therapeutische Perspektive für Patienten mit CB-CC- und CC-Lymphomen zu verbessern, begann die Deutsche Studiengruppe zur Behandlung niedrigmaligner Lymphome 1988 eine Prüfung, bei der die Effektivität von 2 zytoreduktiven Chemotherapien prospektiv randomisiert miteinander verglichen wurde. Bei Patienten, die nach erfolgreicher initialer Behandlung eine komplette oder partielle Remission erreichten, wurde nach einer zweiten Randomisation der Einfluß einer Erhaltungstherapie mit Interferon-α (IFN) auf das ereignisfreie Überleben im Vergleich zu alleiniger Nachbeobachtung analysiert [8].

Patienten, Therapieprotokoll und Methoden

In die vorliegende Studie wurden Patienten im Alter zwischen 18 und 75 Jahren mit nicht vorbehandelten zentroblastisch-zentrozytischen und zentrozytischen Lymphomen aufgenommen. Während Patienten mit zentrozytischen Lymphomen unmittelbar nach Diagnosestellung für die beiden alternativen Therapiestrategien randomisiert und behandelt wurden, wurden Fälle mit CB-CC-Lymphomen nur bei Vorliegen folgender Kriterien der Therapiebedürftigkeit eingeschlossen:

1. Vorhandensein von B-Symptomen und/oder
2. Beeinträchtigung der Hämatopoese mit <1500/mm³ Granulozyten und/oder <100 000/mm³ Thrombozyten und/oder <10,0 g/dl Hämoglobin und/oder
3. progressive Erkrankung und/oder
4. große Lymphommasse („bulky disorder").

Wie in Abb. 1 dargestellt, beinhaltete das Studienkonzept 2 Fragestellungen, die prospektiv randomisiert geklärt werden sollten:

1. den Vergleich der Antilymphomaktivität der Standardkombination von Cyclophosphamid, Vincristin und Prednison (COP) im Vergleich zu der anthrachinonhaltigen Kombination von Prednimustin und Mitoxantron (PmM);
2. den Einfluß von Interferon-α auf die Remissionsdauer im Vergleich zu einer unbehandelt bleibenden Patientengruppe.

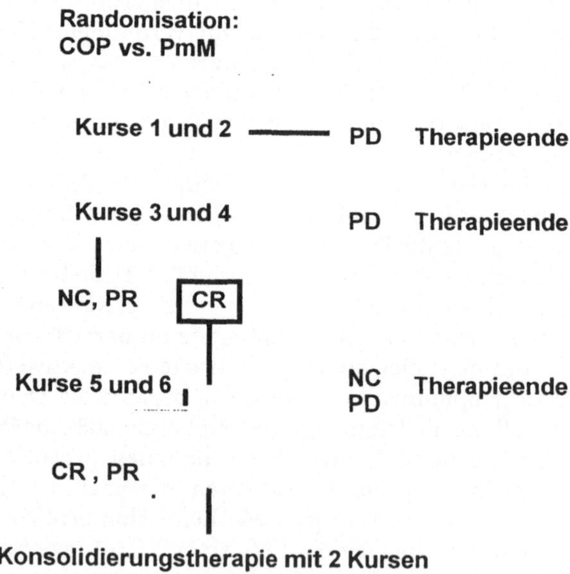

Abb. 1. Konzept der Studie zur initialen zytoreduktiven Chemotherapie mit PmM vs. COP der Deutschen Studiengruppe zur Behandlung niedrigmaligner Lymphome

CR: Vollremission;
PR: Teilremission;
NC: Keine Veränderung;
PD: Progrediente Erkrankung.

Die COP-Kombination bestand aus Cyclophosphamid, 400 mg/m²/Tag, Tag 1–5, Vincristin, 1,4 mg/m²/Tag (max. 2,0 mg) am Tag 1 und Prednison, 100 mg/m²/Tag, Tag 1–5. Die COP-Kombination wurde alle 3 Wochen wiederholt.

Das PmM-Regime beinhaltete Prednimustin, 100 mg/m²/Tag, Tag 1–5 und Mitoxantron, 8 mg/m²/Tag an den Tagen 1 und 2. Die PmM-Zyklen wurden alle 4 Wochen wiederholt.

Beide Protokolle wurden in Abhängigkeit vom therapeutischen Ansprechen maximal 6mal wiederholt. Patienten, die eine komplette oder partielle Remission erreichten, erhielten 2 weitere Chemotherapiekurse zur Konsolidierung.

Patienten, die im Rahmen der zweiten Randomisation der Erhaltungstherapie mit Interferon-α zugeordnet wurden, erhielten Interferon-α in einer Anfangsdosis von 5 Mio. Einheiten 3mal pro Woche. Die Dosis von Interferon wurde an potentielle Nebenwirkungen adaptiert und in 2 Stufen auf eine minimale Dosis von 1 Mio. 3mal pro Woche reduziert.

Ergebnisse

Zwischen Mai 1989 und Juli 1996 wurden 525 Patienten in die Studie aufgenommen. 412 Patienten hatten CB-CC-Lymphome, 83 Patienten litten an CC-Lymphomen. Bei 30 Patienten lag eine andere Lymphomentität vor, so daß diese von der weiteren Auswertung ausgeschlossen werden mußten. Zum Zeitpunkt der Evaluation waren 352 Fälle voll auswertbar. Von diesen erhielten 169 Patienten eine Therapie mit COP, während 183 Fälle der PmM-Behandlung zugeordnet wurden. Wie in Tabelle 1 dargestellt, war die Gesamtansprechrate nach beiden Therapieprotokollen mit 85% nach COP und 86% nach PmM nahezu identisch. PmM führte hingegen zu einer signifikant höheren Rate kompletter Remissionen (35% vs. 21%, $p < 0{,}05$).

Von den 281 Patienten, die nach COP oder PmM eine komplette oder partielle Remission erreichten, wurden 247 Patienten der zweiten Randomisation für Interferon-α vs. alleinige Beobachtung zugeführt. Beide Studienarme waren in bezug auf die Hauptstratifikationsmerkmale histologischer Subtyp, Alter, Krankheitsstadium, Form der initialen zytoreduktiven Chemotherapie und Remissionsrate gut balanciert (Tabelle 2).

Zum Zeitpunkt der Auswertung im November 1996 betrug das geschätzte mediane ereignisfreie Intervall für alle Patienten 23 Monate mit einem projizier-

Tabelle 1. PmM vs. COP-Induktionstherapie gefolgt von Interferon-α vs. Beobachtung

	COP	PmM
n	169 (100%)	183 (100%)
CR	34 (21%)	59 (35%)
PR	102 (64%)	86 (51%)
NC	7 (4%)	6 (4%)
PD	14 (9%)	17 (10%)
EX	2 (1%)	2 (1%)

CR: Vollremission; PR: Teilremission; NC: Keine Veränderung; PD: Progrediente Erkrankung; Ex: Exitus letalis.

Tabelle 2. Interferon-α vs. Beobachtung, Stratifikationskriterien

	IFN	Beobachtung
n	119	128
Alter <60 Jahre	73	81
Alter ≥60 Jahre	46	47
CB-CC	94	97
CC	22	25
COP	52	59
PmM	57	60
CR	41	44
PR	65	69

ten krankheitsfreien Überleben von 30% nach 5 Jahren. Bei Patienten, die einer Erhaltungstherapie mit Interferon-α zugeordnet wurden, betrug das geschätzte mediane ereignisfreie Intervall 32 Monate und war damit signifikant länger als in der Kontrollgruppe mit 19 Monaten (Abb. 2). Eine Analyse der Remissionsdauer in Abhängigkeit von der initial durchgeführten zytoreduktiven Chemotherapie ließ erkennen, daß die Verlängerung des ereignisfreien Intervalls durch Interferon-α sowohl nach Vorbehandlung mit COP als auch mit PmM beobachtet wurde. Die PmM + Interferon-Kombination erschien der COP + Interferon-Erhaltung jedoch überlegen mit einem medianen ereignisfreien Intervall von 43 Monaten im Vergleich zu 27 Monaten.

Die getrennte Analyse von CB-CC- und CC-Lymphomen zeigte, daß für CB-CC-Lymphome eine signifikante Verlängerung der Remissionsdauer durch eine Erhaltungstherapie mit Interferon-α erreicht wird. Ein ähnlicher Effekt war auch für CC-Lymphome zu erkennen, wobei die Differenz zur Beobachtungsgruppe aufgrund der kleinen Fallzahl statistisch jedoch nicht signifikant war (Abb. 3).

Die Erhaltungstherapie mit Interferon-α wurde insgesamt gut toleriert. Die wesentlichen Nebenwirkungen bestanden in einer Granulozytopenie und grippeähnlichen Symptomen. Wie in Abb. 4 dargestellt, waren diese Nebenwirkungen jedoch i. allg. gut tolerabel, so daß weniger als 30% der Patienten die Erhaltungstherapie mit Interferon-α in den ersten 3 Jahren ohne ein Rezidiv abbrachen; für 5 Jahre liegt die geschätzte Abbruchquote unter 50%.

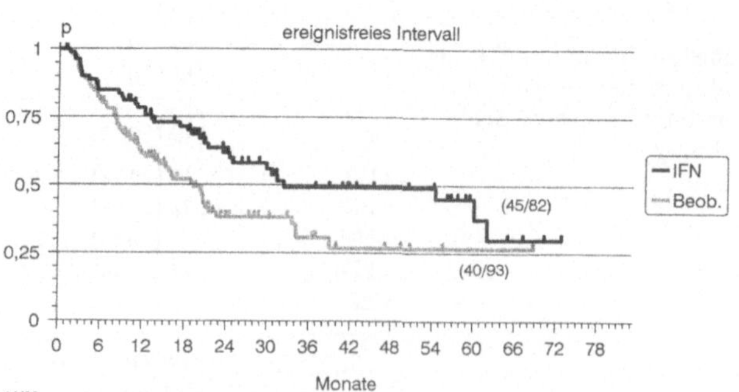

Abb. 2. Ereignisfreies Intervall unter Therapie mit Interferon-α vs. therapiefreie Beobachtung

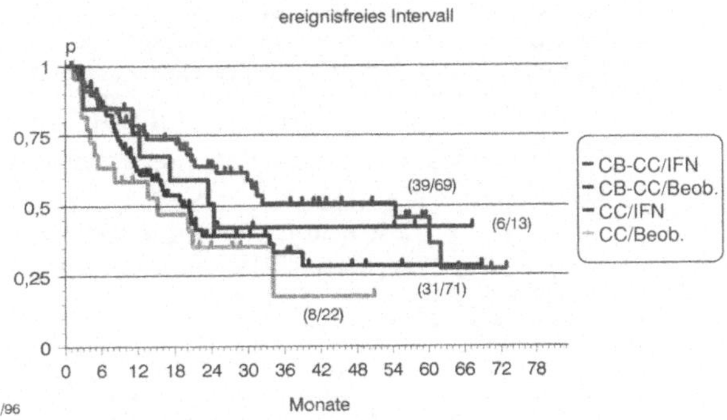

Abb. 3. Ereignisfreies Intervall unter Erhaltungstherapie mit Interferon-α vs. Beobachtung für CB-CC- und CC-Lymphome

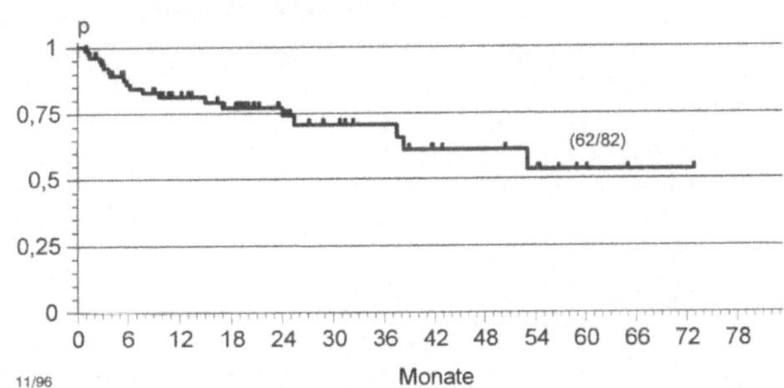

Abb. 4. Behandlungsdauer mit Interferon-α bei Patienten ohne Rezidiv

Diskussion

Die vorliegende Studie der Deutschen Studiengruppe zur Behandlung der niedrigmalignen Lymphome konnte nach einer Studiendauer von mehr als 7 Jahren 2 wesentliche Fragen in der Therapie niedrigmaligner Lymphome auf der Basis prospektiv-randomisierter Analysen beantworten. Der Vergleich der zytoreduktiven Effektivität von COP gegenüber PmM zeigte zwar keinen Unterschied in bezug auf die Gesamtremissionsrate, wies jedoch eine signifikant höhere Rate kompletter Remissionen nach PmM auf.

Erstmalig wurden im Rahmen dieser Studie auch die Effektivität und Durchführbarkeit einer prolongierten, zeitlich nicht begrenzten Erhaltungstherapie mit Interferon-α geprüft. Dabei zeigte sich, daß diese Therapie gut tolerabel ist und von Patienten in erster Remission über einen Zeitraum von 3–5 Jahren durchgeführt werden kann. Interferon-α führte zu einer signifikanten Verlängerung des ereignisfreien Intervalls und war in der Lage, das Rezidivrisiko um ca. 50 % im Vergleich zu der unbehandelt gebliebenen Kontrollgruppe zu reduzieren.

Auch in anderen prospektiv-randomisierten Studien konnte ein positiver Effekt einer Erhaltungstherapie mit Interferon-α auf das ereignisfreie Intervall beobachtet werden [2, 7, 14, 15]. In sämtlichen bisher publizierten Protokollen wurde die Erhaltungstherapie mit Interferon-α jedoch nach 12 bis maximal 18 Monaten beendet. Diese Strategie war mit einer erhöhten Rezidivrate Interferon-behandelter Patienten verbunden und führte zu einer Angleichung der

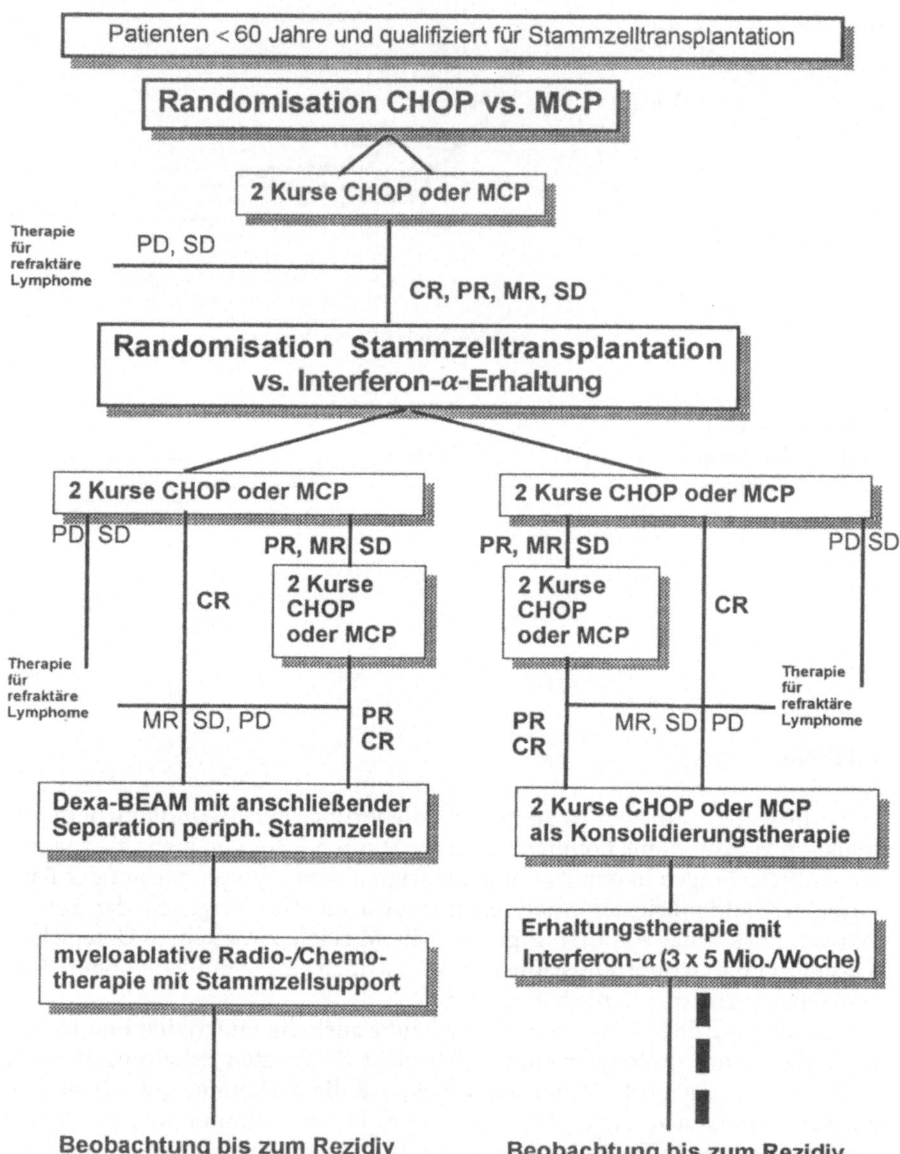

Abb. 5. Übersicht über das Studienkonzept der Deutschen Studiengruppe zur Behandlung niedrigmaligner Lymphome zur Prüfung des kurativen Potentials von myeloablativer Radio-Chemotherapie mit peripherer Stammzelltransplantation vs. Interferon-α in erster Remission. MCP: Mitoxantron, Chlorambucil, Prednison

Kurven des krankheitsfreien Intervalls nach 3–5 Jahren. Im Gegensatz zu diesen Ergebnissen zeigen die Kurven des krankheitsfreien Intervalls in der vorliegenden Studie nach 4 Jahren noch einen deutlichen Unterschied. Diese Tatsache läßt vermuten, daß Interferon-α in der Lage ist, eine nach zytoreduktiver Chemotherapie residuelle Lymphommasse über längere Zeit zu kontrollieren und die Proliferation verbleibender Lymphomzellen zu inhibieren. Ähnliche Ergebnisse konnten auch bei anderen niedrigmalignen Neoplasien der B-Zellreihe beobachtet werden, wie beim multiplen Myelom und der Haarzellleukämie.

Aufgrund der vorliegenden Ergebnisse muß eine initiale zytoreduktive Chemotherapie mit nachfolgender zeitlich nicht limitierter Erhaltungstherapie mit Interferon-α als neuer Standard in der Therapie niedrigmaligner Lymphome in fortgeschrittenen Stadien angesehen werden.

Trotz dieser ermutigenden Ergebnisse kann nicht davon ausgegangen werden, daß eine langdauernde Erhaltungstherapie mit Interferon-α zu einer endgültigen Elimination residueller Lymphomzellen führt und einen kurativen Ansatz eröffnet. Diese ist möglicherweise jedoch durch eine myeloablative Radiochemotherapie mit nachfolgender Stammzelltransplantation gegeben [5, 6, 12, 16, 17]. In dem Bemühen, die Therapie niedrigmaligner Lymphome in fortgeschrittenen Stadien weiterzuentwickeln, wird dieser Ansatz von der Deutschen Studiengruppe zur Behandlung niedrigmaligner Lymphome daher im prospektiv-randomisierten Vergleich zu einer Erhaltungstherapie mit Interferon-α gegenwärtig geprüft (Abb. 5).

Zusammenfassung

Die vorliegende multizentrische Studie hatte das Ziel, zwei wesentliche Fragestellungen in der Therapie fortgeschrittener niedrigmaligner Non-Hodgkin-Lymphome zu beantworten: 1. Die Aktivität zweier unterschiedlicher zytoreduktiver Therapieprotokolle und 2. den Einfluß einer Erhaltungstherapie mit Interferon-α.

Patienten mit fortgeschrittenen zentroblastischen-zentrozytisch (CB-CC-) oder zentrozytischen (CC-)Lymphomen in den fortgeschrittenen Stadien III und IV wurden initial randomisiert für eine Therapie mit Prednimustin/Mitoxantron (PmM) oder Cyclophosphamid/Vincristin/Prednison (COP). Bei Patienten, die eine komplette oder partielle Remission erreichten, wurde eine zweite Randomisierung durchgeführt für eine Erhaltungstherapie mit Interferon-α (IFN-α) oder eine therapiefreie Beobachtung. Von den 525 Patienten, die bis zum November 1996 in die Studie aufgenommen wurden, erreichten 85% aller Fälle eine komplette oder partielle Remission, dabei erwiesen sich PmM und COP als annähernd gleich wirksam mit Ansprechraten von 85% bzw. 86%. Nach PmM wurde jedoch eine signifikant höhere Rate kompletter Remissionen beobachtet (35% vs. 21%, $p < 0{,}05$). Bei den 247 Fällen, die anschließend für eine Erhaltungstherapie mit IFN-α oder therapiefreie Beobachtung randomisiert wurden, fand sich eine signifikante Überlegenheit des krankheitsfreien Überlebens (DFS) unter Interferon-Erhaltungstherapie. Das mediane DFS betrug für Patienten mit IFN-α-Erhaltungstherapie 32 Monate im Vergleich zu 19 Monaten in der Kontrollgruppe ($p = 0{,}0033$). Die Auswertung des therapiefreien Überlebens in bezug auf die initiale zytoreduktive Chemotherapie zeigte einen vorteilhaften Effekt für die PmM- plus IFN-α-Kombination mit einem geschätzten medianen DFS von 43 Monaten im Vergleich zu 27 Monaten nach COP plus IFN-α. Diese Daten zeigen, daß es unter IFN-α-Erhaltungstherapie zu einer signifikanten Verlängerung des DFS kommt und daß diese Wirkung mit der Effektivität der initial zytoreduktiven Chemotherapie assoziiert ist.

Literatur

1. Brittinger G, Meusers P, Engelhard M (1986) Strategien der Behandlung von Non-Hodgkin-Lymphomen. Internist 27:485–497
2. Chisesi T, Congiu M, Contu A et al. (1991) Randomized study of chlorambucil (CB) compared to interferon (Alfa-2b) combined with CB in low-grade non-Hodgkin's lymphoma: An interim report of a randomized study. J Eur J Cancer 27:31–33
3. Engelhard M, Löffler M (1993) Klinisch relevante Prognosefaktoren maligner Lymphome. Internist 32:127–131
4. Gallagher GJ, Gregory WM, Jones AE et al. (1986) Follicular lymphoma: prognostic factors for response and survival. J Clin Oncol 4:1470–1480
5. Gribben JG, Saporito L, Barber M et al. (1992) Bone marrows of non-Hodgkin's lymphoma patients with a bcl-2 translocation can be purged of polymerase chain reaction-detectable lymphoma cells using monoclonal antibodies and immunomagnetic bead depletion. Blood 80:1083–1089
6. Haas R, Möhle R, Frühauf S, Goldschmidt H, Theilgaard-Mönch K, Witt B, Hunstein W (1993) Autografting with filgastrim (R-metHUG-CSF)-mobilized peripheral blood stem cells (PBSC) in malignant lymphoma-predictive factors for mobilization efficiency. Blood 82:648a
7. Hagenbeek A, Carde P, Somers R et al. (1992) Maintenance of remission with human recombinant alpha-2 interferon (Roferon-A) in patients with stages III and IV low grade malignant non-Hodgkin's lymphoma. Results from a prospective, randomised phase III clinical trial in 331 patients. Blood 80:74a
8. Hiddemann W, Unterhalt M, Koch P, Nahler M, Herrmann R (1994) New aspects in the treatment of advanced low-grade non-Hodgkin's lymphomas: prednimustine/mitoxantrone versus cyclophosphamide/vincristine/prednisone followed by interferon alpha versus observation only – a preliminary update of the German Low-Grade Lymphoma Study Group. Semin Hematol 31:32–35
9. Hiddemann W, Unterhalt M, Herrmann R et al. (in press) Mantle cell lymphomas have more widespread disease and a slower response to chemotherapy as compared to follicle center lymphmas. Results of a prospective comparative analysis of the German Low Grade Lymphoma Study Group. J Clin Oncol
10. Horning SJ, Rosenberg SA (1984) The natural history of initially untreated low-grade non-Hodgkin's lymphomas. N Engl J Med 31:1471–1475
11. Korsmeyer SJ (1992) Bcl-2 initiates a new category of oncogene regulators of cell death. Blood 80:879–886
12. Morel P, Laporte JP, Noel MP et al. (1995) Autologous bone marrow transplantation as consolidation therapy may prolong remission in newly diagnosed high-risk follicular lymphoma: A pilot study of 34 cases. Leukemia 9:576–582
13. Palmero I, Holder A, Sinclair AJ, Dickson C, Peters G (1993) Cyclins D1 and D2 are differentially expressed in human B-lymphoid cell lines. Oncogene 8:1049–1054
14. Peterson BA, Petroni G, Oken MM, Ozer H (1993) Cyclophosphamide versus cyclophosphamide plus interferon alfa-2b in follicular low grade lymphomas: A preliminary report of an intergroup trial (CALGB 8691 and EST 7486). Proc Am Soc Clin Oncol 12:366

15. Price CG, Rohatiner AZ, Steward W et al. (1991) Interferon 2b in the treatment of follicular lymphoma: preliminary results of a trial in progress. Ann Oncol 2:141–145
16. Rohatiner AZS, Freedman A, Nadler L, Lim J, Lister TA (1994) Myeloablative therapy with autologous bone marrow transplantation as consolidation therapy for follicular lymphoma. Ann Oncol 5:143–146
17. Rohatiner AZS, Johnson PW, Price CG et al. (1994) Myeloablative therapy with autologous bone marrow transplantation as consolidation therapy for recurrent follicular lymphoma. J Clin Oncol 12:1177–1184
18. Rosenberg CL, Wong E, Petty EM, Bale AE, Tsujimoto Y, Harris NL, Arnold A (1991) PRAD1, a candidate bcl-1 oncogene: mapping and expressing in centrocytic lymphoma. Proc Natl Acad Sci 88:9638–9642
19. Swerdlow SH, Williams ME (1991) Centrocytic lymphoma: a distinct clinicopathologic, immunophenotypic, and genotypic entity. Pathol Ann 28:171–197
20. Tesch H, Stein H, Diehl V (1993) Zell- und Molekularbiologie von malignen Lymphomen. Internist 34:89–96
21. Tsujimoto Y, Cossman J, Jaffe E, Croce M (1985) Involvement of the bcl-2 gene in human follicular lymphoma. Science 228:1097–1099

Mantelzell- (zentrozytisches) Lymphom

P. Meusers · J. Hense · G. Brittinger

Einleitung

Erst nach mehr als 2 Jahrzehnten wurde das zentrozytische Lymphom unter seiner heutigen Bezeichnung Mantelzell-Lymphom als eigenständige Entität akzeptiert und in die *R*evised-*E*uropean-*A*merican *Classification of Lymphoid Neoplasms* (R.E.A.L.-Klassifikation) integriert (Harris et al. 1994). Die histopathologischen Charakteristika wurden bereits Anfang der 70er Jahre von Lennert et al. unter dem Begriff Germinozytom herausgearbeitet und in der 1974 publizierten Kiel-Klassifikation als zentrozytisches Lymphom unter den Non-Hodgkin-Lymphomen (NHL) von niedrigem Malignitätsgrad eingeordnet (Gérard-Marchant et al. 1974; Lennert et al. 1975a, b). Bereits 1978 hatte das American Pathology Panel for Lymphoma Clinical Studies dieses Lymphom als eigenständige NHL-Entität unter der Bezeichnung „lymphocytic lymphoma of intermediate grade differentiation" (Kim et al. 1982) akzeptiert. Jaffe et al. (1987) war 1987 die Ähnlichkeit zwischen dem zentrozytischem Lymphom und dem von Berard u. Dorfman (1974) beschriebenen malignant lymphoma, lymphocytic type of intermediate grade differentiation aufgefallen. Weisenburger et al. grenzten 1982 eine follikuläre Variante vom intermediate lymphocytic lymphoma ab, die sie als Mantelzonen-Lymphom bezeichneten (Weisenburger et al. 1982). Erst zytogenetische und molekularbiologische Befunde deckten in den vergangenen Jahren die hohe Übereinstimmung zwischen diesen scheinbar unterschiedlichen Lymphomentitäten auf, die sich in der Mehrzahl der Fälle durch eine Translokation t(11;14) mit Überexpression eines als CCND1 bezeichneten Onkogens auszeichnen (Medeiros et al. 1990; Rimokh et al. 1990; Rosenberg et al. 1991).

Die neoplastischen B-Lymphozyten des Mantelzell-Lymphoms entstammen nicht, wie diejenigen des zentroblastisch-zentrozytischen Lymphoms, den Keimzentren, sondern der Rindenzone der Lymphfollikel, so daß die 1992 vorgeschlagene Namensgebung durchaus plausibel erscheint (Weisenburger 1992).

Diagnosestellung

Zytohistomorphologische Charakteristika

Anläßlich ihres Arbeitstreffens zum Mantelzell-Lymphom hat die European Lymphoma Task Force (ELTF) Konsensuskriterien erarbeitet (Zucca et al.

1994b), die weitgehend denjenigen der R.E.A.L.-Klassifikation (Harris et al. 1994) entsprechen. Eckpfeiler der Diagnosestellung bilden die zyto- und histomorphologischen Kriterien, wie sie in der Kiel-Klassifikation für das zentrozytische Lymphom erarbeitet wurden (Lennert 1978; Lennert u. Feller 1992). In der Regel besteht ein monotones Bild von kleinen bis allenfalls mittelgroßen Zellen, deren Kerne und Zytoplasma sich eher schwächer anfärben als diejenigen der chronischen lymphatischen Leukämie. Die pleomorphen, d.h. die rundlich/ovalen und unregelmäßig geformten, teilweise gekerbten Kerne verfügen über ein fein kondensiertes, jedoch nicht verklumptes Chromatin mit zarten, zumeist nur schwer erkennbaren Nukleoli. Typische Zentroblasten oder Immunoblasten werden meist vermißt, die Mitoserate ist unterschiedlich, in der Regel eher gering. Das Wachstumsmuster kann diffus oder nodulär mit oder ohne Keimzentren imponieren. Darüber hinaus zeigt sich ein zumeist dichtes Netz follikulärer dendritischer Retikulumzellen. Die Beziehung zwischen der „blastoidzelligen" Variante der R.E.A.L.-Klassifikation mit dem „großzelligen" oder „anaplastischen" zentrozytischen Lymphom und dem zentrozytoiden zentroblastischen Lymphom der Kiel-Klassifikation ist noch nicht eindeutig geklärt (Harris et al. 1994).

Zytogenetische und molekularbiologische Charakteristika

In den meisten Fällen läßt sich eine Translokation t(11;14)(q13;q32) nachweisen, die das Gen für die Bildung der Immunglobulinschwerketten auf dem Chromosom 14 und das auf dem Chromosom 11 lokalisierte bcl-1-Gen betrifft. In der Mehrzahl der Fälle führt diese Translokation zu einer Überexpression von CCND1 (bcl-1/PRAD 1) mit Kodierung von Cyclin D1, das im Zellzyklus an der Kontrolle der G1-Progression und der G1/S-Transition mitbeteiligt ist (Medeiros et al. 1990; Rimokh et al. 1990; Williams et al. 1990, 1992; Rosenberg et al. 1991; Vandenberghe et al. 1991). Diese Befunde sind offensichtlich von pathogenetischer Bedeutung für die Entwicklung des Mantelzell-Lymphoms. Im Gegensatz zu anderen NHL von niedrigem Malignitätsgrad kann beim Mantelzell-Lymphom auch bei fehlendem Nachweis eines bcl-1-Rearrangements eine Überexpression von bcl-1/PRAD 1 beobachtet werden, ein Befund, der insbesondere bei morphologischen Abgrenzungsschwierigkeiten zur chronischen lymphatischen Leukämie oder dem zentroblastisch-zentrozytischen Lymphom hilfreich sein kann.

Zum Nachweis minimaler residueller Tumorzellen kann die Amplifikation des t(11;14)-Bruchpunktes mit Hilfe der Polymerasekettenreaktion (Williams et al. 1993; Rimokh et al. 1994) und der Fluoreszenz-in-situ-Hybridisierung unter Verwendung von Chromosom-11-Markierungen eingesetzt werden.

Immunphänotypisierung

Die neoplastischen B-Lymphozyten des Mantelzell-Lymphoms exprimieren intensiv sIgM, zumeist auch sIgD mit überwiegender Expression der Lambda- gegenüber der Kappa-Leichtkette. Neben den typischen B-Zellen-assoziierten Antigenen werden CD5 und CD43 weniger intensiv, selten CD10, nicht jedoch

CD11c und CD23 nachgewiesen. Die fehlende Expression von CD23 hilft bei der Abgrenzung von der chronischen lymphatischen Leukämie und der CD5-Nachweis bei der Abgrenzung vom zentroblastisch-zentrozytischen Lymphom (Harris et al. 1984, 1994; Stein et al. 1984).

Diagnosesicherung

Die Mitglieder der ELTF haben Konsensuskriterien für die Diagnosestellung dieser Entität entwickelt. Morphologie und Immunphänotypisierung sind unverzichtbare Bestandteile beim Nachweis eines Mantelzell-Lymphoms. Bei Fällen mit typischen zyto- und histopathologischen Charakteristika sind gewisse Abweichungen vom immunphänotypischen Muster akzeptabel. Die molekularbiologischen Befunde sind dann von entscheidender Bedeutung, wenn Subtypen des Mantelzell-Lymphoms identifiziert werden müssen (Zucca et al. 1994b).

Klinische Charakteristika

Das Mantelzell-Lymphom umfaßt etwa 2,5–4% aller NHL in den USA (Lardelli et al. 1990; Weisenburger et al. 1990), während sein Anteil mit 7–9% in den europäischen Kollektiven deutlich höher liegt (Lennert 1978; Swerdlow et al. 1983; Brittinger et al. 1984; Carbone et al. 1989; Richards et al. 1989).

Neben den beiden prospektiven Studien der Kieler Lymphomgruppe (Brittinger et al. 1984; Meusers et al. 1989) beruhen alle Angaben zum klinischen Erscheinungsbild auf retrospektiven Analysen, die ganz überwiegend während der letzten Jahre erarbeitet wurden (Weisenburger et al. 1981; Swerdlow et al. 1983; Bookmann et al. 1990; Berger et al. 1994; Zucca et al. 1994b, 1995; Fisher et al. 1995; Norton et al. 1995; Pittaluga et al. 1995). Dennoch zeigt sich eine weitgehende Übereinstimmung beim Vergleich der initialen klinischen und Laboratoriumsparameter dieser Kollektive. Eine Gegenüberstellung der Daten von 150 prospektiv beobachteten bzw. behandelten Patienten der Kieler Lymphomgruppe (Brittinger et al. 1984; Meusers et al. 1989) mit denjenigen der ELTF-Arbeitsgruppe (Zucca et al. 1994b), die sich aus 4 retrospektiv analysierten Kollektiven zusammensetzt, bestätigt diese Annahme (Tabelle 1).

Der Altersmedian lag in allen Studien innerhalb der 7. Dekade. Auffällig ist das starke Überwiegen des männlichen Geschlechtes, das 3mal häufiger, in einigen Kollektiven sogar noch ausgeprägter, betroffen ist als das weibliche (Weisenburger et al. 1981; Pittaluga et al. 1995). Etwa 35–45% der Patienten klagen zum Zeitpunkt der Diagnose über Allgemeinsymptome, darüber hinaus beobachten 50% ein auffällig rasches Lymphknotenwachstum (Brittinger et al. 1984). Übereinstimmend befinden sich in beiden Sammelkollektiven etwa 20% der Patienten in schlechtem Allgemeinzustand. Eine Erhöhung der Serum-Laktat-Dehydrogenase (LDH)-Aktivität und/oder β_2-Mikroglobulinkonzentration findet sich bei 50% der Patienten, seltener werden eine Anämie (16%) und/oder eine Thrombozytopenie (14%) diagnostiziert (Tabelle 1).

Bei etwa 90% der Patienten läßt sich eine Lymphknotenvergrößerung nachweisen mit einer Beteiligung des Mediastinums und/oder des Lungenhilus in

Tabelle 1. Mantelzell-Lymphom: Initiale Charakteristika

Initiale klinische Parameter	Kiel	ELTF*
Männlich/weiblich	3:1	3:1
B-Symptomatik	41%	35%
Rasches Lymphknotenwachstum	50%	-
Anämie	18%	-
Thrombozytopenie	14%	-
Schlechter Allgemeinzustand (ECOG ≥2)	20%	20%
Befallsmuster:		
Ann-Arbor-Stadien III-IV	83%	90%
Lymphadenopathie	95%	90%
Waldeyer-Rachenring	21%	-
Mediastinum/Hilus	35%	-
„Bulky disease" (>10 cm ∅)	27%	30%
Knochenmark	59%	75%
Blut	31%	-
Milz	56%	55%
Leber	33%	35%
Gastrointestinaltrakt	24%	-
Haut	6%	-
Pleura	4%	-
Zentralnervensystem	2%	-

* ELTF = European Lymphoma Task Force.

35% , wobei auffällig große Lymphome mit einem Durchmesser oberhalb von 10 cm bei etwa 30% imponieren. Eine Knochenmarkinfiltration zeigen 59% der prospektiv beobachteten bzw. behandelten Patienten der Kieler Lymphomgruppe, 75% des ELTF-Kollektivs und sogar 87% der Patienten der National-Cancer-Institute-Untersuchung (Bookmann et al. 1990). Eine Blutlymphozytose (>4000/µl) und/oder atypische lymphatische Zellen entwickelten 20-30% der Kranken. In abnehmender Häufigkeit fand sich eine Milz- (etwa 55%), Leber- (etwa 35%) und Gastrointestinaltraktbeteiligung (24%), während die Haut (6%), die Pleura (4%) und das Zentralnervensystem nur sehr selten zum Zeitpunkt der Diagnose betroffen waren.

Prognostische Faktoren

Mit Hilfe univariater Analysen konnten eine Erhöhung der Serum-Laktat-Dehydrogenase-Aktivität und/oder β_2-Mikroglobulinkonzentration, ein fortgeschrittenes Lebensalter, eine generalisierte Krankheitsmanifestation sowie ein schlechter Allgemeinzustand (ECOG ≥2) (Brittinger et al. 1984; Berger et al. 1994; Zucca et al. 1994a, b; Norton et al. 1995) als prognostische Faktoren nachgewiesen werden. Im Kollektiv der prospektiven Beobachtungsstudie der Kieler Lymphomgruppe (Brittinger et al. 1984) ließen sich jedoch mit Hilfe einer multivariaten Analyse lediglich eine erhöhte Serum-LDH-Konzentration und ein fortgeschrittenes Lebensalter als unabhängige prognostische Faktoren identifizieren. In einigen Kollektiven erwiesen sich ein rasches Lymphknotenwachstum innerhalb von 3 Monaten (Brittinger et al. 1984), eine Splenomegalie (Weisenburger et al. 1990; Norton et al. 1995; Zucca et al. 1995), eine Hepatomegalie (Brittinger et al. 1984; Bookmann et al. 1990), eine Knochenmarkinfiltration (Norton et al. 1995) und Allgemeinsymptome (Weisenburger et al. 1981) als prognostisch ungünstig. Während eine blastoidzellige Transformation zum Zeitpunkt der Diagnose oder im Krankheitsverlauf in einer Studie (Norton et al. 1995) mit einer Verkürzung der Überlebenswahrscheinlichkeit korrelierte, konnte durch diesen Parameter keine signifikante Beeinträchtigung der Prognose im Rahmen der prospektiven Studie der Kieler Lymphomgruppe (Brittinger et al. 1984) beobachtet werden, obwohl die Überlebenskurve der Patienten mit dem großzelligen (anaplastischen) Subtyp geringfügig ungünstiger verlief als diejenige der Patienten mit dem kleinzelligen zentrozytischen Lymphom. Beim Mantelzonenlymphom fanden Duggan et al. (1990) bei Patienten mit initialer Blutlymphozytose eine auffällig kurze mediane Überlebenswahrscheinlichkeit von lediglich 10 Monaten. Weniger eindrucksvoll, aber durchaus signifikant konnte diese Beobachtung auch von Norton et al. (1995) sowie Weisenburger et al. (1981) bestätigt werden. Eine Analyse der entsprechenden Daten der prospektiven Behandlungsstudie der Kieler Lymphomgruppe für Patienten mit generalisiertem zentrozytischen Lymphom (Meusers et al. 1995) ließ bei 16 Patienten mit einer initialen Blutlymphozytose bzw. dem Nachweis von mehr als 5% atypischer Lymphozyten keine signifikante Verschlechterung der medianen Überlebenswahrscheinlichkeit (26 Monate vs. 31 Monate), aber eine etwas geringere Ansprechrate (81% vs. 97%) im Vergleich zu 39 aleukämischen Patienten erkennen. Innerhalb der Gruppe der Patienten in fortgeschrittenen Krankheitsstadien (Ann-Arbor-Stadien III und IV) zeigten Therapieversager eine signifikant ungünstigere Überlebenswahrscheinlichkeit (Brittinger et al. 1984), wobei der Unterschied zwischen den Voll- oder Teilremissionen nicht signifikant war, ein Befund, der sich offensichtlich durch die extreme Instabilität einmal erreichter Remissionen erklären dürfte.

Nahezu alle Patienten im streng lokalisierten Krankheitsstadium I/I_E entwickelten nach einer alleinigen Großfeldbestrahlung komplette und nahezu ausnahmslos anhaltende Remissionen (Brittinger et al. 1984; Sack et al. 1992). Wegen der geringen Fallzahl verbietet sich eine statistische Analyse, dennoch besteht kein Zweifel an der wesentlich günstigeren Prognose streng lokalisierter gegenüber generalisierten Krankheitsformen (Brittinger et al. 1984; Zucca et al. 1994a; Norton et al. 1995).

Die Anwendung des für hochmaligne NHL konzipierten internationalen prognostischen Index ist auch beim Mantelzell-Lymphom von klinischer Relevanz. Dies bestätigten eine retrospektive Studie an 65 Patienten aus Bellinzona und Lugano (Zucca et al. 1995) sowie eine Analyse der beiden prospektiven Studien der Kieler Lymphomgruppe (Brittinger et al. 1984, Meusers et al. 1989). Die 3-Jahresüberlebenswahrscheinlichkeit von 83%, 55%, 38% und 16% (Tabelle 2) demonstriert die hohe diskriminierende Potenz dieses Index beim Mantelzell-Lymphom.

Tabelle 2. Zentrozytisches (Mantelzell-)Lymphom. Risikofaktoren (International Prognostic Index) und Überlebenswahrscheinlichkeit (Studien der Kieler Lymphomgruppe)

Risikofaktor (n)	Risikogruppe	Patienten (n)	Überlebenswahrscheinlichkeit 3 Jahre (%)
0	Niedrig	13	83
1	Niedrig-intermediär	68	55
2	Hoch-intermediär	74	38
3	Hoch	16	16

Therapie

Behandlungsergebnisse

Innerhalb der 1975 aktivierten multizentrischen prospektiven Beobachtungsstudie der Kieler Lymphom Gruppe (Brittinger et al. 1984) führte eine Behandlung der Patienten mit zentrozytischem (Mantelzell-)Lymphom nach intermittierender Chlorambucil- und Prednison-Gabe (Knospe et al. 1974) oder der Applikation des Cyclophosphamid-, Vincristin- und Prednison-haltigen COP-Protokolls (Bagley et al. 1972) zu einer Ansprechquote von 69% mit einer medianen Überlebenswahrscheinlichkeit von 30 Monaten. Obwohl dieses ausschließlich aus kleinen Lymphozyten komponierte Lymphom innerhalb der Kiel-Klassifikation eindeutig als NHL von niedrigem Malignitätsgrad eingeordnet wird (Lennert et al. 1975a, b), entwickelte es eine Überlebenswahrscheinlichkeit, die mit 10% nach 5 Jahren ungünstiger war als diejenige aller anderen NHL vom B-Zellen-Typ. Innerhalb der Beobachtungsstudie war das therapeutische Konzept ausschließlich exspektativ-palliativ. Da Patienten mit Voll- oder Teilremissionen eine signifikant bessere Überlebenswahrscheinlichkeit aufwiesen, schien eine Intensivierung der Behandlungsmaßnahmen zwingend erforderlich. Dies führte 1982 zur Aktivierung einer randomisierten multizentrischen Behandlungsstudie (Meusers et al. 1989), in der die remissionsinduzierende Potenz des COP-Protokolls (Bagley et al. 1972) mit derjenigen der intensiver wirkenden Anthracyclin-haltigen CHOP-Kombination (McKelvey et al. 1976) verglichen wurde. Diese Studie sollte klären, ob das zentrozytische Lymphom nach Anwendung einer für hochmaligne NHL geeigneten zytostatischen Chemotherapie als heil- bzw. unheilbare Erkrankung angesehen werden mußte, ein entscheidender Differenzierungsparameter zwischen NHL von niedrigem und hohem Malignitätsgrad.

Nach randomisierter Anwendung des COP- und CHOP-Protokolls konnten keine signifikanten Unterschiede in der Rate der Vollremissionen (41% vs. 58%), der Teilremissionen (43% vs. 31%), der medianen Überlebenswahrscheinlichkeit (32 Monate vs. 37 Monate) und dem rezidivfreien Überleben (10 Monate vs. 7 Monate) nachgewiesen werden, wobei lediglich 2 von 55 Patienten innerhalb der CHOP-Gruppe mehr als 10 Jahre überlebten (Meusers et al. 1995). Diese Daten entsprechen durchaus denjenigen retrospektiver Studien (Tabelle 3) mit Ansprechquoten zwischen 56 und 88% und medianen Überlebenswahrscheinlichkeiten von zumeist etwa 3 Jahren (Tabelle 3) (Weisenburger et al. 1981;

Tabelle 3. Mantelzell-Lymphom: Konventionelle Chemotherapie

Erstautor/Jahr	n	Vollremissionen (%)	Voll- und Teilremissionen (%)	Progressions-/rezidivfreie Überlebenswahrscheinlichkeit (Monate)	Überlebenswahrscheinlichkeit (Monate)
Weisenburger 1981	42	41	–	–	31
Brittinger 1984	87	24	69	–	30
Narang 1985	19	–	–	–	34
Meusers 1989 (COP)	37	41	84	10	32
Meusers 1989 (CHOP)	26	58	88	7	37
Pittalunga 1994	55	–	–	–	32
Berger 1994	52	31	56	14	52
Zucca 1995	65	51	86	44	42
Norton 1995	66	9	71	10	36
Fisher 1995	36	53	86	20	36
Wagner/Press 1995	51	30	90	11	30
Gesamt	531	34	77	23	36

Brittinger et al. 1984; Narang et al. 1985; Meusers et al. 1989; Berger et al. 1994; Fisher et al. 1995; Norton et al. 1995; Pittaluga et al. 1995; Zucca et al. 1995).

Zum gegenwärtigen Zeitpunkt muß davon ausgegangen werden, daß keine konventionelle zytostatische Chemotherapie beim Mantelzell-Lymphom eine kurative Wirksamkeit besitzt. Mit Ausnahme der retrospektiven Analyse der Lugano- und Bellinzonagruppe (Zucca et al. 1994a, 1995) konnte in keiner anderen Studie (Berger et al. 1994; Fisher et al. 1995; Norton et al. 1995) eine Verbesserung der Überlebenswahrscheinlichkeit durch die Anwendung einer Anthracyclin-haltigen Kombination nachgewiesen werden. Wegen der geringen Fallzahl darf die Aussagekraft der z.Z. einzigen abgeschlossenen prospektiven randomisierten Behandlungsstudie (Meusers et al. 1989, 1995) jedoch nicht überschätzt werden.

Erfahrungen mit Purin-Analoga (Fludarabin und 2-Chlordesoxyadenosin) sowie unkonjugierten monoklonalen Antikörpern, z.B. aus der Campath-Gruppe, sind durch geringe Fallzahlen außerordentlich limitiert und bisher enttäuschend entsprechend einer zusammenfassenden, aber nicht durch Daten untermauerten Analyse der Mitglieder des ELTF-Arbeitstreffens zum Mantelzell-Lymphom (Zucca et al. 1994b). Interessanterweise konnte die Deutsche Studie zur Behandlung niedrigmaligner Lymphome sogar beim Mantelzell-Lymphom durch eine Interferon alfa-2b-Erhaltungsbehandlung eine, allerdings nicht signifikante, Verlängerung des rezidivfreien Überlebens nachweisen (Unterhalt et al. 1995). Im Gegensatz zu allen anderen vergleichbaren Studien erfolgte die Interferon-Gabe in dieser multizentrischen randomisierten Untersuchung unbegrenzt bis zum Auftreten eines Rezidivs, einer Progression oder unerträglicher Nebenwirkungen.

Wegen der schlechten Behandlungsergebnisse wird inzwischen der Stellenwert einer myeloablativen Hochdosisradiochemotherapie mit anschließender autologer Knochenmark- oder Blutstammzellenreinfusion, insbesondere bei jüngeren Patienten in fortgeschrittenen Krankheitsstadien, untersucht. Die Nebraska-Arbeitsgruppe (Stewart et al. 1995) konnte durch dieses Behandlungskonzept bei 3 von 9 Patienten im Rezidiv nach konventioneller Behandlungsmaßnahme rezidivfreie Überlebenszeiten von 7, 12 und 25 Monaten erzielen. Eine nur 34 %ige mediane Überlebenswahrscheinlichkeit bzw. Rezidivfreiheit nach 2 Jahren läßt jedoch die insgesamt geringe Wirksamkeit dieses Therapieansatzes bei rezidivierten Patienten erkennen. Eine Verlängerung der rezidivfreien Überlebenswahrscheinlichkeit konnte in einzelnen Fällen auch durch die Anwendung einer hochdosierten Radioimmuntherapie mit Applikation gegen das CD 20-Antigen gerichteter ^{131}Jod-markierter monoklonaler Antikörper mit anschließender autologer Knochenmarktransplantation nachgewiesen werden (Kaminski et al. 1993; Press et al. 1993). Erste Erfahrungen mit 9 Patienten, die in erster kompletter oder partieller Remission einer myeloablativen Hochdosisradiochemotherapie mit anschließender autologer Stammzellentransplantation zugeführt wurden (Haas et al. 1996), sind wegen der bisher fehlenden Rezidive ermutigend, die Kürze der medianen Beobachtungszeit von lediglich 10 Monaten (4–41 Monate) verhindert jedoch eine abschließende Beurteilung dieses Konzepts.

Behandlungsempfehlungen und neue Therapiestrategien

Die Prognose des Mantelzell-Lymphoms verlangt nach einer exakten Abgrenzung von der chronischen lymphatischen Leukämie, dem Immunozytom, dem zentroblastisch-zentrozytischen und dem Marginalzonenlymphom mit Hilfe der Zyto- und Histomorphologie sowie der Immunphänotypisierung.

Bei streng lokalisierter Krankheitsmanifestation (Stadium I/I_E) führt eine alleinige Strahlenbehandlung zu stabilen Remissionen. Wegen der äußerst geringen Fallzahl von Patienten der Stadien II/II_E erlauben die bisher vorliegenden Daten noch keine abschließende Beurteilung des Behandlungserfolges nach alleiniger Strahlentherapie.

Da das generalisierte Mantelzell-Lymphom derzeit noch als unheilbare Erkrankung betrachtet werden muß, sollten konventionelle Therapiemaßnahmen dem Alter der Patienten, der Krankheitsaktivität und evtl. geplanten Folgetherapien nach Induktionsbehandlung angepaßt werden. Eine Strategie des Beobachtens und Abwartens kann ausschließlich für ältere Patienten mit geringer Krankheitsaktivität empfohlen werden, wobei eine palliative Therapie mit Chlorambucil oder dem COP-Protokoll bei zunehmender Krankheitsaktivität vertretbar erscheint. Eine intensivere Zytoreduktion sollte dann angestrebt werden, wenn eine Erhaltungs- und/oder Konsolidierungstherapie vorgesehen sind. Die Instabilität der Remissionen läßt naturgemäß irgendeine Form der Erhaltungstherapie mit neuen oder wenig untersuchten Medikamenten, z. B. Purin-Analoga, evtl. in Kombination mit Mitoxantron und/oder Cyclophosphamid, (un)-konjugierten monoklonalen Antikörpern oder Interferon α sinnvoll erscheinen. Die Wirksamkeit derartiger Strategien läßt sich allerdings ausschließlich durch prospektive Studien innerhalb großer kooperativer Gruppen beweisen. Theoretische Überlegungen lassen jedoch bereits jetzt erwarten, daß auch diese Maßnahmen keine kurative Wirksamkeit entwickeln werden.

Zum gegenwärtigen Zeitpunkt werden die größten Hoffnungen in eine konsolidierende myeloablative Radiochemotherapie mit anschließender autologer Knochenmark- und/oder Blutstammzellenreinfusion gesetzt. Erste Ergebnisse bei Patienten, die in der zweiten oder einer späteren Remission nach einem derartigen Konzept behandelt wurden, sind wenig überzeugend, wenn man die Instabilität der erzielten Remissionen betrachtet. Aus diesem Grund besteht weitgehende Übereinstimmung darin, daß insbesondere jüngere Patienten in erster Remission einer konsolidierenden Hochdosischemotherapie zugeführt werden sollten.

Weitere Untersuchungen sind erforderlich, um herauszufinden, ob die bereits jetzt bekannten zytogenetischen und molekularbiologischen Veränderungen beim Mantelzell-Lymphom zu Behandlungsansätzen auf molekularer Ebene führen können. Aus theoretischer Sicht bietet sich hierfür die Gabe von Antisense-Oligonukleotiden bzw. Ribozymen zur Hemmung der aus der Translokation t(11;14) resultierenden Überexpression des bcl-1-Gens an.

Zusammenfassung

Das von K. Lennert vor mehr als 2 Jahrzehnten definierte und als eigenständige Entität in der Kiel-Klassifikation verankerte zentrozytische Lymphom konnte im Rahmen prospektiver Studien seine klinische Relevanz zweifelsfrei beweisen. Obwohl dieses Lymphom von verschiedenen Arbeitsgruppen in allerdings variierender Übereinstimmung erfaßt worden war, führten erst zytogenetische und molekularbiologische Befunde (Translokation t(11;14) mit Überexpression von CCND1) zur allgemeinen Anerkennung dieser Erkrankung unter dem von der „International Lymphoma Study Group" 1992 vorgeschlagenen Namen „Mantelzell-Lymphom".

Eine Arbeitstagung der European Lymphoma Task Force hat 1994 Konsenskriterien für die Diagnose des Mantelzell-Lymphoms erarbeitet, die sich auch in der „Revised European-American Classification of Lymphoid Neoplasms" (R.E.A.L.-Klassifikation) widerspiegeln. Morphologisch wird der Tumor entsprechend den Kriterien der Kiel-Klassifikation für das zentrozytische Lymphom definiert. Immunphänotypisch sind die neoplastischen Zellen durch eine intensive Expression von IgM und IgD sowie CD20 mit einer eher schwächeren Expression von CD5 charakterisiert, wobei CD10 und CD23 regelmäßig vermißt werden.

Im Gegensatz zu allen anderen Non-Hodgkin-Lymphomen ist das männliche Geschlecht 3mal häufiger als das weibliche betroffen. In nahezu allen Publikationen findet sich eine weitgehende Übereinstimmung der Häufigkeitsverteilung initialer klinischer Parameter mit einer generalisierten Lymphadenopathie in 90%, einer Knochenmarkinfiltration in 60–75%, einer Splenomegalie in 55%, einer Hepatomegalie in 35% und einer gastrointestinalen Infiltration in 25% der Fälle, wobei 20–30% der Patienten eine Blutlymphozytose aufweisen. Univariate Analysen haben zahlreiche prognostisch relevante Faktoren aufgedeckt, einen kategorial günstigeren Krankheitsverlauf zeigen jedoch ausschließlich Patienten mit streng lokalisierter Krankheitsmanifestation (Stadium I/I_E

der Ann-Arbor-Klassifikation), bei denen durch eine alleinige Strahlenbehandlung anhaltende Remissionen erzielt werden konnten. Bei generalisierter Ausbreitung ist der Krankheitsverlauf - unabhängig von der Intensität konventioneller zytostatischer Chemotherapieprotokolle - durch eine kontinuierliche Progredienz mit einer mittleren Überlebenswahrscheinlichkeit von nur 3-4 Jahren charakterisiert. Wegen der Seltenheit der Erkrankung sind therapeutische Fortschritte nur von prospektiven multizentrischen Behandlungsstudien zu erwarten. So zeichnet sich nach den vorliegenden Ergebnissen der „Deutschen Studiengruppe zur Behandlung niedrigmaligner Lymphome" eine remissionsstabilisierende Wirkung einer Erhaltungstherapie mit Interferon-α ab. Ob eine derartige Behandlung oder die intermittierende Applikation einer zytostatischen Chemotherapie, evtl. unter Einbeziehung von Purin-Analoga oder (un-)konjugierten monoklonalen Antikörpern, die Überlebenszeit der Patienten zu verlängern vermag, läßt sich erst durch zukünftige kooperative Studien ermitteln.

Die größten Hoffnungen werden bei jüngeren Patienten in erster Remission z.Zt. auf die Anwendung einer myeloablativen konsolidierenden Radio-Chemotherapie mit anschließender Reinfusion autologer Blutstammzellen gesetzt.

Literatur

1. Bagley CM, DeVita VT, Berard CW, Canellos GP (1972) Advanced lymphosarcoma: Intensive cyclical combination chemotherapy with cyclophosphamide, vincristine, and prednisone. Ann Intern Med 76:227-234
2. Berard CW, Dorfman RF (1974) Histopathology of malignant lymphomas. Clin Haematol 3: 39-76
3. Berger F, Felman P, Sonet A, Salles G, Bastion Y, Bryon PA, Coiffier B (1994) Nonfollicular small B-cell lymphomas: a heterogeneous group of patients with distinct clinical features and outcome. Blood 83:2829-2835
4. Bookmann MA, Lardelli P, Jaffe ES, Duffey PL, Longo DL (1990) Lymphocytic lymphoma of intermediate differentiation: morphologic, immunophenotypic, and prognostic factors. J Natl Cancer Inst 82:742-748
5. Brittinger G, Bartels H, Common H et al. (Kiel Lymphoma Study Group) (1984) Clinical and prognostic relevance of the Kiel classification of non-Hodgkin's lymphomas: results of a prospective multicenter study by the Kiel Lymphoma Study Group. Hematol Oncol 2:269-306
6. Carbone A, Poletti A, Manconi R et al. (1989) Intermediate lymphocytic lymphoma encompassing diffuse and mantle zone pattern variants. Eur J Cancer Clin Oncol 25:113-121
7. Duggan MJ, Weisenburger DD, Ye YL, Bast MA, Pierson JL, Linder J, Armitage JO (1990) Mantle zone lymphoma: a clinicopathologic study of 22 cases. Cancer 66:522-529
8. Fisher RI, Dahlberg S, Nathwani BN, Banks PM, Miller TP, Grogan TM (1995) A clinical analysis of two indolent lymphoma entities: mantle cell lymphoma and marginal zone lymphoma (including the mucosa-associated lymphoid tissue and monocytoid B-cell subcategories): a Southwest Oncology Group Study. Blood 85:1075-1082
9. Gérard-Marchant R, Hamlin I, Lennert K, Rilke F, Stansfeld AG, van Unnik JAM (1974) Classification of non-Hodgkin's lymphomas. Lancet II:406-408
10. Haas R, Brittinger G, Meusers P, Murea S, Goldschmidt H, Wannenmacher M, Hunstein W (1996) Myeloablative therapy with blood stem cell transplantation is effective in mantle cell lymphoma. Blood Leukemia 10:1975-1979

11. Harris N, Nadler L, Banks A (1984) Immunohistologic characterization of two malignant lymphomas of germinal center type (centroblastic/centrocytic and centrocytic) with monoclonal antibodies: Follicular and diffuse lymphomas of small cleaved cell types are related but distinct entities. Am J Pathol 117:262–272
12. Harris NL, Jaffe ES, Stein H et al. (1994) A revised European-American classification of lymphoid neoplasms: a proposal from the International Lymphoma Study Group. Blood 84: 1361–1392
13. Jaffe ES, Bookman MA, Longo DL (1987) Lymphocytic lymphoma of intermediate differentiation – Mantle zone lymphoma: a distinct subtype of B-cell lymphoma. Hum Pathol 18: 877–880
14. Kaminski MS, Zasadny KR, Francis IR et al. (1993) Radioimmunotherapy of B-cell lymphoma with [131I]anti-B1 (anti-CD20) antibody. N Engl J Med 329:459–465
15. Kim H, Zelman RJ, Fox MA et al. (1982) Pathology Panel for Lymphoma Clinical Studies: A comprehensive analysis of cases accumulated since its inception. J Natl Cancer Inst 68: 43–67
16. Knospe WH, Loeb V, Huguley CM (1974) Bi-weekly chlorambucil treatment of chronic lymphocytic leukemia. Cancer 33:555–562
17. Lardelli P, Bookman MA, Sundeen J, Longo DL, Jaffe ES (1990) Lymphocytic lymphoma of intermediate differentiation. Morphologic and immunophenotypic spectrum and clinical correlations. Am J Surg Pathol 14:752–763
18. Lennert K (1978) Malignant lymphomas other than Hodgkin's disease. Springer, New York, NY
19. Lennert K, Feller AC (eds) (1992) Histopathology of non-Hodgkin's lymphoma (Based on the updated Kiel classification), 2nd edn. Springer, Berlin Heidelberg New York London Paris Tokyo Hong Kong Barcelona Budapest
20. Lennert K, Mohri N, Stein H, Kaiserling E (1975a) The histopathology of malignant lymphoma. Br J Haematol 31:193–203
21. Lennert K, Stein H, Kaiserling E (1975b) Cytological and functional criteria for the classification of malignant lymphomata. Br J Cancer 31 (Suppl II):29–43
22. McKelvey EM, Gottlieb JA, Wilson HE et al. (1976) Hydroxydaunomycin (adriamycin) combination chemotherapy in malignant lymphoma. Cancer 38:1484–1493
23. Medeiros L, van Krieken J, Jaffe E, Raffeld M (1990) Association of bcl-1 rearrangements with lymphocytic lymphoma of intermediate differentiation. Blood 76:2086–2090
24. Meusers P, Engelhard M, Bartels H et al. (1989) Multicentre randomized therapeutic trial for advanced centrocytic lymphoma: Anthracycline does not improve the prognosis. Hematol Oncol 7:365–380
25. Meusers P, Engelhard M, Bartels H et al. (1995) Mantle cell (centrocytic) lymphoma: long-term survival with advanced disease is possible. Blood 86 (Suppl 1):53a
26. Narang S, Wolf BC, Neiman RS (1985) Malignant lymphoma presenting with prominent splenomegaly. Cancer 55:1948–1957
27. Norton AJ, Matthews J, Pappa V, Shamash J, Love S, Rohatiner AZS, Lister TA (1995) Mantle cell lymphoma: Natural history defined in a serially biopsied population over a 20-year period. Ann Oncol 6:249–256
28. Pittaluga S, Wlodarska I, Stul MS et al. (1995) Mantle cell lymphoma: a clinicopathological study of 55 cases. Histopathology 26:17–24
29. Press OW, Eary JF, Appelbaum FR et al. (1993) Radiolabeled-antibody therapy of B-cell lymphoma with autologous bone marrow support. N Engl J Med 329:1219–1224
30. Richards MA, Hall PA, Gregory WM, Dhaliwal HS, Stansfeld AG, Amess JA, Lister TA (1989) Lymphoplasmacytoid and small cell centrocytic non-Hodgkin's lymphoma – a retrospective analysis from St Bartholomew's Hospital 1972–1986. Hematol Oncol 7:19–35
31. Rimokh R, Berger F, Cornillet P et al. (1990) Break in the BCL-1 locus is closely associated with intermediate lymphocytic lymphoma subtype. Genes Chrom Cancer 2:223–226
32. Rimokh R, Berger F, Delsol G et al. (1994) Detection of the chromosomal translocation t(11;14) by polymerase chain reaction in mantle cell lymphomas. Blood 83:1871–1875

33. Rosenberg CL, Wong E, Petty EM, Bale AE, Tsujimoto Y, Harris NL, Arnold A (1991) PRAD1, a candidate BCL1 oncogene: mapping and expression in centrocytic lymphoma. Proc Natl Acad Sci USA 88:9638–9642
34. Sack H, Budach V, Stuschke M, Hoederath A (1992) Non-Hodgkin lymphomas (NHL) – early stages: interim results of a multicentre trial. Cancer Res Clin Oncol 118: Abstract 115
35. Stein H, Lennert K, Feller AC, Mason DY (1984) Immunohistological analysis of human lymphoma: correlation of histological and immunological categories. Adv Cancer Res 42: 67–147
36. Stewart DA, Vose JM, Weisenburger DD et al. (1995) The role of high-dose therapy and autologous hematopoietic stem cell transplantation for mantle cell lymphoma. Ann Oncol 6: 263–266
37. Swerdlow SH, Habeshaw JA, Murray LJ, Dhaliwal HS, Lister TA, Stansfeld AG (1983) Centrocytic lymphoma. A distinct clinicopathologic and immunologic entity. A multiparameter study of 18 cases at diagnosis and relapse. Am J Pathol 113:181–197
38. The International Non-Hodgkin's Lymphoma Prognostic Factors Project: A predictive model for aggressive non-Hodgkin's lymphoma (1993) N Engl J Med 329:387–394
39. Unterhalt M, Herrmann R, Nahler M et al. (1995) Significant prolongation of disease free survival in advanced low grade non-Hodgkin lymphomas (NHL) by interferon alpha maintenance. Blood 86:439a
40. Vandenberghe E, De Wolf-Peeters C, Van den Oord J et al. (1991) Translocation (11;14): A cytogenetic anomaly associated with B-cell lymphomas of non-follicle centre cell lineage. J Pathol 163:13–18
40a. Wagner JL, Press OW (1995) Daten der Universitäten von Washington (Seattle) und Arizona (Little Rock), USA, im Vortrag von Press OW, Horning S, Vose J über „evaluation and management of the „new" lymphoma entities: mantle cell lymphoma, MALT lymphoma, monocytoid B cell lymphoma, and anaplastic large cell lymphoma" anläßlich der Jahrestagung der American Society of Hematology (ASH) in Seattle (Washington) vom 2.–5. Dezember 1995
41. Weisenburger DD (1992) Mantle cell lymphoma. In: Knowles DM (ed) Neoplastic Hematopathology. William & Wilkins, Baltimore
42. Weisenburger DD, Nathwani BN, Diamond LW, Winberg CD, Rappaport H (1981) Malignant lymphoma, intermediate lymphocytic type: a clinicopathologic study of 42 cases. Cancer 48:1415–1425
43. Weisenburger DD, Kim H, Rappaport H (1982) Mantle-zone lymphoma: A follicular variant of intermediate lymphocytic lymphoma. Cancer 49:1429–1438
44. Weisenburger DD, Duggan MJ, Perry DA, Sanger WG, Armitage JO (1990) Non-Hodgkin's lymphomas of mantle-zone origin. In: Rosen PP, Fechner RE (eds) Pathology annual. Appleton & Lange, East Norwalk, CT
45. Williams ME, Westermann CD, Swerdlow SH (1990) Genotypic characterization of centrocytic lymphoma: Frequent rearrangement of the chromosome 11 bcl-1 locus. Blood 76: 1387–1391
46. Williams M, Swerdlow S, Rosenberg C, Arnold A (1992) Characterization of chromosome 11 translocation breakpoints at the bcl-1 and PRAD1 loci in centrocytic lymphoma. Cancer 52: 5541s-5544s
47. Williams ME, Swerdlow SH, Meeker TC (1993) Chromosome t(11;14)(q13; q32) breakpoints in centrocytic lymphoma are highly localized at the bcl-1 major translocation cluster. Leukemia 7:1437–1440
48. Zucca E, Fontana S, Roggero E, Pedrinis E, Pampallona S, Cavalli F (1994a) Treatment and prognosis of centrocytic (mantle cell) lymphoma: a retrospective analysis of twenty-six patients treated in one institution. Leuk Lymph 13:105–110
49. Zucca E, Stein H, Coiffier B (1994b) European Lymphoma Task Force (ELTF): Report of the workshop on Mantle Cell Lymphoma (MCL). Ann Oncol 5:507–511
50. Zucca E, Roggero E, Pinotti G, Pedrinis E, Cappella C, Venco A, Cavalli F (1995) Patterns of survival in mantle cell lymphoma. Ann Oncol 6:257–262

Myeloablative Hochdosistherapie mit Blutstammzellentransplantation bei Patienten mit zentroblastisch-zentrozytischem Non-Hodgkin-Lymphom

R. Haas · S. Murea · S. Hohaus · M. Moos · H. Goldschmidt · M. Wannenmacher · W. Hunstein

Einleitung

Zentroblastisch-zentrozytische (CB-CC-)Non-Hodgkin-Lymphome (NHL) werden nach der Kiel-Klassifikation [9] aufgrund pathomorphologischer Kriterien und ihres klinischen Verlaufes als niedrigmaligne eingestuft [1, 11]. Die mittlere Überlebensdauer von Patienten im Stadium IV liegt zwischen 4 und 6 Jahren. Eine Heilung der Patienten durch konventionelle Therapie wird nur selten erreicht, da selbst Patienten, die nach Polychemotherapie mit Cyclophosphamid, Vincristin, Adriamycin und Prednison (CHOP) in kompletter Remission sind, fast immer rezidivieren [2]. Angesichts dieser schlechten Langzeitergebnisse behandelten wir Patienten mit einem CB-CC-NHL ungeachtet der indolenten Biologie dieses histologischen Subtyps mit einer Hochdosistherapie und Blutstammzelltransplantation [3, 5, 6, 8, 10]. Bei diesem Therapieverfahren wird die dosislimitierende Nebenwirkung der Myelotoxizität durch Transplantation hämatopoetischer Stammzellen umgangen. Noch bis Ende der 80er Jahre diente v.a. autologes Knochenmark als Quelle hämatopoetischer Stammzellen, bis es durch die Verfügbarkeit hämatopoetischer Wachstumsfaktoren möglich wurde, ausreichende Mengen blutbildender Stammzellen ins periphere Blut zu mobilisieren. In Heidelberg wurde 1991 eine Studie zur sequentiellen Hochdosistherapie mit Blutstammzelltransplantation für Patienten mit CB-CC-NHL begonnen, deren Ergebnisse in dieser Arbeit vorgestellt werden.

Patientencharakteristika

Zwischen Juli 1991 und Februar 1996 wurden 76 Patienten mit zentroblastisch-zentrozytischem Non-Hodgkin-Lymphom in die Studie eingeschlossen. Das mediane Alter der Patienten betrug 44 Jahre mit einer Spanne zwischen 22 und 57 Jahren. 40 Patienten waren Frauen und 36 Männer. Die Patientengruppe war hinsichtlich des Remissionsstatus zum Zeitpunkt der Aufnahme in die Studie heterogen: 14 Patienten waren in erster kompletter und 33 Patienten in erster partieller Remission. Demgegenüber waren 6 Patienten in zweiter kompletter und 7 in zweiter partieller Remission. 15 Patienten hatten bei Einschluß in die Studie ein Rezidiv und bei einem Patienten war die Erkrankung progredient.

Für die weitere Darstellung werden wir die Gesamtgruppe der Patienten in 2 Gruppen teilen, wobei den 47 Patienten in erster Remission die 29 Patienten mit

Tabelle 1. Vortherapie zum Zeitpunkt der Stammzellmobilisierung

	Erste Remission	Zweite Remission oder Rezidiv bzw. Progression
Patienten	47	29
Zahl der vorangegangenen Chemotherapiezyklen		
Median	5	8
Spanne	2–21	0–20
Zahl der Regime		
Median	1	1
Spanne	1–3	1–5
Vorangegangene Radiotherapie	5	9

Therapieversagen (Rezidiv/Progression) nach Initialtherapie gegenüberstehen. Die Patientencharakteristika einschließlich der Zahl vorangegangener Zyklen an Chemotherapie und Radiotherapie sind in Tabelle 1 zusammengefaßt.

Unabhängig vom Remissionsstatus erhielten die Patienten einen Zyklus Hochdosis-Cytarabin (2 g/m^2 alle 12 h an Tag 1 und 2) und Mitoxantron (10 mg/m^2 an Tag 2 und 3). Diese Kombination diente als Konsolidierungstherapie für Patienten in Remission bzw. als „Salvage"-Therapie für Patienten im Rezidiv oder progredienter Erkrankung. Die Patienten erhielten 24 h nach Ende der Chemotherapie rekombinanten humanen Granulozyten-Kolonie-stimulierenden Faktor (G-CSF, R-metHuG-CSF, Filgrastim, Amgen, Thousand Oaks, CA, USA) in einer Dosis von 300 µg/Tag subkutan. In der Phase der hämatologischen Rekonstitution wurden die Blutstammzellen durch Leukapheresen gewonnen, wobei abhängig von der Konzentration der zirkulierenden Blutstammzellen im Median 2 Leukapheresen (Spanne 1–7) zur Gewinnung eines Transplantates notwendig waren. Die Entscheidung über den Beginn der Blutstammzellensammlung wurde aufgrund täglicher Messungen der im Blut zirkulierenden CD34+ Zellen getroffen.

Ergebnisse

Mobilisierung und Charakterisierung peripherer Blutstammzellen

Die Ausbeute an CD34+ Zellen bei den Patienten hing von der Zahl der vorangegangenen Chemotherapiezyklen ab. Die Regressionsgerade in Abb. 1 spiegelt eine durchschnittliche Abnahme von $0{,}8 \times 10^6$ CD34+-Zellen/kg pro vorausgegangenen Chemotherapiezyklus wider. Eine Großfeldbestrahlung, wie ein oberes Mantelfeld, ein umgekehrtes Y oder eine total-nodale Bestrahlung, vor Stammzellmobilisierung führte zu einer weiteren Beeinträchtigung der Mobilisierbarkeit von Blutstammzellen.

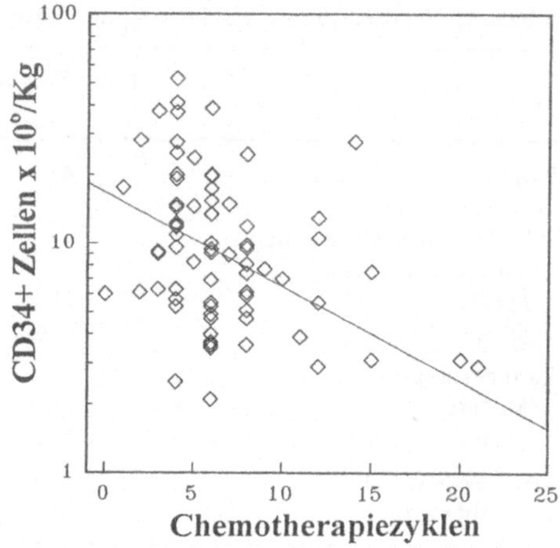

Abb. 1. Die Ausbeute an CD34+ Zellen ist vom Ausmaß der zytotoxischen Vorbehandlung abhängig. Die negative Wirkung einer vorangegangenen Chemotherapie auf die Mobilisierbarkeit von Stammzellen ist für 76 Patienten mit CB-CC-Non-Hodgkin-Lymphom dargestellt. Die Regressionsgerade spiegelt eine durchschnittliche Abnahme von 0,8 × 10^6 CD34+ Zellen/kg/ Zyklus wider

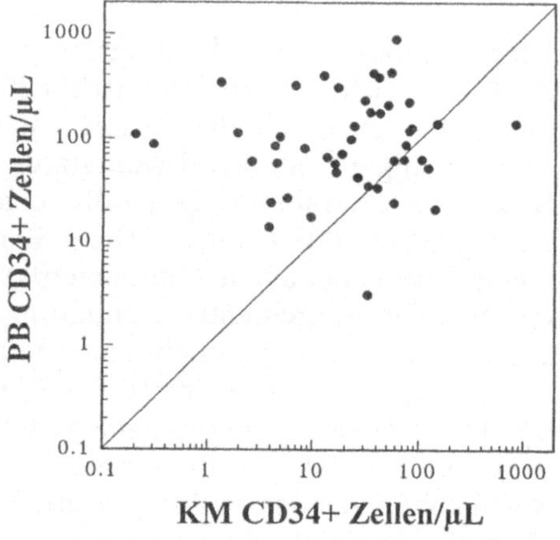

Abb. 2. Konzentration der CD34+ Zellen vor Mobilisierung im Knochenmark (KM) und während des Leukozytenanstiegs nach Chemotherapie und G-CSF im peripheren Blut (PB). Die Daten zeigen einen intraindividuellen Vergleich bei 47 Patienten

Während der hämatologischen Rekonstitution nach Chemotherapie und G-CSF-Gabe ist peripheres Blut im Vergleich zum Knochenmark reicher an hämatopoetischen Stammzellen. Dies wird in einem intraindividuellen Vergleich deutlich, bei dem die Konzentration der CD34+ Zellen vor Mobilisierung im Knochenmark mit derjenigen im peripheren Blut während des Leukozytenwiederanstiegs bei 47 Patienten verglichen wurde (Abb. 2). Insgesamt liegen 81% der Datenpunkte oberhalb der Diagonalen, was die im Vergleich zum Knochenmark höhere Konzentration an zirkulierenden Stammzellen zum Ausdruck bringt. Peripheres Blut ist aber nicht nur quantitativ die bessere hämatopoetische Quelle, sondern auch qualitativ in seiner Zusammensetzung an CD34+ Zellen. So ist für die Langzeithämatopoese nach einer myeloablativen Hochdosistherapie eine ausreichende Zahl an primitiven Vorläuferzellen mit Selbsterneuerungskapazität entscheidend, da diese frühen pluripotenten Stammzellen die Blutbildung lebenslang aufrechterhalten. Koexpression von Thy-1 auf CD34+ Zellen definiert eine solche Subpopulation früher Stammzellen, deren

Anteil im peripheren Blut nach Chemotherapie und G-CSF-Gabe 2,1-fach höher war als im Knochenmark vor Mobilisation (Daten nicht gezeigt).

Nachweis residualer Tumorzellen

Die Überlegenheit des peripheren Bluts gegenüber dem Knochenmark beschränkt sich nicht allein auf normale hämatopoetische Vorläuferzellen. So ist der Anteil an CD19+ B-Zellen und CD34+/CD19+ B-Lymphozyten im Knochenmark unter „Steady-state"-Bedingungen 107- bzw. 9-fach höher ist als im peripheren Blut. Da in beiden Populationen Lymphomzellen bzw. deren klonogene Vorläufer verborgen sein können, nützt man bei der Gewinnung peripherer Blutstammzellen einen natürlichen *In-vivo*-Purging-Effekt.

Die Methode der Immunfluoreszenz hat jedoch nur eine Sensitivität von 0,05%, weshalb zum Nachweis residualer Tumorzellen sensitivere Techniken, wie die Polymerasekettenreaktion (PCR), notwendig werden. Bei Patienten mit CB-CC NHL findet man in etwa 65–80% der Fälle eine Translokation zwischen Chromosom 14 und 18 [14]. In etwa 60% der t(14;18)-Translokationen ist der sog. „major breakpoint" (MBR) betroffen. Mit Hilfe einer „nested primer" PCR-Reaktion, die den Bruchpunkt der t(14;18)-Translokation überspannt, untersuchten wir 182 Leukaphereseprodukte von 74 der 76 Patienten. Dabei fand sich in 52% der Leukaphereseprodukte ein positives PCR-Signal als Hinweis auf kontaminierende Lymphomzellen.

Wir gingen auch der Frage nach, ob es durch die Chemotherapie und G-CSF-Gabe zur Mobilisierung von Tumorzellen ins periphere Blut gekommen war. Das Ergebnis dieser Untersuchung ist in Abb. 3 wiedergegeben. Vor Beginn der Mobilisierungstherapie fand sich bei 44 Patienten ein positiver PCR-Befund entweder im Knochenmark und peripheren Blut oder in einem der beiden hämatopoetischen „Kompartimente", während 30 Patienten vor Mobilisierung im Knochenmark und peripheren Blut PCR-negativ waren. Bei 13 Patienten, die vormals PCR-positiv waren, ließ sich ein PCR-negatives Transplantat ge-

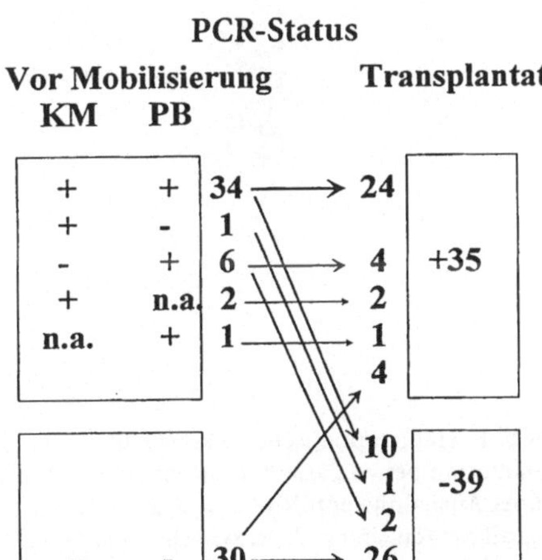

Abb. 3. Nachweis von t(14;18)-positiven Zellen mittels Polymerasekettenreaktion (PCR) in Knochenmark (KM) und peripherem Blut (PB) vor Mobilisierung sowie in Leukapherese-Produkten von 74 Patienten

winnen, während umgekehrt nur bei 4 Patienten, die vor Mobilisierung PCR-negativ waren, PCR-positive Zellen im Transplantat nachweisbar wurden.

Hochdosistherapie und Blutstammzellentransplantation

Das Standardprotokoll für 72 Patienten mit CB-CC NHL bestand aus einer hyperfraktionierten Ganzkörperbestrahlung mit 14,4 Gy und Hochdosis-Cyclophosphamid in einer Dosis von 200 mg/kg, während 4 Patienten aufgrund vorangegangener Bestrahlung nach dem BEAM-Protokoll (Carmustin, Etoposid, Cytarabin und Melphalan) behandelt wurden. Mit Ausnahme eines Patienten enthielten die Transplantate bei allen Patienten mehr als $2{,}5 \times 10^6$ CD34+ Zellen/kg. Die mediane Dauer bis zum Erreichen von $0{,}5 \times 10^9$/l neutrophilen Granulozyten bzw. 20×10^9/l Thrombozyten nach Transplantation der Stammzellen lag bei 13 bzw. 12 Tagen. Bei 5 Patienten war – trotz Transplantation von mehr als $2{,}5 \times 10^6$ CD34+ Zellen/kg – die Thrombozytenregeneration verzögert (Abb. 4). Da die aufgetauten Stammzellen eine normale Vitalität aufweisen, ließe sich allenfalls über einen funktionellen Defekt des Knochenmarkstromas spekulieren.

3 Patienten verstarben zwischen 13 und 17 Tagen nach Transplantation an kardiopulmonalen Komplikationen. Ein Patient entwickelte 188 Tage nach Transplantation eine generalisierte Vaskulitis unklarer Ätiologie, die zu einem Multiorganversagen führte. Bei einer mittleren Verlaufsdauer von 13 Monaten nach Hochdosistherapie kam es zu 13 Rezidiven, davon in 4 Fällen bei Patienten, die in erster Remission transplantiert wurden, und bei 9 Patienten mit Rezidiv in der Vorgeschichte. Bemerkenswerterweise traten die Rezidive bei Patienten mit

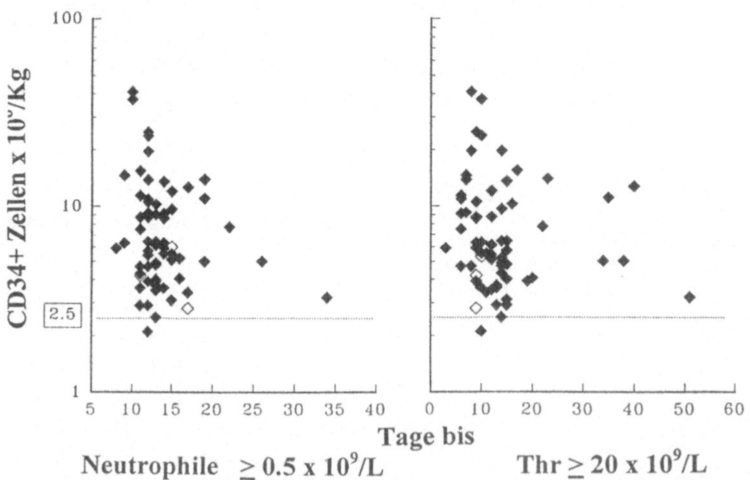

Abb. 4. Hämatopoetische Rekonstitution nach Hochdosistherapie und Blutstammzellentransplantation bei 76 Patienten mit zentroblastisch-zentrozytischem Non-Hodgkin-Lymphom. Mit einer Ausnahme enthielten die Transplantate mehr als $2{,}5 \times 10^6$ CD34+ Zellen/kg. Es gab keinen signifikanten Unterschied zwischen Patienten, die eine Ganzkörperbestrahlung (*dunkle Rauten*) erhielten oder nicht (*offene Rauten*)

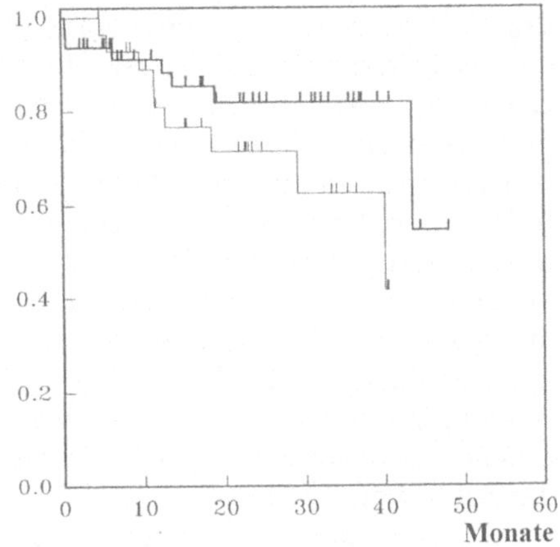

Abb. 5. Ereignisfreies Überleben nach myeloablativer Hochdosistherapie und Blutstammzellentransplantation bei 76 Patienten mit zentroblastisch-zentrozytischem Non-Hodgkin-Lymphom. Die *obere Kurve* spiegelt den Verlauf der Patienten wider, die bei der Transplantation in erster Remission waren, während die *untere Kurve* die in zweiter oder höherer Remission transplantierten Patienten darstellt

vorangegangenem Therapieversagen in Lymphknotenregionen und Organen auf, die initial oder beim ersten Rezidiv der Krankheit befallen waren. Im Gegensatz dazu betrafen die Rezidivmanifestationen bei den in erster Remission transplantierten Patienten andere Regionen als die des Erstbefalls. Auch die mittlere Dauer von der Hochdosistherapie bis zum Rezidiv war unterschiedlich. Mit einem mittleren Intervall von 15,8 Monaten traten die Rezidive bei Patienten mit Rezidiv/Progression nach Initialtherapie früher auf als bei den in erster Remission transplantierten Patienten (11, 22 Monate). Nach einer Kaplan-Meier-Analyse beträgt die Wahrscheinlichkeit für ein rezidivfreies Überleben bei einer medianen Nachbeobachtungszeit von 20 Monaten für Patienten in erster Remission 82% bzw. 72% für Patienten in zweiter oder höherer Remission (Abb. 5). Mit einer palliativen Behandlung war es bei 12 der rezidivierten Patienten möglich, die Progredienz der Erkrankung zu verhindern bzw. zu verlangsamen. Daraus resultiert eine Gesamtüberlebenswahrscheinlichkeit von 93% bei einer längsten Nachbeobachtungszeit von 48 Monaten.

Diskussion

Die Ergebnisse unserer Studie zeigen die Möglichkeit, bei Patienten mit zentroblastisch-zentrozytischem Lymphom im fortgeschrittenen Stadium durch Hochdosistherapie mit Blutstammzellentransplantation komplette Remissionen zu erreichen. Durch Transplantation Zytokin-mobilisierter Stammzellen verkürzt sich die Aplasiedauer selbst nach einer myeloablativen Hochdosistherapie auf durchschnittlich 2 Wochen, was mit einer Abnahme der Infektions- und Blutungskomplikationen einhergeht. Die in unserer Studie beobachtete Frühletalität spiegelt in erster Linie die nicht-hämatologische Toxizität der Hochdosistherapie wider, bei der kardiopulmonale Komplikationen im Vordergrund stehen.

Angesichts der indolenten Verlaufsform dieser Lymphomentität läßt sich zum jetzigen Zeitpunkt das kurative Potential dieses Behandlungsverfahrens noch nicht abschätzen. Ein Vergleich mit den von Unterhalt et al. [12] publizierten

Ergebnissen in einer Gruppe von 246 Patienten mit niedrigmalignen NHL im fortgeschrittenen Stadium spricht für einen Vorteil der Hochdosistherapie gegenüber der konventionellen Behandlung mit Cyclophosphamid, Vincristin und Prednison (COP) oder Prednimustin und Mitoxantron. Nach einer Verlaufsbeobachtung von 48 Monaten lag die Wahrscheinlichkeit des krankheitsfreien Überlebens in der genannten Studie bei 28 % bzw. 43 % gegenüber 55 % in unserer Gruppe bei den in erster Remission transplantierten Patienten. Beim Vergleich mit den Ergebnissen von Unterhalt et al. ist zu berücksichtigen, daß in deren Studie auch Patienten mit zentrozytischem NHL eingeschlossen waren, was die schlechteren Behandlungsergebnisse z. T. bedingt haben mag. Außerdem ist beim Einschluß der Patienten in Transplantationsstudien eine positive Selektion fast nicht auszuschließen. Die Wahrscheinlichkeit des Gesamtüberlebens in der Studie von Brittinger et al. [1] liegt bei Patienten mit zentroblastisch-zentrozytischem Lymphom im Stadium III und IV bei 66 % und 64 % nach einer Verlaufsbeobachtung von 48 Monaten. Diesen Daten gegenüber beobachteten wir in unserer Patientengruppe im gleichen Zeitraum nach Hochdosistherapie eine Überlebenswahrscheinlichkeit von 93 %, was in erster Linie auf die noch erfolgreiche palliative Behandlung der rezidivierten Patienten zurückzuführen ist.

Bei den in zweiter oder höherer Remission transplantierten Patienten entwickelte sich das erneute Rezidiv in ehemals befallenen Lymphknotenregionen bzw. Organen, was am ehesten für ein Versagen der Hochdosistherapie aufgrund persistierender Tumorzellen spricht. Da Patienten, die in erster Remission transplantiert wurden, eine höhere krankheitsfreie Überlebenswahrscheinlichkeit haben als Patienten mit vorausgegangenem Therapieversagen, erscheint der Nutzen einer Hochdosisbehandlung zu einem frühen Zeitpunkt des Krankheitsverlaufs größer.

Ob sich ein Rezidiv aus transplantierten Tumorzellen entwickeln kann, wie dies von Gribben et al. [4] aus den Ergebnissen ihrer Knochenmarktransplantationsstudien geschlossen wurde, bleibt offen. Sie beobachteten eine höhere Rezidivwahrscheinlichkeit bei Patienten, die ein Transplantat mit residualen t(14;18)-positiven Zellen erhielten, im Vergleich zu Patienten, deren Transplantat PCR-negativ war. Bei der Interpretation dieser Ergebnisse bleibt jedoch zu berücksichtigen, daß der Nachweis von t(14;18)-positiven Zellen im Transplantat nach Purging mit B-zellspezifischen Antikörpern nicht nur das Versagen des *Ex-vivo*-Verfahrens widerspiegeln mag, sondern auch ein Indikator für eine *in vivo* vermehrte Tumorzellzahl sein kann.

Die Frage, ob residuale Tumorzellen im Transplantat zur Rezidiventstehung beitragen, kann nur durch Transfer von Markergenen in die im autologen Transplantat enthaltenen Stammzellen geklärt werden.

Eine Verbesserung der Ergebnisse nach Hochdosisbehandlung ist möglicherweise durch eine Erhaltungstherapie mit Interferon-α zu erreichen, sofern sich die Erfahrungen von Hiddemann et al. [7] und Unterhalt et al. [13] mit Interferon-α nach konventioneller Chemotherapie auf die Hochdosistherapie übertragen lassen. Postuliert man eine möglichst geringe residuale Tumorzellzahl als Voraussetzung für eine optimale Interferon-Wirkung, so wäre ein früher Behandlungsbeginn nach myeloablativer Konditionierung ideal. Begleitende Nachsorgeuntersuchungen zum Nachweis von PCR-positiven Zellen im peripheren Blut und Knochenmark könnten dabei als Entscheidungsgrundlage für die Dauer einer solchen Erhaltungstherapie dienen.

Literatur

1. Brittinger G, Bartels H, Common H et al. (1984) Clinical and prognostic relevance of the Kiel classification of non-Hodgkin lymphomas: results of a prospective multicenter study by the Kiel Lymphoma Study Group. Hematol Oncol 2:269–306
2. Fisher RI, Gaynor ER, Dahlberg S et al. (1993) Comparison of a standard regimen (CHOP) with three intensive chemotherapy regimens for advanced non-Hodgkin's lymphoma. N Engl J Med 328:1002–1006
3. Freedman AS, Ritz J, Neuberg D et al. (1991) Autologous bone marrow transplantation in 69 patients with a history of low-grade B-cell non-Hodgkin's lymphoma. Blood 77:2524–2529
4. Gribben JG, Neuberg D, Freedman AS et al. (1993) Detection by polymerase chain reaction of residual cells with the bcl-2 translocation is associated with increased risk of relapse after autologous bone marrow transplantation for B-cell lymphoma. Blood 81:3449–3457
5. Haas R, Möhle R, Frühauf S et al. (1994) Patients characteristics associated with successful mobilizing and autografting of peripheral blood progenitor cells in malignant lymphoma. Blood 12:3787–3794
6. Haas R, Moos M, Karcher A et al. (1994) Sequential high-dose therapy with peripheral blood progenitor cell support in low-grade non-Hodgkin's lymphoma. J Clin Oncol 12:1685–1692
7. Hiddemann W, Unterhalt M, Koch P, Nahler M, Herrmann R (1994) New aspects in the treatment of advanced low-grade non-Hodgkin's lymphoma prednimustine/mitoxantrone versus cyclophosphamide/vincristine/prednisone followed by interferon alfa versus observation only – a preliminary update of the Germany Low-Grade Lymphoma Study Group. Semin Hematol 31 (Suppl 3):32–35
8. Kessinger A, Vose JM, Bierman PJ, Armitage JO (1991) High-dose therapy and autologous peripheral stem cell transplantation for patients with bone marrow metastases and relapsed lymphoma: an alternative to bone marrow purging. Exp Hematol 19:1013–1016
9. Lennert K (1978) Malignant lymphomas other than Hodgkin's disease. Springer, New York, NY
10. Rohatiner AZS, Johnson PWM, Price CGA et al. (1994) Myeloablative therapy with autologous bone marrow transplantation as consolidation therapy for recurrent follicular lymphoma. J Clin Oncol 12:1177–1184
11. Rosenberg SA (1985) The low-grade non-Hodgkin's lymphomas: Challenges and opportunities. J Clin Oncol 3:299–310
12. Unterhalt M, Herrmann R, Tiemann M et al. (1996) Prednimustine, mitoxantrone (PmM) vs cyclophosphamide, vincristine, prednisone (COP) for the treatment of advanced low-grade non-Hodgkin's lymphoma. Leukemia 10:836–843
13. Unterhalt M, Herrmann R, Nahler M et al. (German Low-Grade NHL Study Group) (1995) Significant prolongation of disease-free survival in advanced low-grade non-Hodgkin's lymphomas (NHL) by interferon alpha maintenance. Blood 86 (Suppl 1):439 (Abstr)
14. Yunis JJ, Oken MM, Kaplan ME, Ensrud KM, Howe RR, Theologides A (1982) Distinctive chromosomal abnormalities in histologic subtypes of non-Hodgkin's lymphoma. N Engl J Med 307:1231–1236

Therapiestrategien bei hochmalignen Non-Hodgkin-Lymphomen

L. Trümper · M. Pfreundschuh

Einleitung

Hochmaligne Non-Hodgkin-Lymphome zeigen im Gegensatz zu den indolenten, niedrigmalignen Non-Hodgkin-Lymphomen einen aggressiven klinischen Verlauf, können aber auch in fortgeschrittenen Stadien geheilt werden [1]. Aus diesem Grunde erfolgt die Behandlung hochmaligner Non-Hodgkin-Lymphome immer in kurativer Intention, es sei denn, schwere Begleiterkrankungen verbieten die Durchführung einer intensiven Chemo- und/oder Strahlentherapie. Nach Untersuchungen der International Lymphoma Study Group an 1379 zwischen 1988 und 1990 behandelten Patienten stellen hochmaligne Lymphome ca. 40 % aller Non-Hodgkin-Lymphome (Weisenburger, persönl. Mitteilung, Juni 1996). Im Gegensatz zu niedrigmalignen Lymphomen werden sie häufig primär auch in niedrigen Stadien diagnostiziert, so daß eine kurative Strahlentherapie möglich ist [47]. Die Einführung effektiver Polychemotherapieschemata unter Einbeziehung von Anthracyclinen, allen voran das CHOP-Schema, das 1976 von der SWOG [23] eingeführt wurde, hat es ermöglicht, daß fast $^2/_3$ der Patienten initial eine Remission erreichen können, langfristig geheilt werden kann bis jetzt jedoch nur $^1/_3$ der Patienten. Auch die Intensivierung der Chemotherapie in den letzten 2 Jahrzehnten durch die Einführung sog. Zweit- und Drittgenerationsschemata hat nicht zu einer wesentlichen Verbesserung der bis jetzt noch unbefriedigenden Therapieergebnisse geführt [2]. Aus diesem Grunde konzentrieren sich die klinischen Anstrengungen derzeit auf eine Intensivierung der Behandlung auf der Basis des CHOP-Regimes [23] oder unter Einsatz myeloablativer Therapieverfahren, die aber vor allem für jüngere Patienten in Frage kommt. Jedoch können heute auch ältere Patienten, die die Mehrzahl der Patienten mit hochmalignen Lymphomen ausmachen, unter Einsatz optimaler supportiver Therapie in kurativer Intention behandelt werden. Die entsprechenden Therapiestrategien und supportiven Maßnahmen werden in der folgenden Arbeit aufgezeigt.

Strahlentherapie

Hochmaligne Lymphome sind sehr strahlensensibel. Die Strahlentherapie wird z.Zt. allein oder in Kombination mit Chemotherapie zur Behandlung früher Krankheitsstadien (PS I) oder als konsolidierende Strahlentherapie, entweder im Sinne einer Bulkbestrahlung oder eines involvierten Feldes, eingesetzt. Eine kürzlich erschienene retrospektive Untersuchung der BNLI [47] hat gezeigt, daß bei Patienten im klinischen Stadium I/I_E komplette Remissionen bei 84% der Patienten erreicht werden konnten und nach Ablauf von 10 Jahren das krankheitsfreie Überleben bei 45% lag. In dieser Studie wurden Staging-Laparotomien nicht durchgeführt. Allerdings war die Überlebensrate älterer Patienten, d.h. der Patientengruppe, der man die erhöhte Toxizität einer kombinierten Therapie ersparen möchte, signifikant schlechter. Aus diesem Grunde und der Tatsache, daß die Überlebensrate bei Patienten im rein klinischen Stadium I nach Ergebnissen älterer Studien nach alleiniger Radiotherapie wesentlich schlechter ist [15], ergibt sich die Empfehlung, auch in frühen Stadien eine kombinierte Therapie einzusetzen. Dies ist auch auf dem Hintergrund zu sehen, daß die Ergebnisse einer Salvage-Chemotherapie nach primärer Strahlentherapie relativ schlecht sind [48]. Ob vor allem bei Patienten mit Risikofaktoren in frühen Stadien eine alleinige Chemotherapie besser als die kombinierte Therapie bzw. die alleinige Strahlentherapie ist, müssen Studien zeigen. Vorteil einer kombinierten Therapie kann die gegenüber einer alleinigen Chemotherapie verringerte Toxizität sein, d.h. die Strahlentherapie kann „Chemotherapie sparen". Die kürzlich veröffentlichte prospektiv-randomisierte Studie 8736 der SWOG [27] hat gezeigt, daß vor allem aufgrund der höheren kardialen Toxizität im Chemotherapiearm (allerdings 8 Zyklen CHOP) die kombinierte Therapie (3 Zyklen CHOP, gefolgt von einer Involved-field-Bestrahlung mit 40 Gy) der alleinigen Chemotherapie überlegen ist. Generell werden zur Behandlung hochmaligner Lymphome Zielvolumendosis von 36–40 Gy eingesetzt. Eine Studie der Deutschen Studiengruppe NHL in frühen Stadien [18] verfolgte bei Patienten mit Non-Hodgkin-Lymphomen des Nasenrachenraumes (vor allem des Waldeyer-Rings) ein strahlentherapeutisches Konzept in Analogie zu Zielvolumenkonzept und Bestrahlungstechnik von Karzinomen der Kopf-Halsregion. Bei der relativ hohen Dosis wurden im Bestrahlungsfeld kaum Rezidive gesehen, allerdings bei den nicht kombiniert chemo- und strahlentherapierten Patienten des Kollektivs eine etwas höhere Rezidivrate. Dieses Strahlentherapiekonzept könnte Grundlage eines neuen Studiendesigns für Patienten in frühen Stadien sein [45]. Über den Wert einer additiven Strahlentherapie nach Induktionschemotherapie und Erreichen einer Remission bei Patienten in den fortgeschrittenen Stadien II–IV gibt es sehr wenige Daten. Aufgrund geringer Fallzahlen konnte die Essener Studie [9] keine signifikanten Unterschiede zwischen alleiniger Chemotherapie und einer Chemoradiotherapie zeigen. Derzeit gibt es nur eine einzige randomisierte Studie (EORTC 20932), in der der Wert einer sog. „Eisbergbestrahlung" (24 Gy Bulkbestrahlung bei langsamem Ansprechen, 36 Gy Bestrahlung auf Resttumor) nach 6 Zyklen einer intensiven Chemotherapie randomisiert überprüft wird. Die Ergebnisse dieser Studie werden von großem Interesse für die zukünftige Festlegung kombinierter Strahlen- und Chemotherapiekonzepte sein.

Chemotherapie

Vor mehr als 20 Jahren wurde durch die SWOG das CHOP-Regime, das aus den Substanzen Doxorubicin, Cyclophosphamid, Vincristin und Prednison besteht, in die Therapie hochmaligner Lymphome eingeführt [23]. Durch Erweiterung der damaligen Standardtherapie um ein Anthrazyklin erreichte die Gruppe bei 66% aller Patienten eine komplette Remission, nach 2 Jahren lebten noch mehr als 45%. Trotz dieser ermutigenden Ergebnisse und der Fortschritte in der Erforschung der Biologie der Erkrankung sowie des Wissens um die Heilbarkeit der Erkrankung konnten in den letzten 20 Jahren keine entscheidenden Fortschritte mehr erzielt werden. Weder wurden wesentliche neue Substanzen in die Therapie eingeführt noch konnten die Behandlungsergebnisse durch die Entwicklung teilweise kompliziert aufgebauter und toxischer Polychemotherapieschemata der sog. 2. und 3. Generation verbessert werden [2]. Grundlage dieser neuen Schemata war die Beobachtung, daß viele Patienten mit aggressiven Lymphomen zunächst auf die Therapie ansprechen, jedoch in den therapiefreien Intervallen bzw. rasch nach Beendigung der Behandlung eine erneute Progredienz zeigten. Aus diesem Grunde wurden weniger hämatotoxische Substanzen wie Bleomycin oder Methotrexat-Leukovorin zwischen die myelotoxischen Teile der Therapie geschoben. Weitere Substanzen wie Cytorabin, Procarbazin und Methotrexat, die die Blut-Hirn-Schranke überschreiten können, wurden hinzugefügt, um ZNS-Rezidive zu verhindern. Diese werden vor allem bei Patienten mit Knochenmarkbefall, Lymphomen des Hodens und der Nasennebenhöhlen beobachtet. Den theoretischen Hintergrund dieser sog. Flexi-Therapieschemata [10] bildete die Goldie-Coldman-Hypothese [13, 14], nach der effektive, nicht kreuzresistenze Substanzen so früh wie möglich in rascher Abfolge benutzt werden sollen. Die Berechnung der teilweise beträchtlichen Steigerung der Dosisintensität (auf mehr als das 2,5fache des CHOP-Regimes) erfolgte nach den von Hryniuk [25] und DeVita entwickelten Prinzipien zur Dosisintensität bei malignen Tumoren. Dabei wurde – vereinfacht dargestellt – davon ausgegangen, daß die tatsächlich verabreichte Gesamtdosisintensität aller in einem definierten Zeitraum verabreichten Chemotherapeutika (sog. relative Dosisintensität, RDI) bei chemosensitiven Tumoren die Ansprechrate bestimmt. In den Phase-II-Studien der entsprechenden Zweit- und Drittgenerationsschemata wurde über komplette Remissionsraten von bis zu 86% berichtet, die damit weit über den für das CHOP-Regime bekannten Quoten lagen und somit nahelegten, daß die Remissions- und Heilungsraten durch den Einsatz aggressiver Chemotherapieschemata unter Einschluß weiterer Substanzen tatsächlich verbessert werden können. Zweifel an der Überlegenheit der neuen Schemata kamen jedoch auf, als unterschiedliche Ergebnisse selbst bei Verwendung identischer Schemata berichtet wurden. Daß Patientenselektion, d.h. der Einschluß von Patientenkollektiven mit unterschiedlichem Risikoprofil, für die Divergenz der Therapieergebnisse verantwortlich sein könnte, zeigte erstmals die von Fischer 1993 veröffentliche Intergroup-Study [11]. In dieser Studie mit Einschluß von über 1000 unbehandelten Patienten wurde randomisiert das CHOP-Regime mit m-BACOD, ProMACE-CytaBOM und MACOP-B verglichen. Weder im krankheitsfreien Überleben nach 3 Jahren, das zwischen 41 und 46% lag, noch im Gesamtüberleben ergaben sich signifikante Unterschiede. Zunächst höhere Ansprechraten der neueren Regime wurden durch deutlich erhöhte Toxizitätsraten (Letalität bis 6%) zunichte gemacht. Interessant ist dabei der Vergleich der Ergebnisse dieser großen multizentrischen Studie mit denen der Erstbeschreiber für eines der neueren Regime. Wurde für das am NCI entwickelte Pro-MACE-CytaBOM [12] eine CR-Rate von 86% angegeben, so betrug diese in der Intergroup-Study bei gleicher applizierter Dosisintensität nur noch 56%. Der Altersdurchschnitt der Intergroup-Patienten lag jedoch bei 56 Jahren, gegenüber von nur 41 Jahren bei den NCI-Patienten. Unklar bleibt zunächst, ob durch die Intergroup-Studie das Prinzip der Dosisintensität bei malignen Lymphomen widerlegt ist. Eine Erklärung für das Versagen der theoretisch attraktiven Konzepte ist, daß die z.T. willkürlich berechneten Dosisintensitäten der für die Behandlung hochmaligner NHL eingesetzten Chemotherapieschemata falsch waren. Dies hängt damit zusammen, daß in der nach De Vita vorgenommenen Berechnung die Aktivitäten der einzelnen Substanzen gleich eingesetzt werden, obwohl erhebliche biologische Wirkunterschiede bestehen können. Zudem ist die zeitliche Abfolge der Applikation (scheduling) nicht in die Berechnung eingegangen. Unter Berücksichtigung der besten Kombination, in diesem Falle des CHOP-Schemas, gilt daher derzeit die Richtlinie, dieses Schema möglichst in voller Dosierung zu applizieren, um einen kurativen Therapieansatz zu gewährleisten. Änderungen dieses Schemas sollten nur innerhalb von Therapiestudien vorgenommen werden, wobei das CHOP-Schema nach wie vor als der Goldstandard (= Kontrollarm) gelten muß. Da aber bei einer prinzipiell heilbaren Erkrankung die Therapieergebnisse keineswegs befriedigend sind, bedarf es dringend der Erstellung neuer Konzepte und der Überprüfung derselben in großen Studien. Vordringlich sind dabei:

1. die Einteilung der Patienten in unterschiedliche Prognosegruppen, da mit der derzeitigen Therapie ca. $^1/_3$ der Patienten geheilt sind und somit von einer Änderung oder Intensivierung wohl nicht profitieren,
2. der Entwurf neuer Konzepte zur Dosiseskalation unter Berücksichtigung des CHOP-Regimes als Goldstandard,
3. die Verbesserung supportiver Therapiemaßnahmen.

Dies gilt insbesondere auch für ältere Patienten, die in vielen Studien unterrepräsentiert sind, obwohl sie die Mehrzahl der Kranken mit hochmalignem Lymphom stellen. 1984 wurde aus Nebraska über einen hohen Anteil von therapieassoziierten tödlichen Komplikationen bei älteren Patienten berichtet, vor allem in den ersten beiden Therapiezyklen [3, 4]. Die daraus hergeleitete Empfehlung, bei älteren Patienten Dosisreduktionen vorzunehmen, darf heute jedoch nicht mehr unterstützt werden, da selbstredend nicht davon ausgegangen werden kann, daß die Tumoren älterer Patienten „empfindlicher" auf Chemotherapie reagieren. Deshalb kann und soll unter Einsatz supportiver Maßnahmen (z.B. Vorphasenbehandlung mit Steroiden bei schlechtem Allgemeinzustand, Einsatz von Wachstumsfaktoren) auch bei älteren Patienten ein kurativer Therapieansatz verfolgt werden.

Prognostische Faktoren

Die Intergroup-Studie hat klar gezeigt, daß die angebliche Überlegenheit neuerer Schemata im wesentlichen auf Patientenselektion und nicht auf eine Behandlungsverbesserung durch neue Zytostatika zurückgeht. Die Definition von Patientengruppen, die aufgrund eines hohen Rezidivrisikos am ehesten von hochdosierten Schemata profitieren könnten und für die die höhere Toxizität solcher Regime am ehesten vertretbar scheint, ist vordringlich. In retrospektiven Studien wurden zahlreiche Faktoren herausgearbeitet, die innerhalb der jeweiligen Behandlungsstrategie in univariaten und multivariaten Analysen Patienten mit einer schlechten Prognose identifizierten. Eine Reihe von klinisch definierten Faktoren (s. Tabelle 1) sind im Rahmen des International Non-Hodgkin's Lymphoma Prognostic Factors Project veröffentlichten Analyse, in die 16 internationale Arbeitsgruppen ihre Ergebnisse von 3373 Patienten einbrachten, untersucht worden [44]. Dabei erwiesen sich 5 Faktoren als unabhängige Risikofaktoren; je nach Zahl der vorhandenen Risikofaktoren können 4 Risikogruppen unterschieden werden, deren Remissionsraten und Überlebensraten sich signifikant unterscheiden (Tabelle 1). Dieser sog. International Prognostic Index ist inzwischen auch an anderen Patientenkollektiven überprüft worden (z. B. den Patienten der Intergroup-Studie) und zeigte dort ebenfalls eine ausreichende diskriminierende Funktion. Daraus folgt, daß dieser Index in Zukunft Grundlage für die Unterteilung von Patientenkollektiven in klinischen Studien für hochmaligne Non-Hodgkin-Lymphome sein wird. Eine Reihe weiterer prognostischer Variablen bedarf noch der Prüfung bzw. der Verbesserung in Studien. Das Ann-Arbor Staging-System wird nach wie vor zur Stadieneinteilung bei Non-Hodgkin-Lymphomen gebraucht, obwohl es ursprünglich für die Hodgkin-Erkrankung, die ein völlig anderes biologisches Verhalten zeigt, entwickelt worden war. Dies betrifft vor allem Auftreten, Häufigkeit und Lokalisation des extranodalen Befalles, der bei mehr als der Hälfte hochmaligner Non-Hodgkin-Lymphome beobachtet wird und im International Prognostic Index als prognostisch relevant definiert wurde. Weiterhin bedarf die prognostische Rolle histologischer Befunde dringend der weiteren Überprüfung innerhalb prospektiver Studien. Die Kieler Lymphomgruppe hat in retrospektiven [6] und prospektiven [7] Studien zeigen können, daß zwischen Patienten mit zentroblastischem und immunoblastischem hochmalignen Non-Hodgkin-Lymphom signifikante Unterschiede in den Überlebensraten auftreten können. Dennoch ist in den ersten Entwurf der R.E.A.L.-Klassifikation [16] diese Unterteilung nicht mehr aufgenommen worden. Dasselbe gilt für die Überprüfung der prognostischen Bedeutung sog. sekundär hochmaligner Lymphome oder Simultanlymphome, bei denen häufig follikuläre niedrigmaligne und blastische hochmaligne Anteile

Tabelle 1. Prognostische Gruppen bei hochmalignen Non-Hodgkin-Lymphomen (sog. International Prognostic Index [44]). Klinische Risikofaktoren (RF): Alter >60 Jahre, Stadium III/IV, >1 extranodaler Befall, schlechter Allgemeinzustand (ECOG ≥ 2), Serum-LDH (>oberer Normalwert)

	RF (n)	CR (%)	Fünfjahresüberlebensrate (%)
niedriges Risiko	0,1	87	73
niedrig-intermediär	2	67	50
hoch-intermediär	3	55	43
hohes Risiko	4,5	44	26

zusammen gefunden werden. Die Bedeutung zell- und molekularbiologischer Befunde ist in prospektiven Studien noch nicht evaluiert worden [37]. Hierzu gehören die Ergebnisse zytogenetischer Untersuchungen an Frischmaterial oder mittels komparativer genomischer Hybridisierung [19, 28] sowie die Expression von Oberflächenmarkern wie CD44 [41] und Ki-67 und das Rearrangement des bcl-6-Gens. Es ist denkbar, daß das klinische Modell des International Prognostic Index in Zukunft durch biologische Faktoren erweitert oder sogar abgelöst werden kann.

Aktuelle Therapiekonzepte

Eine Verbesserung der Therapieergebnisse kann prinzipiell erreicht werden durch

1. die Einführung neuer Zytostatika in die Behandlung von hochmalignen Non-Hodgkin-Lymphomen,
2. eine Modifikation bisher angewandter Regime, z. B. durch Dauerinfusion statt Bolusapplikation,
3. die Erhöhung der Dosisintensität wirksamer Zytostatika,
4. die Verbesserung supportiver Therapiestrategien.

Wesentliche Fortschritte durch neue Zytostatika sind in den letzten Jahren nicht erzielt worden; Ergebnisse von Phase-II-Studien, vor allem bei Rezidivpatienten, werden zeigen, ob neuere Substanzen, z. B. Paclitaxel [50], einen Stellenwert in der Behandlung hochmaligner Non-Hodgkin-Lymphome erhalten werden. Experimentelle Strategien, zu denen die Therapie mit monoklonalen Antikörpern [35] sowie gentherapeutische Strategien gehören, sind Phase-I/II-Studien vorbehalten. Signifikante Therapieverbesserungen durch den Einsatz neuerer Anthracycline wie Mitoxantron [39] oder Idarubicin [51] konnten bis jetzt nicht erreicht werden.

Vor allem aufgrund der Ergebnisse von Rezidivstudien, bei denen teilweise dieselben Substanzen wie in der Primärtherapie, jedoch in veränderter Applikationsform (Dauerinfusion) eingesetzt wurden, hat die Anwendung dieser Darreichungsformen, evtl. auch unter Zusatz von Resistenzmodulatoren wie Verapamil, viel Interesse erfahren. Eine Phase-II-Studie der SWOG mit Einsatz von Dauerinfusions-CHOP und Verapamil führte jedoch, vor allem aufgrund der hohen Toxizität von Verapamil, zu schlechteren Ergebnissen als wenn Bolus-CHOP ohne Verapamil appliziert wurde (Fisher, persönl. Mitteilung, Juni 1996).

Somit ist die Erhöhung der Dosisintensität nach wie vor das attraktivste Konzept zur Verbesserung der Therapieergebnisse. Unter Berücksichtigung des Risikoprofils kommt dabei jüngeren Patienten vor allem die Erhöhung der dosiswirksamen Zytostatika bis in den myeloablativen Bereich mit nachfolgendem Stammzellersatz zur Anwendung. Durch die Überlegenheit in der Rezidivtherapie als wirksames Konzept erwiesen [34],werden derzeit mehrere kontrollierte (und nicht kontrollierte) Studien über eine entsprechende Primärtherapie bei jungen Patienten mit hochmalignem Lymphom durchgeführt (s. Beitrag Uppenkamp et al.). Auch ohne Steigerung bis in den myeloablativen Bereich ist jedoch eine Dosisintensivierung auch bei älteren Patienten mit hohem Risikoprofil möglich. Dabei bietet sich einerseits die Erhöhung der Dosis einzelner, besonders wirksamer Substanzen an, andererseits die Erhöhung der relativen Dosisintensivität durch Verkürzung der Therapieintervalle, was besonders bei schnell wachsenden, aggressiven Tumoren wie den hochmalignen Non-Hodgkin-Lymphomen von Interesse ist. Die Anwendung hämatopoetischer Wachstumsfaktoren macht die praktische Durchführung dieser Therapiestrategien möglich. Neben ihrem Einsatz in der Supportivtherapie zur Primär- und Sekundärprävention von Infektionen [30] ermöglichen sie die Durchführung von Chemotherapien bei hochmalignen Lymphomen mit erhöhter Dosisintensität [32], wie Pettengell et al. 1992 in einer prospektiven, randomisierten Studie an 80 Patienten mit hochmalignem Lymphom zeigen konnten [33]. In dieser Studie führte die Einhaltung der Therapieintervalle bei den Patienten, die G-CSF erhielten, zu einer statistisch signifikanten Erhöhung der Dosisintensität. In einer prospektiv, randomisierten Studie der Kieler Lymphomgruppe [8] an 172 Patienten mit hochmalignem Lymphom, die in einer prospektiv randomisierten Studie GM-CSF oder Plazebo nach Chemotherapie erhielten, zeigten sich allerdings keine signifikanten Unterschiede hinsichtlich Dosisintensität und Überleben der Patienten. In keiner dieser Studien erfolgte allerdings der Einsatz des Wachstumsfaktors mit dem Ziel einer Dosisintensivierung. Ziel des rationalen Einsatzes von Wachstumsfaktoren bei hochmalignem Lymphom sollte jedoch sein, nicht nur die Lebensqualität der Patienten, sondern auch die Überlebensrate zu verbessern. Ob dies durch die gezielte Erhöhung eines einzigen Medikamentes erreicht werden kann, ist fraglich. Eine große randomisierte Studie der kanadischen Lymphomgruppe [26], in der eine Dosiseskalation von Doxorubicin im BACOP-Regime vorgenommen wurde, konnte keine Überlegenheit des eskalierten Regimes, in dem die Dosisintensität von 10,4 mg/m²/Woche auf 13,5 mg/m²/Woche erhöht worden war, nachweisen. Sogar die Patienten, bei denen trotz erhöhter Toxizität des eskalierten Regimes die Therapie nicht verzögert oder in erniedrigter Dosis gegeben werden mußte, zeigten keine besseren

Tabelle 2. Aktuelle klinische Studien zur CHOP-Dosiseskalation mit Wachstumsfaktoren (*ohne* Stammzellunterstützung) bei Patienten mit hochmalignem NHL (*C* Cyclophosphamid, *H* Doxorubicin, *O* Vincristin, *P* Prednison, *E* Etoposid, *q* alle, *n. b.* nicht berichtet, *PFS* progressionsfreies Überleben, *CR* komplette Remissionen)

Autor	Protokoll	Patienten/ Altersmedian	CR-Rate/PFS
Shipp et al. [38]	High dose CHOP q 21 Tage × 4	22/39,5 Jahre	86%/69% 20 Monate
Juliusson et al. [20]	High dose CHE × 1–4	18/n. b.	67%/n. b.
Tanosaki et al. [43]	High dose CHOP q 14 Tage × 3–6	27/37–55 Jahre	50–100%/n. b.
O'Brien et al. [29]	NHL-15, Sequentielle Dosiseskalation	100/45 Jahre	75%/53% 2 Jahre
Trümper et al. [46]	CHOEP q 14 Tage × 6 Zyklen	30/55 Jahre	85%/n. b.

Therapieergebnisse als die mit dem Standard-BACOP behandelten Patienten. Deutlichere Dosiseskalationen mit Einsatz von Wachstumsfaktoren sind, unter optimalem Einsatz supportiver Maßnahmen, auch ohne Stammzellsupport möglich, wie mehrere derzeit aktivierte klinische Studien zeigen (s. Tabelle 2).

Shipp et al. setzten bei 22 Patienten ein sog. „High dose-CHOP“ als Primärtherapie ein, das in 21tägigen Intervallen über 4 Zyklen appliziert wurde [38]. Sie konnten bei den – allerdings jungen – Hochrisikopatienten eine CR-Rate von 86 % erreichen. Juliusson et al. [20] führten eine Dosissteigerungsstudie an initial diagnostizierten bzw. rezidivierten Patienten mit hochmalignen Lymphomen durch, in der die Substanzen Cyclophosphamid, Doxorubicin und Etoposid maximal eskaliert wurden. Ein anderes Konzept wählte die Sloan-Kettering-Gruppe [29], indem sie eine sequentielle Therapie mit eskalierten Dosen von Doxorubicin, Vincristin und Cyclophosphamid über insgesamt 14 Wochen durchführte und zeigen konnte, daß in der Hochrisikogruppe bei 24 Patienten noch eine CR-Rate von 42 % erreichbar war. Diese Studie ist, wie die Studie von Shipp et al., derzeit Grundlage einer randomisierten Phase-III-Studie. Vor allem aufgrund der hohen Toxizität sind diese Therapiestrategien für ältere Patienten jedoch nicht anwendbar. Eine Verkürzung der Therapieintervalle von 21 auf 14 Tage kann aber zu einer Steigerung der Gesamtdosisintensität von 50 % führen. Dies geht, wenn es gelingt, die Erholungszeit des Knochenmarkes bis zum Erreichen der für eine weitere Chemotherapie notwendigen Leukozytenzahlen mittels Zytokineinsatz zu verkürzen. Dieser Ansatz ist bis jetzt von 3 Arbeitsgruppen gewählt worden [42, 43, 46].

In der Konsensusstudiengruppe wurde das CHOP-Regime, basierend auf den Studien der Marburger Gruppe [22], um Etoposid erweitert (Tabelle 3). Etoposid ist das einzige Zytostatikum mit hoher Einzelaktivität bei hochmalignen Non-Hodgkin-Lymphomen, das bis jetzt noch nicht in einem randomisierten Vergleich geprüft worden ist. Zudem hat es nur eine geringe kumulative Stammzelltoxizität und eignet sich somit zur Dosiseskalation innerhalb von Protokollen, die eine wiederholte Applikation von Therapiezyklen vorsehen. Durch die Kombination der Zyklusverkürzung mit der Hinzufügung von Etoposid ist eine gegenüber dem Standard-CHOP-Regime 1,9-fach erhöhte relative Dosisintensität möglich, wobei Zeitabfolge (scheduling) und Substanzkombination des CHOP-Regimes beibehalten werden. Zunächst erfolgte eine Prüfung innerhalb einer Phase-I/II-Studie, um Durchführbarkeit und Toxizität zu untersuchen. 30 Patienten mit hochmalignem Non-Hodgkin-Lymphom im Alter zwischen 25 und 75 Jahren wurden über insgesamt 159 auswertbare Therapiezyklen erfolgreich mit dem CHOEP 14-Regime behandelt [46]. Die Prüfung dieses Regimes in einer multizentrischen Phase-III-Studie erfolgt derzeit im Rahmen der von der

Tabelle 3. CHO(E)P-Schema in 14- und 21-tägigen Abständen zur Behandlung hochmaligner NHL [22, 23, 46]

Cyclophosphamid	750 mg/m² i.v.	Tag 1
Doxorubicin	50 mg/m² i.v.	Tag 1
Vincristin	2 mg i.v.	Tag 1
Etoposid	100 mg/m² i.v.	Tag 1–3
Prednisolon	100 mg p.o.	Tag 1–5
(Filgrastim	300/480 μg s.c.	Tag 4–13
Wiederholung Tag 22 (15)		

Deutschen Krebshilfe geförderten NHL-Konsensusstudie [17]), an der 116 Kliniken aus Deutschland und der Schweiz teilnehmen. Anhand der Rekrutierungszahlen (derzeitiger Stand: 950 Patienten) läßt sich sagen, daß die der Studie zugrunde liegende Frage, ob die Rate der kompletten Remission sowie das krankheitsfreie Überleben durch den gewählten Ansatz zur Dosisintensivierung verbessert werden können, nach Ablauf der Rekrutierungs- und Beobachtungsphase beantwortet werden wird. Zwischenauswertungen lassen erkennen, daß die geplante relative Dosisintensität für die einzelnen Patienten im Rahmen der multizentrischen Studie in allen 4 Behandlungsarmen erreicht wird und daß die vorgegebenen Therapieintervalle (14 vs. 21 Tage) tatsächlich eingehalten werden. Da zugleich in der Konsensusstudie A die myeloablative Hochdosistherapie in der Primärtherapie geprüft wird, können in dieser neu entstandenen Studiengruppe risikoadaptiert Strategien zur Dosisintensivierung bei jüngeren und älteren Patienten geprüft werden.

Rezidivtherapie

Obwohl in den letzten Jahren eine Reihe neuer, wirksamer Schemata für die Rezidivtherapie hochmaligner Lymphome vorgestellt worden ist, bleibt die Prognose eines Patienten im Rezidiv, auch nach adäquater Salvage-Therapie, außerordentlich schlecht [5]. Neben weiteren Zytostatika wie Platin, Ifosfamid und Idarubicin werden in diesen Schemata Veränderungen der Applikationsform, z.B. Dauerinfusion statt Bolus, angewandt [40, 49]. Eine Analyse des MD Anderson Cancer Center an 512 Patienten, die mit MIME, DHAP, ASHAP oder MINE-ESHAP behandelt wurden, zeigte, daß die Patienten, die mehr als 3 Jahre nach Rezidivtherapie überlebten, zum Zeitpunkt des Rückfalls eine geringe Tumormasse aufgewiesen, nur nodale Rezidive erlitten und durch die Primärtherapie eine komplette Remission erreicht hatten sowie im ersten Rezidiv waren. Bei diesem Patientenkollektiv kann also, auch bei älteren Patienten [36], eine Redizivtherapie mit kurativer Intention durchgeführt werden. Therapieansätze mit monoklonalen Antikörpern (nativ oder als Radiokonjugate, Immuntoxine oder bispezifische Antikörper) sind derzeit noch als experimentell anzusehen und haben vor allem bei niedrigmalignen Lymphomen Erfolg gezeigt [21, 24, 35]. Die ermutigenden Ergebnisse dieser Studien weisen aber jetzt schon darauf hin, daß vor allem bei geringer residualer Tumorzellenmasse immuntherapeutische Strategien auch bei hochmalignen Lymphomen erfolgversprechend sind.

Therapiestrategien bei seltenen Entitäten

Lymphoblastische Lymphome und Burkitt-Lymphome verhalten sich klinisch und biologisch aggressiver als die übrigen hochmalignen Non-Hodgkin-Lymphome. Die Ergebnisse mit „konventionellen" CHOP-ähnlichen Regimen sind schlecht, weswegen in Analogie zu B-ALL-Protokollen oder pädiatrischen Mehrphaseprotokollen hochdosierte Schemata unter Einschluß von Methotrexat- und Cytarabin-Gabe empfohlen werden [31]. Hochmaligne gastrointestinale Lymphome sollten, unabhängig davon, ob reseziert oder nicht, in allen Stadien einer kombinierten Chemo- und Strahlentherapie zugeführt werden. Der Stellenwert der früher durchgeführten primären Resektion ist unklar; aus diesem Grunde erfolgt eine Behandlung innerhalb multizentrischer Therapiestudien. HIV-assoziierte Non-Hodgkin-Lymphome sind häufig - auch polyklonale - hochmaligne Formen mit extranodalem Befall. Die Behandlung erfolgt bei gutem Allgemeinzustand der Patienten mit CHOP, bei schlechtem Allgemeinzustand palliativ.

Zusammenfassung

Hochmaligne Lymphome sind Erkrankungen des lymphatischen Sytems, die sich durch aggressives, rasches Wachstum mit häufig anzutreffendem lokalisierten und extranodalen Befall auszeichnen. Durch intensive Polychemotherapie (CHOP-Schema) können bei mehr als $^2/_3$ der Patienten Remissionen erreicht werden, die jedoch nur bei $^1/_3$ aller Patienten zu langfristigen Heilungen führen. Aus diesem Grunde ist die Entwicklung neuer Schemata mit Dosiseskalation, entweder mittels Stammzellsupport oder Unterstützung durch hämatopoetische Wachstumsfaktoren, vordringlich, um die unbefriedigenden Ergebnisse bei einer prinzipiell heilbaren Erkrankung zu verbessern. Die Identifizierung von Risikofaktoren wird die Einteilung der Patienten in differentialtherapeutisch relevante prognostische Untergruppen ermöglichen.

Literatur

1. Aisenberg AC (1991) Malignant Lymphoma: Biology, Natural History, and Treatment. Lea & Febiger, Philadelphia London
2. Armitage JO (1993) Treatment of non-Hodgkin's lymphomas. New Engl J Med 328:1023-1030
3. Armitage JO, Fyfe MA, Lewis J (1984) Long-term remission durability and functional status of patients treated for diffuse histiocytic lymphoma with the CHOP regimen. J Clin Oncol 2:898-902
4. Armitage JO, Potter JF(1984) Aggressive chemotherapy for diffuse histiocytic lymphoma in the elderly: increased complications with advancing age. J Am Geriatr Soc 32:269-273
5. Armitage JO, Vose JM, Bierman PJ, Bishop MR(1994) Salvage therapy for patients with lymphoma. Sem Oncol 21:82-85
6. Brittinger G, Bartels H, Common H et al. (Kieler Lymphomgruppe) (1986) Klinische und prognostische Relevanz der Kiel-Klassifikation der Non-Hodgkin-Lymphome. Onkologie 9:118-125
7. Engelhard M, Brittinger G, Dornoff W et al. (1996) High grade B-cell non-Hodgkin's lymphomas: Kiel classification is a significant prognostic factor. Ann Oncol 7:S27
8. Engelhard M, Gerhartz H, Brittinger G et al (1994) Cytokine efficiency in the treatment of high-grade malignant non- Hodgkin's lymphomas: results of a randomized double-blind placebo-controlled study with intensified COP-BLAM +/- rhGM-CSF. Ann Oncol 5 Suppl 2:123-125
9. Engelhard M, Meusers P, Brittinger G et al. (1991) Prospective multicenter trial for the response-adapted treatment of high-grade malignant non-Hodgkin's lymphomas: Updated results of the COP-BLAM/IMVP-16 protocol with randomized adjuvant radiotherapy. Ann Oncol 2:177-181
10. Fisher RI, DeVita VT, Hubbard SM, Longo DL, Wesley R, Chabner BA, Young RC (1983) Diffuse aggressive lymphomas: Increased survival after alternating flexible sequences of ProMACE and MOPP chemotherapy. Ann Intern Med 98:304-309

11. Fisher RI, Gaynor ER, Dahlberg S et al. (1993) Comparison of a standard regimen (CHOP) with three intensive chemotherapy regimens for advanced non-Hodgkin's lymphoma. New Engl J Med 328:1002–1006
12. Fisher RI, Longo DL, DeVita VT, Hubbard SM, Miller TP, Young RC (1991) Long-term follow up of ProMACE-CytaBOM in non-Hodgkin's lymphomas. Ann Oncol 2:S33–S35
13. Goldie JH, Coldman AJ(1979) A mathematical model for relating the drug sensitivity of tumors to their spontaneous mutation rates. Cancer Treat Rep 63:1727–1733
14. Goldie JH, Coldman AJ, Gudauskas GA(1982) Rationale for the use of non cross-resistant chemotherapy. Cancer Treat Rep 66:439
15. Hallahan DE, Farah H, Vokes EE, Bitran JD, Ultmann JE, Golomb HM, Weichselbaum RR (1989) The patterns of failure in patients with pathological stage I and II diffuse histiocytic lymphoma treated with radiation therapy alone. Int J Radiat Oncol Biol Phys 17:767–771
16. Harris NL, Jaffe ES, Stein H et al. (1994) A revised European-American classification of lymphoid neoplasms: A proposal from the International Lymphoma Study Group. Blood 84:1361–1392
17. Havemann K, Köppler H, Löffler M, Pfreundschuh M (1993) Integratives Konzept zur Behandlung hochmaligner Non-Hodgkin-Lymphome. (Studienprotokoll) Marburg Homburg
18. Hoederath A, Stuschke M, Lampka E, Sack H (1996) Studiengruppe NHL – frühe Stadien: Strahlentherapie primär extranodaler Non-Hodgkin-Lymphome der Kopf-Hals-Region. Ergebnisse einer prospektiven multizentrischen Studie. Strahlenther Onkol 172:356–368
19. Joos S, Otano-Joos MI, Ziegler S et al. (1996) Primary mediastinal B-cell lymphoma is characterized by gains of chromosomal material including 9p and amplification of the REL gene. Blood 87:1571–1578
20. Juliusson G, Liliemark J (1995) Which is the highest tolerable dose of cyclophosphamide and etoposide with doxorubicin and G-CSF but without stem cells in poor risk non-Hodgkin's lymphoma? Blood 86:816 a
21. Kaminski MS, Fenner MC, Estes J et al. (1996) Phase I/II trial results of 131-I-ANTI-B1 non-myeloablative radioimmunotherapy for refractory B-cell lymphoma. Proc ASCO 15: 414
22. Köppler H, Pflüger KH, Eschenbach I et al. (1989) CHOP-VP16 chemotherapy and involved field irradiation for high grade non-Hodgkin's lymphomas: a phase II multicentre study. Br J Cancer 60:79–82
23. McKelvey EM, Gottlieb JA, Wilson HE (1976) Hydroxydaunomycin (adriamycin) combination chemotherapy in malignant lymphomas. Cancer 38:1484–1493
24. McLauglin P, Grillo-Lopez AJ, Czuczman M et al. (1996) Preliminary report on a phase III trial of the anti-CD20 antibod IDEC-C28B in patients with relapse low-grade of follicular lymphoma. Proc ASCO 15:417
25. Meyer RM, Hryniuk WM, Goodyear MDE (1991) The role of dose intensity in determinining outcome in intermediate-grade non-Hodgkin's lymphoma. J Clin Oncol 9:339–347
26. Meyer RM, Quirt I, Skillings JR et al. (1993) Escalated as compared with standard doses of doxorubicin in BACOP therapy for patients with non-Hodgkin's lymphoma. New Engl J Med 329:1770–1776
27. Miller TP, Dahlberg S, Cassady JR et al. (1996) Three cycles of CHOP plus radiotherapy is superior to eight cycles of CHOP alone for localized intermediate and high-grade NHL: A SWOG study. Proc ASCO 15:411
28. Monni O, Joensuu H, Franssila K, Knuutila S (1996) DNA copy number changes in diffuse large B-cell lymphoma – comparative genomic hybridization study. Blood 87:5269–5278
29. O'Brien JP, O'Keefe PO, Alvarez A et al. (1995) The NHL-15 protocol for diffuse aggressive lymphomas: Two year median follow-up on the first 100 patients. Proc ASCO 14:393
30. Ozer H, for ASCO Ad Hoc CSF guideline expert panel (1994) American Society of Clinical Oncology recommendations for the use of hematopoietc colony-stimulating factors: Evidence-based, clinical practice guidelines. J Clin Oncol 12:2471–2508
31. Pees HW, Radtke H, Schwamborn J, Graf N (1992) The BFM-protocol for HIV-negative Burkitt's lymphomas and L_3ALL in adult patients: a high chance for cure. Ann Hemat 65: 201–205

32. Pettengell R, Crowther C(1994) Hemopoietic growth factors and dose intensity in high-grade and intermediate-grade lymphoma. Ann Oncol 5:133–141
33. Pettengell R, Gurney H, Radford JA et al. (1992) Granulocyte colony-stimulating factor to prevent dose-limiting neutropenia in non-Hodgkin's lymphomas: A randomized controlled trial. Blood 80:1430–1436
34. Philip T, Guglielmi C, Somers R et al. (1995) Autologous bone marrow transplantation as compared with salvage chemotherapy in relapses of chemotherapy-sensitive non-Hodgkin's lymphoma. New Engl J Med 333:1540–1545
35. Renner Ch, Trümper L, Pfreundschuh M (1996) Monoclonal antibodies in the treatment of non-Hodgkin's lymphoma: Recent results and future prospects. Leuk 10:(in press)
36. Rodriguez MA, Jendiroba D, Cabanillas F et al. (1994) Characteristics of long term survivors treated with salvage chemotherapy for lymphomas. Blood 84:647a
37. Shipp MA (1996) Can we improve upon the International Index? Ann Oncol 7:11
38. Shipp MA, Neuberg D, Janicek M, Canellos GP, Shulman LN (1995) High dose CHOP as initial therapy for patients with poor-prognosis aggressive non-Hodgkin's lymphoma: A dose-finding pilot study. J Clin Oncol 13:2916–2923
39. Sonneveld P (1995) The treatment of non-Hodgkin's lymphoma with mitoxantrone-containing regimens. Sem Oncol 22:29–31
40. Sparano JA, Wiernik PH, Leaf A, Dutcher JP (1993) Infusional cyclophosphamide, doxorubicin, and etoposide in relapsed and resistant non-Hodgkin's lymphoma: Evidence for a schedule-dependent effect favoring infusional administration of chemotherapy. J Clin Oncol 11:1071–1079
41. Stauder R, Eisterer W, Thaler J, Günthert U (1995) CD44 variant isoforms in non-Hodgkin's lymphoma: a new independent prognostic factor. Blood 85:2885–2899
42. Steinke B, Münz A, Mangegold Ch et al. (1994) Treatment intensification with r-metHuG-CSF in high grade malignant non-Hodgkin's lymphomas. Onkologie 17:248–253
43. Tanosaki R, Okamoto S, Akatsuka N, Ishida A, Michikawa N, Ikeda Y (1994) Dose escalation of biweekly cyclophosphamide, doxorubicin, vincristin, and prednisolone using recombinant human granulocyte colony stimulating factor in non-Hodgkin's lymphoma. Cancer 74:1939–1944
44. The International Non-Hodgkin's Lymphoma Prognostic Factors Project, Shipp MA, Harrington DP, Anderson JR et al. (1993) A predictive model for aggressive non-Hodgkin's lymphoma. New Engl J Med 329:987–994
45. Trümper L, Pfreundschuh M (1996) Non-Hodgkin-Lymphome des Nasen-Rachen-Raumes: Wenige Patienten, viele Fragen. Strahlenther Onkol 172:367–368
46. Trümper L, Renner Ch, Nahler M, Engert A, Koch P, Diehl V, Pfreundschuh M (1994) Intensification of the CHOEP regimen for high-grade non-Hodgkin's lymphoma by G-CSF: Feasibility of a 14-day regimen. Onkologie 17:69–71
47. Vaughan-Hudson B, Vaughan-Hudson G, MacLennan KA, Anderson L, Linch DC (1994) Clinical stage 1 non-Hodgkin's lymphoma: long-term follow-up of patients treated by the British National Lymphoma Investigation with radiotherapy alone as initial therapy. Br J Cancer 69:1088–1093
48. Vokes EE, Ultman JE, Golomb HM, Gaynor ER, Ferguson DJ, Griem ML, Oleske D (1985) Long-term survival of patients with localized diffuse histiocytic lymphoma. J Clin Oncol 3: 1309–1317
49. Wilson WH, Bryant G, Bates S et al. (1993) EPOCH chemotherapy: Toxicity and efficacy in relapsed and refractory non-Hodgkin's lymphomas. J Clin Oncol 11:1573–1582
50. Younes A, Sarris A, Melnyk A, Romaguera J, McLaughlin P, Swan F, Cabanillas F (1995) Three-hour Paclitaxel infusion in patients with refractory and relapsed non-Hodgkin's lymphoma. J Clin Oncol 13:585–587
51. Zinzani PL, Martelli M, Storti S et al. (1995) Phase III comparative trial using CHOP vs. CIOP in the treatment of advanced-grade non-Hodgkin's lymphoma. Leukemia Lymphoma 19: 329–335

Hochdosistherapie mit Blutstammzellentransplantation bei hochmalignen Non-Hodgkin-Lymphomen

M. Uppenkamp · H.-G. Höffkes · J. Hense · H.-P. Böck · P. Meusers

Einleitung

Patienten mit einem neudiagnostizierten hochmalignen Non-Hodgkin-Lymphom (hm NHL) können nur in etwa 40% (5-Jahre-Überlebenswahrscheinlichkeit) der Fälle mit einer konventionellen Anthrazyklin-haltigen Kombinationschemotherapie geheilt werden (Engelhard et al. 1991; Fisher et al. 1993). Dieses Ergebnis ist unabhängig vom applizierten Chemotherapie-Regime. Die Mehrzahl aller Patienten mit einem hm NHL erreichen entweder keine komplette Remission oder erleiden nach Induktion einer Remission ein Rezidiv und müssen sich einer erneuten Chemotherapie unterziehen. Diese Patienten haben eine ungünstige Prognose. Therapieversuche mit unterschiedlicher Rezidivchemotherapie (Salvage-Chemotherapie: IMVP-16, MINE, DHAP, ESHAP) führen zu einem rezidivfreien Überleben von etwa 12% mit einer Gesamtüberlebenswahrscheinlichkeit von 33% nach 2 bis 3 Jahren (Cabanillas et al. 1982; Cabanillas et al. 1987; Velasquez et al. 1988; Velasquez et al. 1994).

Eine retrospektive Untersuchung aus dem Jahr 1984 ergab erste Hinweise darauf, daß Patienten mit einem hm NHL in partieller Remission oder mit einem chemosensitiven Rezidiv eine günstigere Prognose haben, wenn sie mit einer Hochdosis-(HD-)Chemotherapie und autologer Knochenmarktransplantation behandelt werden statt mit einer konventionellen Chemotherapie. Allerdings war dieses Ergebnis mit einer hohen therapiebedingten Mortalität verbunden (Philip et al. 1984). In 2 Folgestudien konnte 1987 nach HD-Therapie und autologer Knochenmarktransplantation mit und ohne „purging“ der B-Lymphozyten eine signifikant höhere Überlebensrate für Patienten mit einem sensitiven Rezidiv ihres hm NHL im Vergleich zu Patienten mit einer refraktären Erkrankung nachgewiesen werden (Philip et al. 1987; Takvorian et al. 1987). Die transplantationsbedingte Letalität lag in einer der beiden Studien allerdings bei 21% (Philip et al. 1987).

Auf dem Boden dieses vielversprechenden, aber noch experimentellen Therapieansatzes formierte sich 1986 die „PARMA“-Studiengruppe. Sie legte 1991 die ersten Behandlungsergebnisse einer Pilotstudie vor. Nach einer HD-Therapie mit „Involved-field“-Bestrahlung und nachfolgender autologer Knochenmarktransplantation waren von 22 Patienten nach 2 Jahren noch 10 (40%) in einer anhaltenden Remission (Philip et al. 1991). Die therapiebedingte Letalität konnte auf 9% (2 Patienten) gesenkt werden.

1995 wurden von dieser Gruppe die Ergebnisse einer prospektiven randomisierten Studie vorgelegt (Philip et al. 1995). Es wurde eine HD-Chemotherapie

(BEAC) mit nachfolgender autologer Knochenmarktransplantation randomisiert gegenüber einer Salvage-Chemotherapie (DHAP) bei Patienten mit einem rezidivierten chemosensitiven hm NHL geprüft. Patienten mit großer Tumormasse (>5 cm) erhielten eine zusätzliche Involved-field-Bestrahlung. Nach einem medianen Nachbeobachtungszeitraum von 63 Monaten waren sowohl das ereignisfreie Überleben als auch das Gesamtüberleben in der transplantierten Gruppe signifikant länger als in der konventionell behandelten Gruppe. Todesfälle traten nur in der Gruppe der transplantierten Patienten (6%) auf. Die Verteilung der prognostischen Faktoren war in beiden Gruppen ausgeglichen. Einschränkend ist jedoch zu bemerken, daß es sich bei den Patienten dieser Studie um eine selektionierte Gruppe handelt. Patienten mit einer refraktären Erkrankung, einer Knochenmarkinfiltration und einem ZNS-Befall durch das hm NHL waren ausgeschlossen worden.

In Anlehnung an die erfolgversprechenden Therapieergebnisse haben wir zwischen Februar 1994 und April 1996 an unserer Klinik 45 Patienten mit malignen Lymphomen und multiplem Myelom in ein HD-Therapieprogramm mit nachfolgender Blutstammzellentransplantation aufgenommen und 30 Patienten autolog transplantiert. Von diesen 45 Patienten hatten 21 ein hm NHL in partieller Remission oder ein Rezidiv nach konventioneller Chemotherapie. Wir berichten über die Therapieergebnisse dieser 21 Patienten.

Methoden

Patienten

Es wurden 21 Patienten mit hm NHL in partieller Remission oder ein Rezidiv therapiert. Die Patienten waren zwischen 21 und 61 Jahre alt mit einem Altersmedian von 44 Jahren. Sie wurden nach eingehender Aufklärung und schriftlicher Einverständniserklärung zwischen Februar 1994 und April 1996 in diese Studie aufgenommen.

14 Patienten waren männlichen und 7 weiblichen Geschlechts. 10 Patienten hatten ein zentroblastisches Lymphom, davon 3 ein sekundäres hm NHL nach vordiagnostiziertem follikulären niedrigmalignen NHL. 5 Patienten hatten ein großzelliges anaplastisches, 3 Patienten ein hm T-Zell-Lymphom und je 1 Patient ein Burkitt-Lymphom, ein angiotropes großzelliges und ein immunoblastisches Lymphom. 16 Patienten (76%) befanden sich im Stadium IV nach der Ann-Arbor-Klassifikation mit Knochenmarkbefall. 3 Patienten waren im initialen Stadium III und 2 im Stadium II.

Behandlung

Alle Patienten erhielten eine Salvage-Chemotherapie nach dem DIVA-Protokoll (Dexamethason 40 mg/m²/Tag, Tag 1-5; Ifosfamid 1,5 g/m²/Tag, Tag 1-5; Etoposid 100 mg/m²/Tag, Tag 1-5; Cytarabin 100 mg/m²/Tag, Tag 1-5, und Mesna 3 × 1200 mg/Tag, Tag 1-5) vor der eigentlichen Hochdosischemotherapie. Es wurden im Mittel 2 Therapiekurse (1–4 Kurse) pro Patient appliziert. Die Mobilisierung

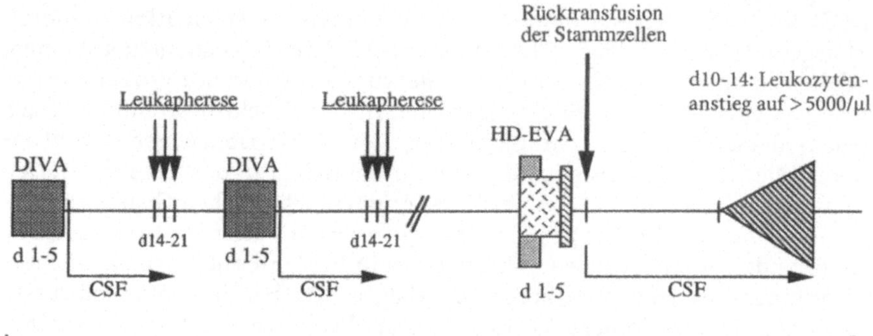

Dauer: ca. 60 - 80 Tage (d)

DIVA:		HD-EVA:	
Dexamethason	40 mg/m²/d, d1-5	Cyclophosphamid (Endoxan®)	3 g/m²/d, d1-2
Ifosfamid	1.5 g/m²/d, d1-5	Etoposid (VP-16)	200 mg/m²/d, d1-5
Etoposid	100 mg/m²/d, d1-5	Melphalan (Alkeran®)	100 mg/m²/d, d5
Cytarabin	100 mg/m²/d, d1-5		

Abb. 1. Therapieablauf mit einer Mobilisierungstherapie nach dem DIVA-Protokoll und einer Hochdosistherapie nach dem EVA-Protokoll

der CD34-positiven Knochenmarkstammzellen erfolgte mit rekombiniertem menschlichen Granulozyten-Makrophagen-Kolonie-stimulierendem Faktor (rHuGM-CSF: 5 μg/kg KG) ab Tag 7 nach Beginn der Salvagetherapie und wurde bis zur Beendigung der Leukapherese fortgeführt. Es wurde eine Apherese von 5×10^6/kg KG CD34-positiven Stammzellen und von $5-10 \times 10^4$/kg KG CFU-GM angestrebt. Die Leukapherese erfolgte an einem Zellseparator der Firma Fresenius, Typ AS 104. Unmittelbar vor der Hochdosistherapie wurden eine Restaging-Untersuchung mit Computertomogrammen von Thorax und Abdomen sowie eine zytologische und histologische Knochenmarkanalyse durchgeführt (Abb. 1).

Von 21 in die Studie aufgenommen Patienten erhielten 12 eine HD-Therapie mit nachfolgender Stammzellentransplantation. Das Therapieregime bestand aus Cyclophosphamid 3 g/m²/Tag, d1-2; Etoposid 200 mg/m²/Tag, d1-5; Melphalan 100 mg/m², d5; Mesna 4,8 g/m²/Tag, d1-2 (EVA-Protokoll). Am Tag 7 nach Therapiebeginn wurden die zuvor gewonnenen Blutstammzellen transfundiert und 5 μg/kg GM-CSF/Tag s.c. appliziert, bis die Leukozytenzahl 5000/μl überschritten hatte.

6–8 Wochen nach Abschluß der Hochdosistherapie erfolgte eine Restaging-Untersuchung mit erneuten Computertomographien sowie zytologischer und histologischer Knochenmarkuntersuchung. Eine Nachsorge fand danach in 3-monatigem Rhythmus statt und beinhaltete neben den üblichen klinischen und serologischen Untersuchungen eine Röntgenaufnahme des Thorax und eine Abdomensonographie.

Eine komplette Remission lag vor, wenn keine vergrößerten Lymphknoten (<1 cm) oder Tumormassen gefunden und keine Knochenmarkinfiltration diagnostiziert wurden. Eine partielle Remission wurde immer dann angenommen, wenn eine Größenabnahme der zuvor vergrößerten Lymphknoten um mindestens 25% und ein Rückgang der Knochenmarkinfiltration um mindestens 50% zu verzeichnen war. War die Größenabnahme der Lymphome geringer als 25% oder hätte die Knochenmarkinfiltration nicht um 50% abgenommen, lag „no change“ (NC) vor. Jede Größenzunahme der Lymphome um mehr als 25% wurde als Progredienz der Erkrankung gedeutet.

Ergebnisse

Patientencharakteristika und Mobilisierungstherapie

Es wurden insgesamt 21 Patienten im Rahmen der Pilotstudie behandelt (Tabelle 1). Zu Beginn der Salvagetherapie waren 11 Patienten im 1. Rezidiv mit

Tabelle 1. Patientencharakteristika vor Beginn der Salvagetherapie (*KM-Infiltration* Knochenmarkinfiltration; *PD* progressive disease; *CR* komplette Remission; *PR* partielle Remission)

Anzahl der Patienten	21
Alter (Jahre)	
Median	44 (Schwankungsbreite 21–61)
Geschlecht	
männlich	14
weiblich	7
Histologie	
Zentroblastisches Lymphom	10 (davon 3 sek. hm NHL)
hm T-Lymphom	3
Burkitt-Lymphom	1
Großzelliges anaplastisches Lymphom (B)	5
Angiotropes großzelliges Lymphom	1
Immunoblastisches Lymphom (B)	1
Ann-Arbor-Stadium	
II	2
III	3
IV (KM-Infiltration)	16
Klinischer Status vor Mobilisierungstherapie	
PR nach initialer Chemotherapie	5
1. Rezidiv mit PD	11
>1 Rezidiv	2
Refraktär oder progredient unter Therapie	3
Therapien vor Mobilisierungstherapie	
Mittlere Anzahl an Vortherapien	10 (3–65[a])
≥3 unterschiedliche Therapieregime	5 Pat.
Z. n. Bestrahlung	1 Pat. involved field
	2 Pat. extended field
Remissionsdauer nach initialer Chemotherapie	
CR ≤1 Jahr	8
CR >1 Jahr	5

[a] 61 Therapiekurse nach dem Knospe-Protokoll von 1984–1995 bei einer Patientin mit initial niedrigmalignem NHL.

Tabelle 2. Charakteristika der Patienten vor der Hochdosischemotherapie (*PSZT* periphere Stammzellentransplantation; *NC* no change; *KMT* Knochenmarktransplantation)

Hochdosistherapie mit PSZT	12 Patienten
Klinischer Status vor HD-Therapie	
PR	9
CR	3
Keine HD-Therapie	6 Patienten
PD/NC unter Salvagetherapie	3
Keine Mobilisierung	1
Allogene KMT	1
Abgelehnt	1
Unmittelbar vor HD-Therapie mit PSZT	3 Patienten

progredienter Erkrankung. Bei 2 Patienten bestand ein Zustand nach mehr als einem Rezidiv. 5 Patienten hatten nach initialer Standardchemotherapie nur eine partielle Remission erreicht. Drei Patienten waren unter der Vortherapie mit ihrer Erkrankung progredient oder zeigten kein Ansprechen auf die Therapie. Bei 13 Patienten mit Rezidiv hatten 8 Patienten eine initiale Remissionsdauer von 1 Jahr oder weniger; bei 5 Patienten war die Remissionsdauer länger als 1 Jahr gewesen. Die Patienten hatten durchschnittlich 10 Therapiekurse (Schwankungsbreite 3–65) vor Aufnahme in diese Studie erhalten. Darunter war eine Patientin mit einem sekundären hm NHL, der wegen ihres initialen niedrigmalignen Lymphoms 65 Therapiekurse mit Chlorambucil und Prednison erhalten hatte. Die errechnete kumulative Chlorambucildosis betrug 7 g. Bei 5 Patienten waren 3 oder mehr unterschiedliche Therapieprotokolle angewendet worden, und bei 3 Patienten bestand ein Zustand nach Radiotherapie (1 Patient mit Involved-field- und 2 Patienten mit ausgedehnteren Bestrahlungen).

Von 21 Patienten mit hm NHL wurde bei 12 Patienten eine HD-Therapie durchgeführt. Davon hatten 9 Patienten nach Salvagetherapie eine partielle und 3 eine komplette Remission erzielt (Tabelle 2). Bei 3 Patienten war das Lymphom unter der Salvagetherapie refraktär oder progredient; sie wurden deshalb von der HD-Therapie ausgeschlossen. Bei einer Patientin konnten keine CD34-positiven Stammzellen gewonnen werden (7 g Chlorambucil in der Vortherapie). Bei einem Patienten wurde zwischenzeitlich ein allogener Spender identifiziert und eine Knochenmarktransplantation durchgeführt; ein Patient lehnte die HD-Therapie ab. Die übrigen 3 Patienten hatten nach der Salvagetherapie eine komplette Remission erreicht und stehen unmittelbar vor der Hochdosistherapie.

Leukapherese und CD34-positive Blutstammzellen

Die Patienten (n = 21) hatten durchschnittlich 2 (1–4) Mobilisierungstherapien nach dem DIVA-Protokoll erhalten. Es waren pro Patient etwa 4 (1–9) Leukapheresen notwendig, um eine ausreichende Anzahl an CD34-positiven Stammzellen zu gewinnen. Bei 7 von 21 Patienten wurde die angestrebte Anzahl von 5×10^6/kg CD34-positiven Zellen nicht erreicht. Die Dauer der GM-CSF-Gabe betrug im 1. Therapiezyklus durchschnittlich 12,5 (7–27) Tage und im 2. Therapiezyklus 12,8 (8–18) Tage.

Tabelle 3. Ergebnisse und Komplikationen der Hochdosistherapie: Medianer Nachbeobachtungszeitraum 17 (1–24) Monate (*PR* partielle Remission)

HD-Therapie und PSZT	12 Patienten
Erzielte Remissionen (CR/PR)	10
Anhaltende Remission (CR)	6
Therapie-assoziierte Todesfälle	2
Rezidive	4

Hochdosistherapie und Transplantation

12 Patienten wurden der HD-Therapie mit nachfolgender Blutstammzellentransplantation zugeführt. Die Patienten wurden im Mittel mit $6{,}3 \times 10^6$/kg CD34-positiven Zellen ($1{,}64 - 20 \times 10^6$/kg) und $9{,}9 \times 10^4$/kg CFU-GM ($1{,}0 - 31 \times 10^4$/kg) transplantiert. Eine Leukozytenzahl von >1500/µl wurde nach 11 (9–14) Tagen und eine Thrombozytenzahl von >20000/µl nach 16 (9–41) Tagen erreicht. Die Patienten erhielten 13 (8–18) GM-CSF-Applikationen, bis die genannten Leukozytenzahlen erreicht waren.

Von 12 Patienten erzielten 10 (75%) eine Remission (PR/CR) nach HD-Therapie und Stammzellentransplantation. 2 Patienten verstarben an therapiebedingten Komplikationen innerhalb von 4 Wochen post transplantationem. 4 Patienten erlitten innerhalb 1 Jahres nach HD-Therapie ein Rezidiv ihrer Grunderkrankung und verstarben an den Folgen.

6 Patienten (50%) befinden sich mit einer medianen Nachbeobachtungszeit von 17 (1–24) Monaten in anhaltender vollständiger Remission.

Die am häufigsten beobachtete Nebenwirkung (Tabelle 3) war eine Mukositis Grad IV nach WHO-Kriterien, die bei 4 Patienten eine vorübergehende parenterale Ernährung notwendig machte. Bei 3 Patienten wurde ein passagerer Anstieg der Serum-Kreatininkonzentration bis maximal 3,5 mg/dl beobachtet. 2 Patienten erlitten eine Sepsis, ein Patient eine Pneumonie und ein weiterer Patient eine Ösophagitis.

2 von 12 Patienten verstarben an therapiebedingten Komplikationen. Ein Patient entwickelte eine hochgradige Enterokolitis mit nachfolgender Sepsis und akutem Lungenversagen (ARDS: acute respiratory distress syndrome). Zeitgleich war das B-Zell-Lymphom erneut progredient.

Eine Patientin verstarb an den Folgen einer Lungeneinblutung mit nachfolgender Pneumonie bei protrahiert verlaufender Thrombozytopenie über mehr als 30 Tage.

Diskussion

Die Ergebnisse dieser Pilotstudie spiegeln die Heterogenität und die fehlende Selektion der Patienten wider. Mit Ausnahme vom Lebensalter, das bei 61 Jahren begrenzt war, wurden alle Patienten mit einem oder mehreren Rezidiven, partieller Remission oder Therapierefraktärität ihres hm NHL zwischen April 1994 und Mai 1996 in diese Studie aufgenommen. Die Patienten unterschieden sich weiterhin in bezug auf die Lymphomentität sowie die Anzahl und Art der Vortherapien. 76% der Patienten hatten eine Knochenmarkinfiltration durch das vordiagnostizierte Lymphom. Bei 6 von 21 Patienten (29%), die mit dem Ziel einer HD-Therapie in diese Studie aufgenommen worden waren („intention to treat"), konnte diese Behandlung nicht durchgeführt werden. Bei 3 dieser Patienten war das Lymphom unter der Salvagetherapie progredient oder refraktär. 15 Patienten (71%) hatten eine chemosensitive Erkrankung und 12 wurden bisher der HD-Therapie zugeführt.

Die Ergebnisse dieser Pilotstudie zeigen, daß die Überlebenswahrscheinlichkeit und das rezidivfreie Überleben der Patienten einer konventionellen Salvagetherapie überlegen zu sein scheint, auch wenn man die kurze mediane Nachbeobachtungszeit von 17 Monaten berücksichtigt (Cabanillas et al. 1982; Cabanillas et al. 1987; Velasquez et al. 1988; Velasquez et al. 1994). Es ist jedoch zu erwarten, daß im Verlauf weitere Rezidive auftreten und die Langzeitergebnisse ungünstiger ausfallen werden, als von Philip et al. 1995 berichtet. Es stellt sich somit die Frage, ob die hier behandelte Patientengruppe für die HD-Therapie geeignet war und ob Faktoren identifiziert werden können, die die ungünstigeren Ergebnisse im Vergleich zu Philip et al. 1995 erklären.

Patienten, die nach HD-Therapie ein Rezidiv entwickelten, haben es innerhalb von 1 Jahr nach Behandlungsende erlitten. Das rasche Auftreten des Rezidivs läßt an die Möglichkeit eines resistenten Tumorklons denken. Diese Annahme wird durch die Beobachtung gestützt, daß alle Patienten mit Rezidiv lediglich eine partielle Remission nach der Salvagetherapie erreicht hatten. Darüber hinaus war bei diesen Patienten die Dauer der Erstremission kürzer als 1 Jahr gewesen. Eine kurze Erstremissionsdauer von unter 1 Jahr und eine partielle Remission vor der Konditionierungstherapie scheinen demnach ungünstige Faktoren für eine stabile und langanhaltende Remission nach HD-Therapie zu sein. Der Remissionsstatus vor der HD-Therapie konnte von anderen Autoren als prädiktiver prognostischer Indikator inzwischen bestätigt werden (Prince et al. 1996). Prognostisch ungünstig sind weiterhin eine fehlende komplette Remission nach der initialen Chemotherapie und ein Stadium IV mit Knochenmarkinfiltration. Die Knochenmarkinfiltration ist wahrscheinlich auch im Hinblick auf die Mobilisierung von Tumorzellen zusammen mit den CD34-positiven Stammzellen als prognostisch ungünstig zu werten (Gribben et al. 1991, Brenner et al. 1993; Brugger et al. 1994; Shpall u. Jones 1994). Eine Anreicherung von CD34-positiven Zellen oder ein „purging" der Stammzellen wurde bei den Patienten mit Knochenmarkinfiltration in der vorliegenden Studie nicht durchgeführt.

Patienten mit einem neu diagnostizierten hm NHL können an Hand von 5 international anerkannten Risikofaktoren (Alter, Stadium, Serum-LDH-Konzentration, extranodaler Befall und Allgemeinzustand) bereits vor der Primärtherapie in entsprechende Prognosegruppen eingeteilt werden (The International non-Hodgkin's Lymphoma Prognostic Factors Project 1993, Shipp 1994). In der Gruppe der unter 60-jährigen Patienten mit 2 und mehr Risikofaktoren sinkt die 5-Jahres Überlebenswahrscheinlichkeit auf unter 50%. Erste Pilotstudien haben gezeigt, daß diese Patientengruppe von einer HD-Therapie mit Stammzellentransplantation in der Erstremission gegenüber einer konventionellen Chemotherapie profitieren kann (Haioun et al. 1996). Randomisierte prospektive Studien müssen in naher Zukunft zeigen, ob eine initiale, möglicherweise sequentielle HD-Therapie mit lymphomwirksamen Chemotherapeutika wie Cyclophosphamid, Anthrazyklinen und ggfs. Etoposid, konventionellen Chemotherapieregimen überlegen ist.

Inwieweit eine zusätzliche Strahlentherapie entweder in Form einer Involved-field-Bestrahlung oder einer Ganzkörperbestrahlung die Therapieergebnisse verbessern kann, muß offen bleiben. Bei den von Philip et al. 1995 vorgestellten Ergebnissen zeigte sich kein signifikanter Unterschied im Rezidivverhalten zwischen „involved field"-bestrahlten und nicht radiotherapierten Patienten. Die Rezidive traten in beiden Gruppen in gleicher Häufigkeit an den primär befallenen Stellen auf. Eine Ganzkörperbestrahlung im Rahmen der HD-Therapie hat offensichtlich auch keinen signifikanten Vorteil in bezug auf die Überlebenswahrscheinlichkeit der Patienten mit hm NHL. Weaver et al. (1994) stellten fest, daß das ereignisfreie Überleben nach 2 Jahren und das Gesamtüberleben für Patienten mit und ohne Ganzkörperbestrahlung identisch waren. Die transplantationsbedingte Letalität war jedoch in der bestrahlten Gruppe höher.

Von 12 transplantierten Patienten haben in unserer Studie 4 innerhalb von 12 Monaten ein Rezidiv erlitten. Es stellt sich daher die Frage, ob durch eine Optimierung der Salvage- und der Konditionierungstherapie diese Ergebnisse verbessert werden können. Eine hohe Rate an kompletten Remissionen und eine gute Mobilisierung von CD34-positiven Stammzellen sind Anforderungen, die an eine Salvagetherapie gestellt werden. Sie sollte Substanzen enthalten, deren Wirksamkeit bei malignen Lymphomen gesichert ist und die in der Ersttherapie noch nicht eingesetzt wurden, um eine Resistenzentwicklung zu verhindern.

Die in der Konditionierungstherapie am häufigsten verwendete Substanz ist Cyclophosphamid. Es ist jedoch auch in Höchstdosierungen nicht myeloablativ wirksam und sollte mit anderen hochdosierbaren Zytostatika wie Busulfan oder Thiotepa ergänzt werden, wenn eine vollständige Myeloablation angestrebt wird.

Ob eine zusätzliche Immuntherapie nach HD-Therapie mit Interferon-α (INF-α) oder Interleukin-2 (IL-2) eine Verlängerung des rezidivfreien Überlebens und möglicherweise auch des Gesamtüberlebens erzielen kann, ist noch nicht geklärt (Klingemann et al. 1991; Salvin et al. 1992; Schenkein et al. 1994). Zur Zeit wird im Rahmen einer europäischen prospektiven, randomisierten, multizentrischen Studie die Wirksamkeit von INF-α nach HD-Therapie und Stammzellentransplantation bei malignen NHL untersucht (G.E.L.A.-Studie). Der Einsatz von IL-2 nach einer Chemotherapie wird häufig von Nebenwirkungen überschattet (Salvin et al. 1992).

2 (17%) von 12 Patienten verstarben an therapiebedingten Komplikationen. Obwohl dieser Prozentsatz bei dem kleinen Patientenkollektiv nicht repräsentativ ist, muß festgestellt werden, daß das Risiko, an den Folgen der HD-Therapie zu versterben, für ein unselektioniertes Patientengut über 5% liegt und wahrscheinlich bei 10% anzusiedeln ist.

Die Ursachen liegen in der Chemotherapie-induzierten kumulativen Organtoxizität. Im Vordergrund standen in dieser Pilotstudie die Schleimhauttoxizität, passagere Nephrotoxizität und septische Komplikationen in der Aplasiephase. Eine konsequente Schleimhauthygiene und ausreichende Volumensubstitution von 2–3 l täglich sind empfehlenswert. In einer prospektiven randomisierten Studie wurden die Wirkung von GM-CSF bei Patienten mit Chemotherapie-induzierter Mukositis überprüft und eine signifikante Reduktion der Schleimhauttoxizität beschrieben (Kwan-Hwa Chi et al. 1995). Der Stellenwert einer prophylaktischen antibiotischen, antimykotischen und antiviralen Therapie ist bei einer im Mittel 11 Tage andauernden Leukozytopenie nicht geklärt. Risikopatienten mit vorangegangenen pulmonalen Komplikationen oder mit langanhaltender Panzytopenie sollten jedoch prophylaktisch antibiotisch und antimykotisch behandelt werden (Goodman et al. 1992).

Ein weiteres Problem stellt bei diesen z. T. mehrfach vorbehandelten Patienten die Mobilisierbarkeit von CD34-positiven Stammzellen dar. Bei 7 von 21 Patienten (33%) konnten weniger als 5×10^6 CD34-positive Zellen gewonnen werden. Die Ursachen lagen in der Anzahl der Vortherapien, in der Intensität der Behandlungen und einer zusätzlichen Bestrahlung. So konnten bei einer Patientin, die wegen eines primären niedrigmalignen NHL eine kumulative Dosis von 7 g Chlorambucil erhalten hatte, keine CD34-positiven Stammzellen mobilisiert werden. Patienten mit 3 und mehr unterschiedlichen Vorbehandlungen, einer zusätzlichen Radiotherapie im Sinne einer Extended-field-Bestrahlung und mit mehr als 10 g an Alkylanzien in den Vortherapien müssen als schwer mobilisierbar eingestuft werden. Wir haben weiterhin die Erfahrung gemacht, daß sich bei Patienten mit einem Lebensalter über 50 Jahren nach 4 konventionellen aufeinanderfolgenden Therapien der Stammzellenpool erschöpft hatte und keine ausreichende Anzahl an CD34-positiven Zellen gesammelt werden konnte. Da es sich bei der HD-Therapie mit Stammzellensupport um einen kurativen Ansatz handelt, hängt von der Gewinnung einer suffizienten Anzahl an Stammzellen das gesamte Therapiekonzept ab. Es ist daher entscheidend, Patienten mit schwer mobilisierbaren Stammzellen zu identifizieren und mit einer höheren Zytokindosis von 15–25 µg/kg KG oder einer Zytokinkombination zu behandeln. Es bieten sich zeitgleiche oder sequentielle Kombinationen von Interleukin-3 (IL-3) mit G-CSF oder Stammzellenfaktor (SCF) mit G-CSF an (Moskowitz et al. 1994; Rosenfeld et al. 1996; Weaver et al. 1996). Neben einer Dosissteigerung der Zytokine, die häufig mit Nebenwirkungen wie Knochenschmerzen verbunden ist, wäre auch die Ex-vivo-Expansion der Stammzellen für diese Patienten eine Option, wie sie von Brugger et al. (1993) aufgezeigt wurde.

Obwohl noch viele Fragen über das optimale therapeutische Vorgehen und eine geeignete Patientenselektion offen sind, bietet die HD-Therapie mit Stammzellentransplantation einen neuen kurativen Aspekt für Patienten mit hochmalignen NHL im Rezidiv. Weitere randomisierte Studien sind dringend notwendig, um den therapeutischen Vorteil dieser Therapieart gegenüber einer konventionellen Salvagetherapie an größeren Patientenkollektiven zu untermauern.

Zusammenfassung

Mit einer Kombinationschemotherapie können maximal 40% aller Patienten mit einem hochmalignen Non-Hodgkin-Lymphom (hm NHL) geheilt werden. Diejenigen Patienten, die keine Remission erreichen oder nach Induktion einer

Vollremission ein Rezidiv erleiden, haben eine ungünstige Prognose, gleichgültig, welche konventionelle Rezidivchemotherapie angewandt wird. Eine Hochdosischemotherapie (HD-CTX) mit nachfolgender autologer Knochenmarktransplantation wurde erstmals 1987 als vielversprechende, wenn auch noch experimentelle Therapieform für Patienten mit einem rezidivierten hm NHL erkannt. Inzwischen konnte in einer prospektiven randomisierten Studie nachgewiesen werden, daß transplantierte Patienten mit chemosensitiver Erkrankung signifikant länger lebten als Patienten, die konventionell behandelt worden waren.

Basierend auf den initialen und damals noch vorläufigen Behandlungsergebnissen mit HD-CTX und autologer Transplantation haben wir zwischen Februar 1994 und April 1996 an unserer Klinik 45 Patienten mit verschiedenen Lymphomen in ein HD-Therapie-Programm aufgenommen. 21 Patienten hatten ein hm NHL im Rezidiv oder in erster Teilremission nach konventioneller Chemotherapie. Bei 12 Patienten wurde eine HD-Therapie (EVA: Cyclophosphamid 6 g/m^2, Etoposid 1 g/m^2, Melphalan 100 mg/m^2) mit nachfolgender autologer Blutstammzellentransplantation (PBZT) durchgeführt. Innerhalb eines medianen Nachbeobachtungszeitraums von 17 (1–24) Monaten verstarben 6 Patienten (4 am Lymphomrezidiv; 2 an den Folgen der HD-CTX). 6 Patienten befinden sich in Remission. Bei 6 Patienten wurde keine HD-CTX durchgeführt (3 Patienten hatten ein therapierefraktäres NHL vor der HD-CTX, 3 Patienten hatten keine ausreichende Stammzellenzahl mobilisiert, wurden allogen transplantiert oder lehnten die Therapie ab). 3 Patienten stehen unmittelbar vor der HD-CTX.

Die internationalen Behandlungsdaten und unsere eigenen Erfahrungen werfen verschiedene Fragen auf.

Wie können wir diejenigen Patienten identifizieren, die von einer HD-Therapie wirklich profitieren? Sollten Patienten mit ungünstiger Prognose (>2 Risikofaktoren) bereits initial einer HD-CTX mit nachfolgender PBZT zugeführt werden? Kann eine zusätzliche Radiotherapie vor oder nach der HD-CTX die Rezidivrate senken? Wie können Patienten identifiziert werden, die nicht genügend CD34+ Progenitorzellen ausschwemmen werden, und gibt es Ansätze, dieses Problem zu lösen? Sollte nach der Transplantation eine Immuntherapie (z.B. mit Interferon-α, Interleukin-2) erfolgen? Können die Konditionierungsprotokolle verbessert werden, ohne die Grenze der Organtoxizität zu überschreiten?

Literatur

Brenner MK, Rill DR, Moen RC, Krance RA, Mirro J, Anderson WF, Ihle JN (1993) Gene-marking to trace origin of relapse after autologous bone marrow transplantation. Lancet 341:85–86

Brugger W, Bross KJ, Glatt M, Weber F, Mertelsmann R, Kanz L (1994) Mobilization of tumor cells and hematopoietic progenitor cells into peripheral blood of patients with solid tumors. Blood 83: 636–640

Brugger W, Möcklin W, Heimfeld S, Berenson RJ, Mertelsmann R, Kanz L (1993) Ex vivo expansion of enriched peripheral blood CD34+ progenitor cells by stem cell factor, Interleukin-1β (IL-1β), IL-6, IL-3, Interferon-γ, and Erythropoietin. Blood 81:2579–2584

Cabanillas F, Hagemeister FB, Bodey GP, Freireich EJ (1982) IMVP-16: an effective regimen for patients with lymphoma who have relapsed after initial combination chemotherapy. Blood 60:693–697

Cabanillas F, Hagemeister FB, McLaughlin P, Velasquez WS, Riggs S, Fuller L, Smith T (1987) Results of MIME salvage regimen for recurrent or refractory lymphoma. J Clin Oncol 5:407–412

Engelhard M, Meusers P, Brittinger G et al. (1991) Prospective multicenter trial for the response-adapted treatment of high-grade malignant non-Hodgkin's lymphomas: updated results of the COP-BLAM/IMVP-16 protocol with randomized adjuvant radiotherapy. Ann Oncol 2 (suppl 2):177–180

Fisher RI, Gaynor ER, Dahlberg S et al. (1993) Comparison of a standard regimen (CHOP) with three intensive chemotherapy regimens for advanced non-Hodgkin's lymphoma. N Engl J Med 328:1002–1006

Goodman JL, Winston DJ, Greenfield RA et al. (1992) A controlled trial of fluconazole to prevent fungal infections in patients undergoing bone marrow transplantation. N Engl J Med 326: 845–851

Gribben JC, Freedman AS, Neuberg D et al. (1991) Immunologic purging of marrow assessed by PCR before autologous bone marrow transplantation for B-cell lymphoma. N Engl J Med 325:1525–1533

Haioun C, Lepage E, Gisselbrecht C et al. (1996) Autologous bone marrow transplantation (ABMT) versus sequential chemotherapy for aggressive non-Hodgkin's lymphoma (NHL) in first complete remission (CR): a study of 541 patients (LNH87-2 protocol). Ann Oncol 7 (Suppl 3):24

Klingemann HG, Grigg AP, Wilkie-Boyd K et al. (1991) Treatment with recombinant interferon (α–2β) early after bone marrow transplantation in patients at high risk for relapse. Blood 78:3306–3311

Kwan-Hwa Chi, Chen-Hsin Chen, Wing-Kai Chan et al. (1995) Effect of granulocyte-macrophage colony-stimulating factor on oral mucositis in head and neck cancer patients after cisplatin, fluorouracil, and leucoverin chemotherapy. J Clin Oncol 13:2620–2628

Moskowitz C, Stiff P, Gordon M et al. (1994) The influence of extensive prior chemotherapy on the mobilization of peripheral blood progenitor cells (PBPC) using stem cell factor (rhSCF) and Filgrastim (rmetHuG-CSF) and on hematologic recovery post Cyclophosphamide, BCNU, and VP-16 (CBV) in patients with relapsed non-Hodgkin's lymphoma (NHL): an interim analysis. Blood 84 (Suppl 1):235 a

Philip T, Armitage JO, Spitzer G et al. (1987) High-dose therapy and autologous bone marrow transplantation after failure of conventional chemotherapy in adults with intermediate-grade or high-grade non-Hodgkin's lymphoma. N Engl J Med 316:1493–1498

Philip T, Biron P, Maraninchi D et al. (1984) Role of massive chemotherapy and autologous bone-marrow transplantation in non-Hodgkin's malignant lymphoma. Lancet 1:391

Philip T, Chauvin F, Armitage J et al. (1991) Parma international protocol: pilot study of DHAP followed by involved-field radiotherapy and BEAC with autologous bone marrow transplantation. Blood 77:1587–1592

Philip T, Guglielmi C, Hagenbeek A et al. (1995) Autologous bone marrow transplantation as compared with salvage chemotherapy in relapses of chemotherapy-sensitive non-Hodgkin's lymphoma. N Engl J Med 333:1540–1545

Prince HM, Imrie K, Crump M et al. (1996) The role of intensive therapy and autologous blood and marrow transplantation for chemotherapy-sensitive relapsed and primary refractory non-Hodgkin's lymphoma: identification of major prognostic groups. Br J Haematol 92: 880–889

Rosenfeld CS, Bolwell B, LeFever A et al. (1996) Comparison of four cytokine regimens for mobilization of peripheralblood stem cells: IL-3 alone and combined with GM-CSF or G-CSF. Bone Marrow Transplant 17:179–183

Schenkein DP, Dixon P, Desforges JF, Berkamn E, Erban JK, Ascensao JL, Miller KB (1994) Pahse I/II study of cyclophosphamide, carboplatin, and etoposide and autologous hematopoietic stem-cell transplantation with posttransplant Interferon α-2β for patients with lymphoma and Hodgkin's disease. J Clin Oncol 12:2423–2431

Shipp MA (1994) Prognostic factors in aggressive non-Hodgkin's lymphoma: who has "high risk" disease? Blood 83:1165–1173

Shpall EJ, Jones RB (1994) Release of tumor cells from bone marrow. Blood 83:623–625

Slavin S, Or R, Kapelushnik Y, Drakos P, Ackerstein A, Vourka-Karussis U, Weiss L, Nagler A (1992) Immunotherapy of minimal residual disease in conjunction with autologous and allogeneic bone marrow transplantation (BMT). Leukemia 6 (Suppl 4):164–166

Takvorian T, Canellos GP, Ritz J et al. (1987) Prolonged disease-free survival after autologous bone marrow transplantation in patients with non-Hodgkin's lymphoma with poor prognosis. N Engl J Med 316:1499–1505

The International Non-Hodgkin's Lymphoma Prognostic Factors Project (1993) A predictive model for aggressive non-Hodgkin's lymphoma. N Engl J Med 329:987–994

Velasquez WS, Cabanillas F, Salvador P et al. (1988) Effective salvage therapy for lymphoma with Cisplatin in combination with high-dose ara-C and dexamethasone (DHAP). Blood 71: 117–122

Velasquez WS, McLaughlin P, Tucker S et al. (1994) ESHAP – an effective chemotherapy regimen in refractory and relapsing lymphoma: A 4-year follow-up study. J Clin Oncol 12:1169–1176

Weaver CH, Hazelton B, Palmer PA et al. (1996) A randomized dose finding study of Filgrastim for mobilization of peripheral blood progenitor cells (PBPCs). ASCO Proc 15:990

Weaver CH, Petersen FB, Appelbaum FR et al. (1994) High-dose fractionated total-body irradtiation, etoposide, and cyclophosphamide followed by autologous stem-cell support in patients with malignant lymphoma. J Clin Oncol 12:2559–2566

Klinische Besonderheiten und Therapieergebnisse bei peripheren T-Zell-Lymphomen

D. Kingreen · W. Siegert

Histologische Einordnung der peripheren T-Zell-Leukämien und Lymphome

Die peripheren T-Zell-Leukämien/-Lymphome umfassen eine Vielzahl histologisch definierter Subentitäten, wie T-PLL/T-CLL, LGL-Leukämie, Mycosis fungoides/Sézary-Syndrom, pleomorphe T-Zell-Lymphome oder das angioimmunoblastische Lymphom (AILD) (Kiel- und R.E.A.L.-Klassifikation) (Tabelle 1). Dabei handelt es sich um eine heterogene Gruppe von Leukämien sowie klinisch

Tabelle 1. Kiel- und R.E.A.L.-Klassifikation der peripheren T-Zell-Leukämien und -Lymphome

Kiel-Klassifikation	REAL-Klassifikation
Chronische lymphatische Leukämie vom T-Zell-Typ (T-CLL)	T-cell chronic lymphocytic leukemia
Prolymphozytenleukämie vom T-Zell-Typ (T-PLL)	T-cell prolymphocytic leukemia
–	Large granular lymphocytic leukemia (LGL) – T-cell type – NK-cell type
Kleinzellig zerebriform (Mycosis fungoides, Sézary-Syndrom)	Mycosis fungoides/Sézary syndrome
T-Zonen-Lymphom Lymphoepitheloid (Lennert-Lymphom) Pleomorph kleinzellig Pleomorph mittel- und großzellig Immunoblastisch	Peripheral T-cell lymphomas, unspecified
–	Hepatosplenic γ-δ T-cell lymphoma
Angioimmunoblastisch (AILD, Lymphogranulomatosis X)	Angioimmunoblastic T-cell lymphoma
–	Angiocentric lymphoma
–	Intestinal T-cell lymphoma
Pleomorph kleinzellig (HTLV 1+) Pleomorph mittel- und großzellig (HTLV 1+)	Adult T-cell lymphoma/leukemia
Anaplastisch großzellig (Ki 1-pos.)	Anaplastic large cell lymphoma, T- und null-cell types

Tabelle 2. Häufigkeit peripherer T-Zell-Lymphome (Lymphknotenregister Kiel 1983, n = 1284)

Histologie (Kiel-Klassifikation)	Häufigkeit (in %)
Lymphoepitheloid (Lennert-Lymphom)	1,4
Angioimmunoblastisch (AILD, LgX)	3,6
T-Zonen-Lymphom	0,9
Pleomorph kleinzellig	1,3
Pleomorph mittel- und großzellig	2,6
Immunoblastisch	1,6

niedrig- und hochmalignen Non-Hodgkin-Lymphomen (NHL), die bezüglich ihrer Histopathologie, ihrer klinischen Eigenschaften und ihrer Prognose untereinander und besonders im Vergleich mit B-Zell-Leukämien und -Lymphomen viele Unterschiede aufweisen. Man nimmt an, daß sie von Lymphozyten ausgehen, die ihre Entwicklung im Thymus bereits abgeschlossen haben, also „postthymische" T-Zell-Neoplasien sind. Aus diesen Lymphozyten entstehen in unterschiedlichen Stadien der Differenzierung und der Antigenaktivierung Lymphome verschiedener histologischer Subentitäten [9, 14]. Die R.E.A.L.-Klassifikation gibt die Unterscheidung der Kiel-Klassifikation in niedrig- und hochmaligne T-NHL nach histologischen Kriterien auf. Unter den „peripheral T-cell lymphomas, unspecified" werden niedrigmaligne Lymphome (nach der Kiel-Klassifikation) wie das T-Zonen-, das lymphoepitheloide und das pleomorphe kleinzellige T-Zell-Lymphom eingeordnet sowie hochmaligne Lymphome wie das pleomorphe mittelgroßzellige und großzellige und das immunoblastische T-Zell-Lymphom. Diese Zusammenfassung verschiedener Histologien spiegelt wider, daß die histologische Abgrenzung der einzelnen Typen untereinander z. T. schwierig und nicht immer reproduzierbar sowie die klinische Relevanz der Einteilung in diese Subentitäten unklar sind. Die Einschätzung der Bedeutung der in der Kiel-Klassifikation definierten Subentitäten ist dadurch erschwert, daß diese peripheren T-Zell-Lymphome sehr selten sind und weniger als 15 % der Lymphome in Europa oder den USA umfassen (Tabelle 2) [9].

Chronische lymphatische Leukämie (CLL), Prolymphozytenleukämie (PLL) und „Large Granular Lymphocyte Leukemia" (LGL)

Innerhalb der reifzelligen T-Zell-Leukämien können mit Hilfe von morphologischen, immunphänotypischen und zytogenetischen Merkmalen die T-CLL/T-PLL und die LGL vom T/NK-Zell-Typ unterschieden werden, welche jedoch nur 5 % aller chronischen lymphoproliferativen Erkrankungen umfassen [9]. Die meisten chronischen T-Zell-Leukämien sind morphologisch charakterisiert durch einen prominenten zentralen Nukleolus in einer mittelgroßen Zelle mit der Expression reifer T-Zell-Marker (CD 2+, CD 3+, CD 5+, CD 7+) und gehören damit zur Gruppe der Prolymphozytenleukämie vom T-Zell-Typ. Häufig werden genetische Veränderungen am Chromosom 14 beobachtet. Klinisch ist die T-PLL meist rasch fortschreitend mit nur kurzfristigen therapeutischen Erfolgen. Die Einordnung der Fälle, die morphologisch dem Bild einer B-CLL ähneln, immunphänotypisch und klinisch sich jedoch wie eine T-PLL verhalten, unter „T-CLL“ wird kontrovers diskutiert [10, 16].

Der charakteristische Immunphänotyp sowie der Nachweis von Klonalität führten zu der erst in der R.E.A.L.-Klassifikation als eigene Entitäten aufgeführten LGL vom T- sowie vom NK-Zell-Typ. Der CD3+/CD57+/CD56– Phänotyp gemeinsam mit dem klonalen Rearrangement von T-Zell-Rezeptorgenen ist typisch für die T-LGL, welche klinisch einen eher indolenten Verlauf zeigt, der jedoch durch gehäufte Infektionen aufgrund der begleitenden Neutropenie komplikationsträchtig sein kann. NK-LGL-Leukämiezellen exprimieren CD3–/CD56+/ CD57–, wobei der Nachweis des klonalen Ursprungs in vielen Fällen nicht gelingt. Klinisch werden sowohl kurze, aggressive Krankheitsverläufe als auch mehr chronische Bilder ähnlich der T-LGL beobachtet [13, 25].

Mycosis fungoides/Sézary Syndrom

Bei der Mycosis fungoides handelt es sich um eine Gruppe sehr langsam progredienter Lymphome, die im Verlauf vieler Jahre aus plaqueförmigem Hautbefall über ein Stadium mit kutanen Knötchen in einen generalisierten Organbefall übergehen und zunehmend aggressiv werden können. Erst im Spätstadium tritt eine Lymphadenopathie auf und es kann sich ein großzelliges Lymphom entwickeln [2]. Das Sézary-Syndrom wird für die leukämische Variante der Mycosis fungoides gehalten, gekennzeichnet durch eine von starkem Juckreiz begleitete Erythrodermie sowie eine Leukozytose mit Vermehrung von Lymphozyten mit kleeblattförmigen, im elektronenmikroskopischen Bild gyriformen Kernen. Therapeutisch können je nach Ausdehnung der Erkrankung topische Steroide, Mechlorethamin, PUVA (Psoralen und UVA-Bestrahlung), Elektronenstrahlenbehandlung, niedrig dosiertes Methotrexat und Interferon verwendet werden [28]. Bei Progredienz mit Befall der Lymphknoten oder Viszera oder Übergang in ein hochmalignes Lymphom verschlechtert sich die Prognose deutlich. Zytostatische Monotherapien, Polychemotherapieregime und Interferon können gute Ansprechraten bewirken, ohne jedoch eine Heilung zu erzielen [6, 12].

Übrige periphere T-Zell-Lymphome (PTCL)/angioimmunoblastisches T-Zell-Lymphom (AILD)

Aufgrund der geringen Inzidenz der PTCL gibt es nur wenig zuverlässige Daten zum klinischen Bild und zu therapeutischen Erfolgen. Da in den meisten Studien Patienten mit unterschiedlichen histologischen Subtypen zusammengefaßt wurden, sind die Ergebnisse entsprechend widersprüchlich. Das mediane Erkrankungsalter liegt bei 55 Jahren mit einer leichten Bevorzugung des männlichen Geschlechts. Im Gegensatz zur AILD (s. unten) ist bei 50% der Patienten bei Diagnosestellung die Erkrankung noch lokalisiert (Stadium I–II). Die Lymphadenopathie steht klinisch im Vordergrund, Haut, Subkutis, Leber, Milz und andere viszerale Organe können darüber hinaus beteiligt sein. 65% der Patienten leiden zusätzlich unter B-Symptomen [17, 18, 23]. Bei den angioimmunoblastischen T-Zell-Lymphomen (AILD), die in beiden Klassifikationssystemen als eigene Entität aufgeführt werden (Synonym: Lymphogranulomatosis X), besitzen wir größere klinische Erfahrungen. Die Erkrankung ist mit 3,6 % aller Non-Hodgkin-Lymphome die häufigste Subentität der peripheren T-Zell-NHL [14].

Morphologie, genetische Merkmale und Immunphänotyp der AILD

Histomorphologische Untersuchungen zeigen eine zerstörte Lymphknotenarchitektur mit der Proliferation kleiner Gefäße und einer Infiltration durch kleine Lymphozyten, Immunoblasten und charakteristische atypische „clear cells". Nachdem bei diesem histologischen Bild zunächst eine abnorme Immunreaktion vermutet worden war („angioimmunoblastische Lymphadenopathie mit Dysproteinämie"), ist der monoklonale Charakter inzwischen durch die Feststellung eines klonalen Rearrangement der T-Zell-Rezeptorgene in den meisten Fällen (75 %) bewiesen [7, 8]. Häufig kann EBV-DNA nachgewiesen werden, in einigen Fällen wurden eine Trisomie 3 und/oder 5 festgestellt [1, 19, 27]. Der Immunophänotyp der Tumorzellen umfaßt T-Zell-assoziierte Antigene einschließlich CD 4.

Klinik der AILD

Der klinische Verlauf bei der AILD ist heterogen. Selten findet man „gutartige" Verlaufsformen mit sogar (allerdings sehr seltenen) Spontanremissionen bei Patienten mit begrenzten Ausbreitungsstadien [11]. Es überwiegen jedoch die rasch progredienten Verläufe. Gemeinsam mit einer hohen Rate an Infektionen bedingen diese eine nur kurze mittlere Überlebensdauer von ca. 1 Jahr. Wie bei den anderen peripheren T-Zell-Lymphomen ist die AILD hauptsächlich eine Erkrankung älterer Menschen zwischen 60 und 70 Jahren. Die Patienten befinden sich zum Zeitpunkt der Diagnose meist bereits in einem fortgeschrittenen Krankheitsstadium (90 % Stadium III+IV) mit B-Symptomen (70 %) [22]. Aufgrund der geringen Inzidenz der AILD und einer Reihe von Symptomen (Hautausschlag mit Juckreiz, Ödeme, Pleuraergüsse, Aszitis, Arthritis), die sie von anderen Lymphomen sowohl der B- als auch der T-Zellreihe unterscheidet, führen die klinischen Charakteristika und die Ergebnisse der Laboratoriumsuntersuchungen oft zu Fehleinschätzungen. Polyklonal sowie monoklonal vermehrte Immunglobuline sowie der Nachweis von Kälteagglutininen, zirkulierenden Immunkomplexen, Hämolyse, antinukleären Antikörpern, Rheumafaktor und Kryoglobulinen weisen auf einen gestörten Immunstatus bei diesen Patienten hin, dessen Mechanismus ungeklärt ist. Das im Vergleich zu anderen NHL gehäufte Vorkommen schwerer Infektionen während und nach der Gabe von zytostatischen Polychemotherapieregimen weist möglicherweise auf einen zusätzlichen zellulären Immundefekt hin [24].

Risikofaktoren bei der AILD

Die Definition von Risikofaktoren als Grundlage für eine risikoadaptierte Therapieentscheidung rückt bei den NHL zunehmend in den Vordergrund.

Aozasa et al. untersucht 44 Patienten und fanden einen signifikant ungünstigeren Verlauf bei Patienten höheren Alters und mit Appetitverlust [3]. Archimbaud et al. beobachtet bei 30 Patienten ein fortgeschrittenes Stadium, eine erhöhte Serum-LDH sowie das Vorliegen eines Hautausschlages als prognostisch ungünstige Faktoren [4]. Wir untersuchten die prognostische Relevanz klinischer und serologischer Befunde bei 62 Patienten mit AILD, die nach unterschiedlichen Therapieschemata behandelt wurden [24]. Die univariate Analyse zeigte hier neben den auch von Archimbaud et al. bestimmten Faktoren eine prognostische Signifikanz von Alter, B-Symptomen und Ödemen.

Therapie der peripheren T-Zell-Lymphome einschließlich der AILD

Die Beurteilung der in der Literatur berichteten Daten zur Therapie der PTCL wird dadurch erschwert, daß aufgrund der geringen Inzidenz nur retrospektive Untersuchungen von über lange Zeiträume gesammelten Daten vorliegen und daß häufig unterschiedliche Subentitäten eingeschlossen werden, um zur Bewertung aussagekräftige Patientenzahlen zu erreichen [5, 15, 18, 26]. Wegen der in der Regel aggressiven Verläufe mit rascher Progredienz empfehlen wir und andere für die AILD eine intensive Chemotherapie. In unserer multizentrischen Therapiestudie konnte bei 39 Patienten mit der Diagnose einer AILD gezeigt werden, daß mit einer alleinigen Glukokortikosteroidgabe bei Patienten mit einem eher indolenten klinischen Krankheitsverlauf in $^1/_3$ der Fälle komplette Remissionen (CR) zu erzielen sind, die jedoch meistens von kurzer Dauer sind. Demgegenüber konnte bei ca. $^2/_3$ der Patienten, die primär aufgrund einer fortgeschrittenen Erkrankung mit COPBLAM/IMVP16 behandelt wurden, eine CR erreicht werden [22]. Langanhaltendes tumorfreies Überleben war aber nur bei ca. 15% der Patienten zu beobachten. Die Rolle der Hochdosistherapie mit autologer Stammzelltransplantation ist noch ungeklärt. Bisher wurden 2 Fälle von Patienten mit AILD berichtet, die erfolgreich mit einer Hochdosistherapie behandelt wurden [20, 23]. Häufig allerdings wird die Anwendung intensiver Regime limitiert durch das Alter der Patienten und den eingeschränkten Allgemeinzustand bei initial bereits oft fortgeschrittenen Lymphomen [5, 22]. Darüber hinaus kann eine intensive Chemotherapie durch Zytopenie und Immunsuppression einen u. U. vorbestehenden Immundefekt verschlimmern und somit die Rate oft letaler Infektionen erhöhen. Systematisch erhobene Daten zur Wirkung weniger toxischer Therapieregime liegen jedoch nicht vor. Interferon kann kurz anhaltende Remissionen bewirken [22].

Wahrscheinlich hat die Empfehlung zur intensiven zytostatischen Therapie auch Gültigkeit für die pleomorphen T-NHL und das Lennert-Lymphom. Wir untersuchten bei 25 Patienten mit ausschließlich niedrigmalignen peripheren T-NHL (Lennert-Lymphom, T-Zonen-Lymphom, pleomorphes kleinzelliges T-NHL) ein vergleichsweise homogenes Patientengut [23]. 23 der beobachteten Patienten wurden prospektiv mit intensiven Zytostatikakombinationen (COPBLAM/IMVP16, CHOEP) behandelt. Mit einer kompletten Remissionsrate von 64% und einem krankheitsfreien Überleben von $^1/_3$ der Patienten bei 2jähriger Beobachtungszeit ähneln die therapeutischen Erfolge denjenigen bei den hochmalignen NHL.

Zusammenfassung

Bei den peripheren T-Zell-Leukämien und -Lymphomen handelt es sich um Neoplasien, die von Lymphozyten in unterschiedlichen Differenzierungsstadien ausgehen, nachdem diese ihre Entwicklung im Thymus abgeschlossen haben. Aufgrund ihrer geringen Inzidenz haben wir bei diesen Erkrankungen nur wenig Erfahrung zu Klinik und Therapie. Innerhalb der T-Zell-Leukämien unterscheiden wir die T-PLL/T-CLL und die LGL vom T- bzw. NK-Zell-Typ. Während die T-PLL meistens ungünstig verläuft, finden sich bei der T-LGL und einem Teil der NK-LGL eher chronische Verläufe. Die Mycosis fungoides und das Sézary-Syndrom sind T-Zell-Lymphome, die sich zunächst hauptsächlich in der Haut manifestieren und nur langsam progredient sind. Erst im generalisierten Spätstadium kann eine Polychemotherapie notwendig werden, die jedoch keine Heilungschancen ermöglicht. Bei den PTCL werden in der Kiel-Klassifikation mehrere Subentitäten (Lennert-Lymphom, T-Zonen-Lymphom, immunoblastisches T-NHL etc.) unterschieden, welche in der neu eingeführten R.E.A.L.-Klassifikation unter dem Begriff „peripheral T-cell lymphoma, unspecified" zusammengefaßt werden. Hier liegen die meisten klinischen Erfahrungen bei der AILD vor, die häufig bei älteren Patienten in fortgeschrittenen Stadien diagnostiziert wird. Wegen der in der Regel aggressiven klinischen Verläufe wird, wie auch für die übrigen peripheren T-Zell-Lymphome, eine Therapie mit intensiv-wirkenden Zytostikaregimen empfohlen.

Literatur

1. Anagnostopoulos I, Hummel M, Finn T et al. (1992) Heterogenous Epstein-Barr virus infection patterns in peripheral T-cell lymphoma of angioimmunoblastic lymphadenopathy type. Blood 80:1804–1812
2. Aisenberg A, Krontiris T, Mak T, Wilkes B (1985) The gene for the beta chain of the T-cell receptor is rearranged in mycosis fungoides and dermatopathic lymphadenopathy. N Engl J Med 313:529–534
3. Aozasa K, Oshawa M, Fujita MQ (1989) Angioimmunoblastic lymphadenopathy: Review of 44 patients with emphasis on prognostic behavior. Cancer 63:1625–1629
4. Archimbaud E, Coiffier B, Bryon PA, Vasselou C, Brizard CP, Viala JJ (1987) Prognostic factors in angioimmunoblastic lymphadenopathy. Cancer 59:208–212
5. Armitage J, Greer J, Levine A et al. (1989) Peripheral T-cell lymphoma. Cancer 63:158–163
6. Bunn PA, Hoffmann SJ, Norris D, Golitz LE, Aeling JL (1994) Systemic therapy of cutaneous T-cell lymphomas (mycosis fungoides and the Sezary syndrome). Ann Intern Med 121: 592–602
7. Feller AC, Griesser H, v. Schilling CH et al. (1988) Clonal gene rearrangement patterns correlate with immunophenotype and clinical parameters in patients with angioimmunoblastic lymphadenopathy. Am J Pathol 133:549–556
8. Griesser H, Tkachuk D, Reis MD Mak TW (1989) Gene rearrangements and translocations in lymphoproliferative disorders. Blood 73:1402–1415
9. Harris NL, Jaffe ES, Stein H et al. (1994) A revised European-American Classification of Lymphoid Neoplasms: A proposal from the International Lymphoma Study Group. Blood 84:1361–1392
10. Hoyer JD, Ross CW, Li CY, Witzig TE, Gascoyne RD, Dewald GW, Hanson CA (1995) True T-cell chronic lymphocytic leukemia: A morphologic and immunophenotypic study of 25 cases. Blood 86:1163–1169

11. Knecht H (1989) Angioimmunoblastic lymphadenopathy: ten year's experience and state of the current knowledge. Semin Hematol 26:208–215
12. Lorincz AL (1996) Cutaneous T-cell lymphoma (mycosis fungoides). Lancet 347:871–876
13. Loughran TP Jr (1993) Clonal diseases of large granular lymphocytes. Blood 82:1–14
14. Lennert K, Feller AC (1992) (ed) Histopathology of Non-Hodgkin's Lymphoma (Based on the updated Kiel Classification). Springer, Berlin Heidelberg New York Tokyo
15. Liang R, Todd D, Chan TK (1987) Peripheral T cell lymphoma. J Clin Oncol 5:750–755
16. Matutes E, Brito-Babapulle V, Swansbury J et al. (1991) Clinical and laboratory features of 78 cases of T-prolymphocytic leukemia. Blood 78:3269–3274
17. Nakamura S, Suchi T (1991) A clinicopathologic study of node-based, low-grade, peripheral T-cell lymphoma: angioimmunoblastic lymphoma, T-zone lymphoma, and lymphoepitheloid lymphoma. Cancer 67:2565–2578
18. Pinkus GS, O'Hara CJ, Said JW (1990) Peripheral/post-thymic T-cell lymphomas: spectrum of disease; clinical, pathologic, and immunologic features of 78 cases. Cancer 65:971–998
19. Schlegelberger B, Zhang Y, Weber- Matthiesen, Grote W (1994) Detection of aberrant clones in nearly all cases of angioimmunoblastic lymphadenopathy with dysproteinemia-type T-cell lymphoma by combined interphase and metaphase cytogenetics. Blood 84: 2640–2648
20. Schmitz N, Prange E, Haferlach T et al. (1991) High dose chemotherapy and autologous bone marrow transplantation in relapsing angioimmunoblastic lymphadenopathy with dysproteinemia (AILD). Bone Marrow Transplantation 8:503–506
21. Siegert W, Nerl C, Meuthen I (1991) Recombinant human interferon in the treatment of angioimmunoblastic lymphadenopathy: Results in 12 patients. Leukemia 5:892–895
22. Siegert W, Agthe A, Griesser H et al. (1992) Treatment of angioimmunoblastic (AILD) type T-cell lymphoma using prednisone with or without the COPBLAM/IMVP-16 regimen. Ann Intern Med 117:364–370
23. Siegert W, Nerl C, Engelhard M et al. (1994) Peripheral T-cell non-Hodgkin's lymphomas of low malignancy: prospective study of 25 patients with pleomorphic small cell lymphoma, lymphoepitheloid cell (Lennert's) lymphoma and T-zone lymphoma. Br J Haematol 87: 529–534
24. Siegert W, Nerl C, Agthe A et al. (Kiel Lymphoma Study Group) (1995) Angioimmunoblastic lymphadenopathy (AILD)-type T-cell lymphoma: Prognostic impact of clinical observations and laboratory findings at presentation. Ann Oncol 6:659–664
25. Tefferi A, Li CY, Witzig TE, Djodapkar MV, Okuno SH, Phyliky RL (1994) Chronic natural killer cell lymphocytosis: A descriptive clinical study. Blood 84:2721–2725
26. Weisenburger DD, Linder J, Armitage JO (1987) Peripheral T-cell lymphoma: a clinicopathologic study of 42 cases. Hematol Oncol 5:175–187
27. Weiss L, Jaffe E, Liu X, Chen Y, Shibata D, Medeiros L (1992) Detection and localization of Epstein-Barr viral genomes in angioimmunoblastic lymphadenopathy and angioimmunoblastic lymphadenopathy-like lymphomas. Blood 79:1789–1795
28. Zackhein HS (1994) Treatment of cutaneous T-cell lymphoma. Semin Dermatol 13:207–215

Therapie der B-ALL und lymphoblastischer B-NHL in den multizentrischen ALL-Studien des Erwachsenen*

D. Hoelzer · N. Gökbuget · W.D. Ludwig · E. Thiel · W. Gassmann · H. Löffler · C. Fonatsch · H. Rieder · G. Heil · B. Heinze · R. Arnold · D. Hossfeld · T. Büchner · P. Koch · M. Freund · W. Hiddemann · G. Maschmeyer · A. Heyll · C. Aul · T. Faak · R. Kuse · T.H. Ittel · M. Gramatzki · H. Diedrich · K. Kolbe · H.G. Fuhr · K. Fischer · C. Schadeck-Gressel · A. Weiss · I. Strohscheer · B. Metzner · U. Fabry · B. Völkers · D. Messerer

Die reife B-ALL ist mit einem Anteil von 2–4% eine seltene Subgruppe der akuten lymphatischen Leukämie des Erwachsenen. Charakteristische Merkmale der leukämischen Blasten sind eine Morphologie vom Typ L3 nach der French-American-British (FAB-)Klassification (Bennett et al. 1976) sowie die Expression von monoklonalen Oberflächenimmunglobulinen (SIg), die bis auf wenige Ausnahmefälle nachweisbar ist. Spezifische Chromosomentranslokationen bei der B-ALL sind t(8;14), t(2;8) und t(8;22). Die B-ALL ist charakterisiert durch eine rasche Proliferation der leukämischen Blasten mit großen Tumormassen und häufigem Befall extramedullärer Organe.

Die Therapieergebnisse bei Patienten mit B-ALL waren in früheren Studien sowohl bei Erwachsenen als auch bei Kindern ungünstig (Bloomfield 1986; Hoelzer 1987). Für Erwachsene wurden Ergebnisse nur für kleine Fallzahlen von 2–9 Patienten publiziert. Neun in den Jahren 1981–1992 veröffentlichte Studien erbrachten komplette Remissionsraten von 0–67% (gewichteter Mittelwert: 35%) und mit 0–33% niedrige Raten für das leukämiefreie Überleben (Baccarani et al. 1982; Lazzarino et al. 1982; van der Reijden et al. 1983; Clarkson et al. 1985; Walters et al. 1986; Gill et al. 1986; Barnett et al. 1986; Bernasconi et al. 1991; Ostranoff et al. 1992). Den ungünstigen Verlauf der B-ALL bei Behandlung nach Standardtherapieschemata für die ALL bestätigen auch die nachfolgend beschriebenen Ergebnisse der multizentrischen ALL-Studie 01/81.

Therapie der B-ALL in pädiatrischen Studien

In pädiatrischen Studien konnte durch die Einführung innovativer Therapiekonzepte eine deutliche Prognoseverbesserung für die B-ALL erreicht werden. Grundlage waren günstige Erfahrungen in der Behandlung von Burkitt-Lymphomen mit kurzen, intensiven Therapieschemata auf der Basis von fraktioniertem, hochdosierten Cyclophosphamid und Hochdosis-Methotrexat (Ziegler 1977; Djerassi et al. 1976; Ramirez et al. 1979). Ein entsprechendes Vorgehen wurde zunächst von Murphy et al. für die Behandlung der B-ALL übernommen (Murphy et al. 1986).

* Unterstützt durch die Deutsche Krebshilfe M84/92H01 und das Bundesministerium für Bildung und Forschung 01ZP88045

Hochdosiertes Methotrexat stellt ein Schlüsselmedikament in der Therapie der B-ALL dar. Die französische Gesellschaft für pädiatrische Onkologie (SFOP) verwendete eine Kombination von Hochdosis-Methotrexat, Hochdosis-Cyclophosphamid, Vincristin, Prednison, Adriamycin und Cytarabin (Patte et al. 1986). Mit einer Methotrexatdosis von 3 g/m² in dem Protokoll LMB 81 wurde ein ereignisfreies Überleben (EFS) von 46% bei B-lymphoblastischen Lymphomen (Stadium IV) und B-ALL erreicht. Das EFS erhöhte sich in dem nachfolgenden Protokoll LMB86 auf der Basis von 8 g/m² Hochdosis-Methotrexat bei zusätzlicher Gabe von Hochdosis-Cytarabin und VP16 auf 77% (Patte et al. 1994).

Die deutsche BFM-Gruppe (Berlin-Frankfurt-Münster) für die Behandlung der kindlichen ALL initiierte ein B-ALL-Protokoll, das in 6 Zyklen Hochdosis-Methotrexat, fraktioniertes Cyclophosphamid oder Ifosfamid in Kombination mit Cytarabin, VM26 und Steroiden enthielt (Müller-Weihrich et al. 1984; Reiter et al. 1992). Nachdem in der B-NHL-Studie 86 die Methotrexat-Dosis auf 5 g/m² im Vergleich zu 0,5 g/m² in der Vorstudie erhöht worden war, stieg das EFS von 50% auf 78% (Reiter et al. 1992, 1994a).

Die Prophylaxe von ZNS-Rezidiven hat wegen der im Vergleich zu anderen Subgruppen höheren ZNS-Rezidivrate bei der B-ALL eine besondere Bedeutung. Neben Hochdosis-Methotrexat wurde in den pädiatrischen Studien intrathekal appliziertes Methotrexat eingesetzt, das in späteren Studien durch eine Dreifachkombination von Methotrexat mit Cytarabin und Glukokortikosteroiden ersetzt wurde. In den verschiedenen Protokollen wurde z.T. zusätzlich eine prophylaktische ZNS-Bestrahlung verabreicht (Müller-Weihrich et al. 1984; Reiter et al. 1992). In den SFOP-Studien konnte durch die Einführung von Hochdosis-Methotrexat in der Dosierung von 8 g/m² in Kombination mit Hochdosis-Cytarabin und VP16 das EFS bei Patienten mit initialem ZNS-Befall von 19% auf 75% erhöht werden (Patte et al. 1994). Das EFS erreichte auch in der Nachfolgestudie 87%, obwohl die ZNS-Bestrahlung nur noch bei Patienten mit initialem ZNS-Befall durchgeführt wurde (Patte et al. 1993).

Mit den beschriebenen, speziell für die Behandlung der B-ALL ausgelegten kurzen, intensiven Protokollen ohne nachfolgende Erhaltungstherapie konnte bei Kindern eine deutliche Verbesserung der Prognose erreicht werden. Die Vollremissions-Rate (CR) erhöhte sich auf 89–92% (Reiter et al. 1992; Bowman et al. 1992; Patte et al. 1993) und das leukämiefreie Überleben erreichte 50–87% (Patte et al. 1986; Reiter et al. 1992; Bowman et al. 1992; Schwenn et al. 1991).

Therapie der B-ALL in Erwachsenenstudien

Die erfolgreichen pädiatrischen Therapieansätze wurden für die Behandlung der B-ALL des Erwachsenen adaptiert. Der Ansatz der SFOP und der BFM-Gruppe wurde in einzelnen monozentrischen und kleinen multizentrischen Studien mit einer Gesamtzahl von 47 Patienten übernommen (Ostranoff et al. 1992; Fenaux et al. 1989; Patte et al. 1994; Philip et al. 1992; Pees et al. 1992). Die CR- ebenso wie die Überlebensraten konnten im Vergleich zu historischen Kontrollen verbessert werden.

Die bisher größte Zahl von erwachsenen B-ALL-Patienten wurde in 3 konsekutiven multizentrischen Studien der deutschen Studiengruppe für die Therapie der ALL des Erwachsenen behandelt. In den Jahren 1981–1993 wurden insgesamt 68 Patienten gemäß dem konventionellen ALL-Therapieprotokoll 01/81 und entsprechend zwei modifizierten pädiatrischen Protokollen zur Therapie der B-ALL und B-NHL eingeschlossen (Hoelzer et al. 1996).

Therapie der B-ALL in den multizentrischen ALL-Studien des Erwachsenen

Therapiekonzept

In den Jahren vor 1983 wurden 9 Patienten mit B-ALL gemäß einem konventionellen ALL-Protokoll (*Studie 01/81*) behandelt (Hoelzer et al. 1984). In der Folge wurden alle B-ALL-Patienten entsprechend zwei adaptierten, pädiatrischen B-ALL-Protokollen (B-NHL 83 und B-NHL 86) mit 6 intensiven, 5tägigen, alternierenden Therapiezyklen A und B behandelt. Die vorgesehene Gesamtdauer der Therapie betrug 18–20 Wochen im Vergleich zu 2 1/2 Jahren bei Behandlung nach einem konventionellen ALL-Protokoll (Abb. 1).

In der Studie *B-NHL 83* (n = 24) enthielt der Zyklus A fraktioniertes Cyclophosphamid (200 mg/m^2) für 5 Tage, mittelhoch-dosiertes Methotrexat (0,5 g/m^2) über 24 h sowie Cytarabin, Teniposid (VM 26) und Prednison. Im Zyklus B wurden Cytarabin und VM 26 durch Adriamycin ersetzt.

Die wesentlichen Änderungen im Vergleich dazu waren in der Studie *B-NHL 86* (n = 35) der Ersatz von Cyclophosphamid durch fraktioniertes Ifosfamid (800 mg/m^2) über 5 Tage in Block A, die Erhöhung der Methotrexatdosis auf 1,5 g/m^2 sowie die zusätzliche Gabe von Vincristin.

Bei Patienten mit hoher initialer Zellzahl (>25 000/µl) oder mit großer Tumormasse wurde in der Studie B-NHL 83 die Durchführung einer Vorphasetherapie mit Cyclophosphamid (200 mg/m^2) und Prednison (60 mg/m^2) für jeweils 5 Tage zur schonenden Zytoreduktion empfohlen. In der Studie B-NHL 86 war die Durchführung der Vorphasetherapie für alle Patienten obligat.

Zur Prophylaxe von ZNS-Rezidiven wurde in der Studie B-NHL 83 eine intrathekale Gabe von Methotrexat in jedem Zyklus durchgeführt, die im Verlauf der Studie durch die intrathekale Dreifachkombination von Methotrexat, Dexamethason und Cytarabin ersetzt wurde. In der Studie B-NHL 86 wurden parallel zu den Blöcken A und B jeweils 2 intrathekale Gaben der Dreifachprophylaxe durchgeführt. Im Intervall nach dem zweiten Therapiezyklus erfolgte in beiden Studien eine prophylaktische ZNS-Bestrahlung mit 24 Gy.

Diagnose

Die Diagnose einer B-ALL wurde auf der Basis von Morphologie, Zytochemie, Immunphänotypisierung und Zytogenetik gestellt. Voraussetzung für eine Aufnahme in die Studie war der Nachweis einer L3-Morphologie und/oder von Oberflächenimmunglobulin bei gleichzeitiger Infiltration von mehr als 25% des Knochenmarks. Bei 37 von 68 Patienten lagen beide Befunde vor.

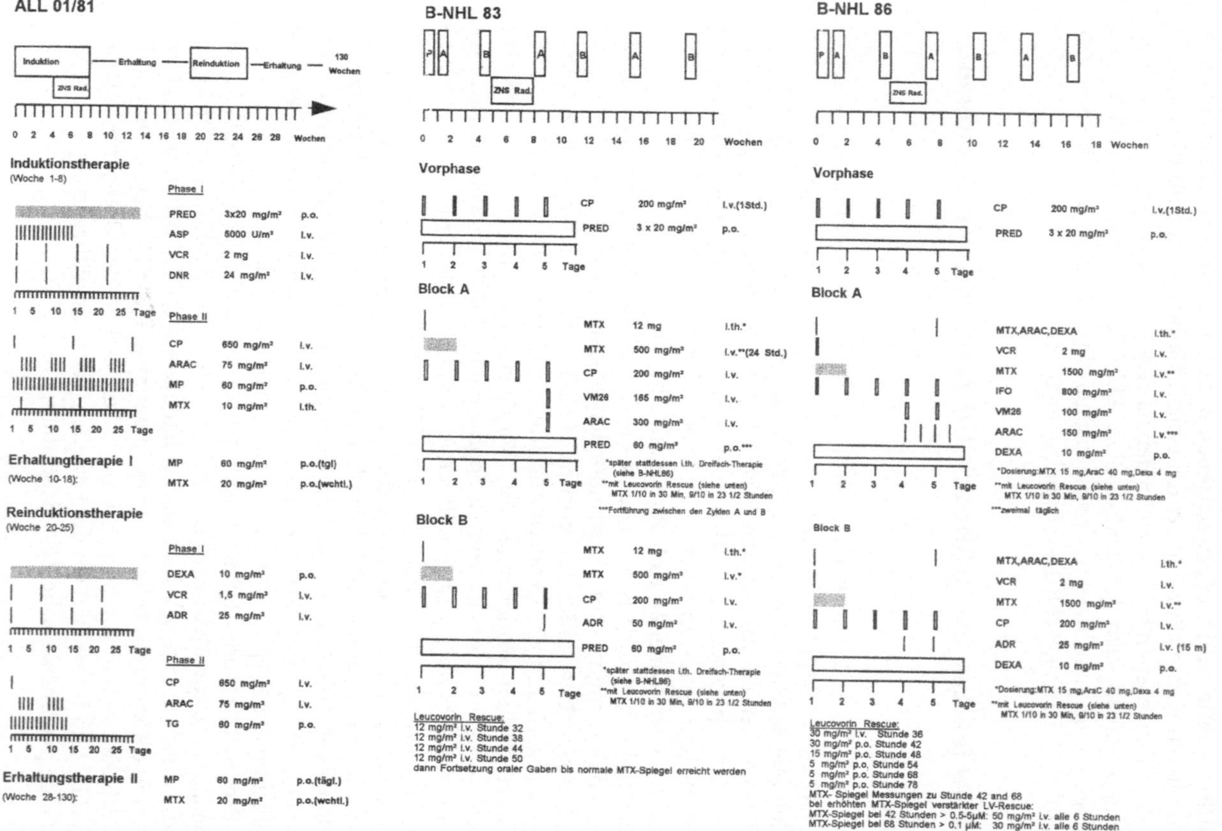

Abb. 1. Therapie der B-ALL in den multizentrischen ALL-Studien des Erwachsenen. *PRED* Prednison; *ASP* Asparaginase; *VCR* Vincristin; *DNR* Daunorubicin; *CP* Cyclophosphamid; *ARAC* Cytarabin; *MP* 6-Mercaptopurin; *MTX* Methotrexat, *DEXA* Dexamethason; *ADR* Adriamycin; *TG* 6-Thioguanin; *ZNS-Rad* ZNS-Bestrahlung mit 24 Gy; *VM26* Teniposid; *IFO* Ifosfamid; *i. th.* intrathekal; *i. v.* intravenös; *p. o.* per os

Eingangsparameter

Das mediane Alter der Studienpatienten lag bei 34 (15–65) Jahren. Der Anteil von Adoleszenten unter 20 Jahren lag bei nur 9%, während 28% der Patienten älter als 50 Jahre waren. Das männliche Geschlecht überwog mit einem Anteil von 78%. Auffälliges klinisches Merkmal war der hohe Anteil eines initialen Befalls extramedullärer Organe (34%) sowie des ZNS (12%). 88% der Patienten wiesen bei Diagnosestellung erhöhte Serum-LDH-Werte über 500 U/l auf.

Ergebnisse der multizentrischen Studien ALL 01/81, B-NHL 83 und B-NHL 86

Mit Hilfe der spezifischen B-ALL-Protokolle konnten in den Studien B-NHL 83 und B-NHL 86 die Therapieergebnisse gegenüber dem ALL-Protokoll 01/81 deutlich verbessert werden. Die CR-Rate von 44% in der ALL-Studie 01/81 konnte auf 63% bzw. 74% erhöht werden (Tabelle 1). Auch das leukämiefreie Überleben verbesserte sich signifikant von 0% auf 50% bzw. 71%. Die Überlebenswahrscheinlichkeit der Gesamtpopulation stieg deutlich von 0% in der ALL-Studie 01/81 auf 49% bzw. 51% in den B-NHL-Studien (Abb. 2). Für die CR-Patienten erhöhte sich die Überlebenswahrscheinlichkeit von 0% in der ALL-Studie 01/81 auf 53% in der B-NHL 83-Studie und 69% in der Studie B-NHL 86 (Abb. 3). Das Überleben aller in den B-NHL-Studien behandelten CR-Patienten lag bei 62% im Vergleich zu 20% für Patienten, bei denen eine komplette Remission nicht induziert werden konnte (Abb. 4).

Tabelle 1. Therapieergebnisse in den Studien B-NHL 83 und B-NHL 86

Evaluierbar	59
Komplette Remission	41 (69%)
Therapieversager	13 (22%)
Frühtodesfälle	5 (8%)

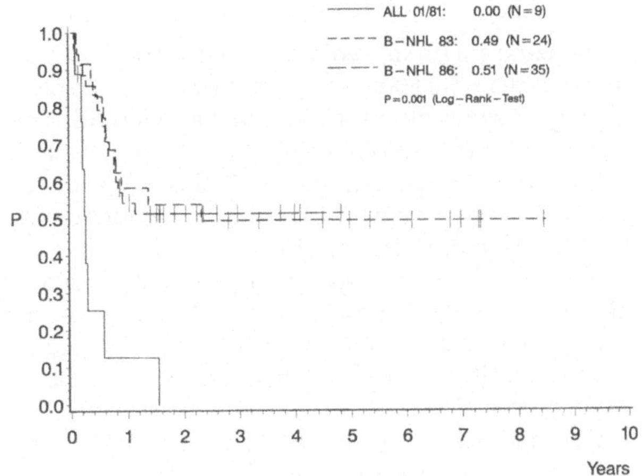

Abb. 2. Überlebenswahrscheinlichkeit bei der B-ALL des Erwachsenen. Vergleich der ALL-Studie 01/81 mit B-NHL 83 und B-NHL 86

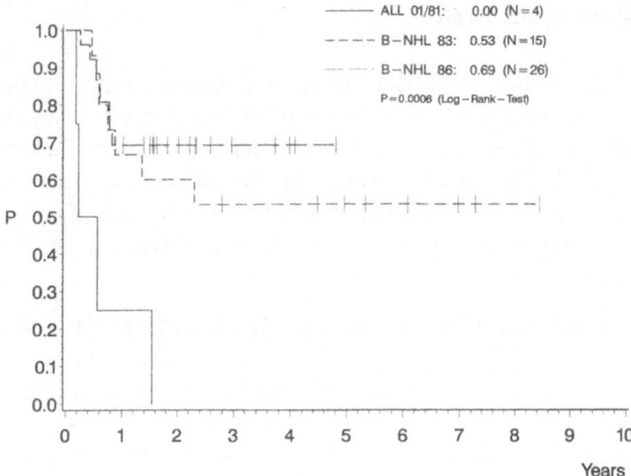

Abb. 3. Überlebenswahrscheinlichkeit der CR-Patienten bei der B-ALL des Erwachsenen. Vergleich der ALL-Studie 01/81 mit B-NHL 83 und B-NHL 86

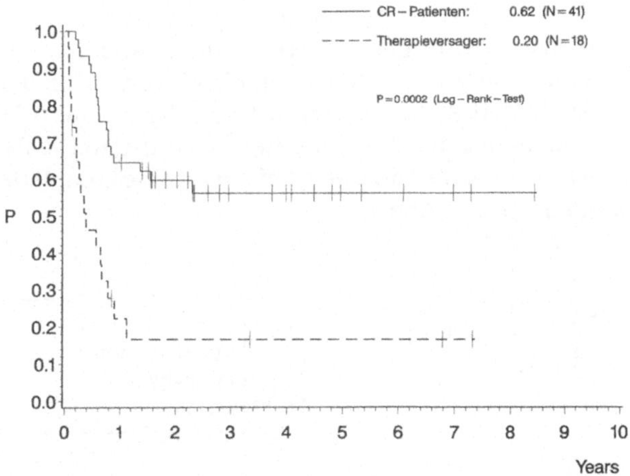

Abb. 4. Überlebenswahrscheinlichkeit bei der B-ALL des Erwachsenen. Vergleich der Therapieergebnisse bei CR-Patienten und Therapieversagern

Toxizität zeigte sich vorwiegend in Form von Mukositis und Hämatotoxizität; insbesondere die Hämatotoxizität war bei Patienten über 50 Jahren stärker ausgeprägt. Insgesamt war die Toxizität gravierend, konnte aber mit entsprechender supportiver Therapie kontrolliert werden. Dazu gehörte vor allem ein an die Methotrexat-Spiegel angepaßter Folinsäure (Leukovorin)-Rescue. In der Studie B-NHL 83 traten keine Todesfälle in kompletter Remission auf; in der Studie B-NHL 86 lag die Rate bei 7%.

57% der Patienten unter 50 Jahren erhielten 6 Zyklen der Therapie im Vergleich zu 35% der Patienten über 50 Jahre. Die wichtigsten Gründe für die Gabe von weniger als 6 Zyklen waren Progredienz bzw. Therapieversagen (n = 13), Frühtodesfälle (n = 6), Knochenmarktransplantation (n = 4) und Protokollverletzungen (n = 6).

Sowohl in der Studie B-NHL 83 als auch in der Studie B-NHL 86 traten Rezidive nahezu ausschließlich im 1. Jahr nach Therapiebeginn auf. Die mediane Zeit bis zum Eintritt des Rezidivs unterschied sich für Knochenmarkrezidive (92 Tage), isolierte ZNS- sowie kombinierte ZNS- und Knochenmarkrezidive (190 Tage). Der Anteil isolierter und kombinierter ZNS-Rezidive ging von 50% in der ALL-Studie 01/81 auf 44% bzw. 14% in den B-NHL-Studien zurück. Dies kann als Ergebnis der intensivierten ZNS-Prophylaxe unter Einschluß von ZNS-Bestrahlung, hochdosiertem Methotrexat und der intrathekalen Dreifachkombination angesehen werden.

In den Studien B-NHL83 und B-NH86 konnten Prognosefaktoren mit signifikantem Einfluß auf das leukämiefreie Überleben identifiziert werden. So lag das leukämiefreie Überleben bei initialen Leukozytenzahlen unter bzw. über 50000/µl bei 71% im Vergleich zu 29% ($p = 0{,}003$). Bei initialen Hämoglobinwerten unter bzw. über 8 g/dl lag das Leukämiefreie Überleben (LFS) bei 67% vs. 27% ($p = 0{,}02$).

Der initiale Befall extramedullärer Organe hatte einen ungünstigen Einfluß auf das Erreichen einer kompletten Remission. Die CR-Rate lag für Patienten ohne Organbefall bei 79% im Vergleich zu 57% bei Patienten mit Befall ($p = 0{,}03$). Die initiale Beteiligung des ZNS hatte ebenso wie zahlreiche andere klinische und Laborparameter keinen ungünstigen prognostischen Einfluß. Auch bei älteren B-ALL-Patienten (>50 Jahre) war das Therapieprotokoll durchführbar und führte mit einer CR-Rate von 56% und einem LFS von 56% zu günstigen Ergebnissen.

Aus den bisherigen Studien kann geschlossen werden, daß mit 6 kurzen intensiven Therapiezyklen die B-ALL des Erwachsenen effektiv behandelt werden kann. Hochdosis-Methotrexat und fraktioniertes Cyclophosphamid bzw. Ifosfamid sind dabei die wesentlichen Therapieelemente.

Therapie der B-ALL in der aktuellen multizentrischen ALL-Studie 05/93

Im derzeit laufenden Therapieprotokoll B-NHL90 wurde in der Konsequenz die Methotrexat-Dosis auf 3 g/m^2 erhöht; für Patienten über 50 Jahre wurde eine Dosisreduktion auf 1,5 g/m^2 freigestellt. Ziel war zum einen die weitere Erhöhung der systemischen antileukämischen Wirksamkeit und zum anderen die verbesserte Prophylaxe von ZNS-Rezidiven. Gleichzeitig entfiel die prophylaktische ZNS-Bestrahlung, die in den vorangegangenen Studien zu einer Erhöhung der Toxizität und entsprechenden Therapieverzögerungen geführt hatte. In einer parallel laufenden randomisierten Studie sollte die Effektivität von G-CSF jeweils nach den Chemotherapieblöcken im Hinblick auf die Dauer der Zytopenie und das Ausmaß der Mukositis untersucht werden.

Therapiekonzept

Grundprinzip der Therapie ist weiterhin nach der Gabe der obligaten Vorphasetherapie mit Cyclophosphamid (200 mg/m^2, Tag 1–5) und Prednison (60 mg/m^2, Tag 1-5) die Durchführung von insgesamt 6 alternierenden Zyklen A und B bei einer Gesamtdauer der Behandlung von 18 Wochen.

Block A beinhaltet Hochdosis-Methotrexat (3 g/m^2) als 24-h-Infusion an Tag 1, wobei $^1/_{10}$ der vorgesehenen Dosis initial als Bolus über 30 min infundiert wird.

Tabelle 2. Regelrechter Methotrexatspiegelverlauf und Leucovorin-Rescue nach Hochdosis-Methotrexat im Protokoll B-NHL90

Stunde	MTX-Spiegel	Leukovorin-Gabe
24	MTX < 150,0 μmol/l	–
36	MTX < 3,0 μmol/l	–
42	MTX < 1,0 μmol/l	30 mg/m² i.v.
48	MTX < 0,4 μmol/l	15 mg/m² i.v.
54	–	15 mg/m² i.v.

Parallel dazu erfolgt an Tag 1 die intravenöse Gabe von Vincristin (2 mg absolut). Ifosfamid (800 mg/m²) wird täglich über 5 Tage appliziert. Weiterhin erfolgen an den Tagen 4 und 5 die Gabe von VM26 (100 mg/m²) sowie 12stündlich insgesamt 4 Infusionen von Cytarabin (150 mg/m²). Neben Hochdosis-Methotrexat erhalten die Patienten als ZNS-Prophylaxe intrathekale Gaben der Dreifachkombination (15 mg Methotrexat, 40 mg Cytarabin, 4 mg Dexamethason) an den Tagen 1 und 5.

Nach einer 2wöchigen Pause, die bei Infektionen, schwerer Mukositis oder Organtoxizität ggf. verlängert werden muß, folgt Block B. Im Unterschied zu Block A entfallen VM26 und Cytarabin. Statt dessen erhalten die Patienten an den Tagen 4 und 5 jeweils Adriamycin (25 mg/m²). Weiterhin wird Ifosfamid durch tägliche Gaben von Cyclophosphamid (200 mg/m²) an den Tagen 1–5 ersetzt.

Der Leucovorin-Rescue wurde auf der Basis von Erfahrungen aus der Pädiatrie reduziert und noch enger an den Verlauf des MTX-Spiegels adaptiert. Bei regelrechtem Verlauf der Blutspiegel nach Applikation von Hochdosis-Methotrexat erfolgen intravenöse Leucovoringaben von 30 mg/m² zur Stunde 42 sowie von jeweils 15 mg/m² zu den Stunden 48 und 54 (Tabelle 2). Bei abweichendem MTX-Spiegel-Verlauf erfolgt ein verstärkter Leucovorin-Rescue in Anpassung an die gemessenen MTX-Konzentrationen (Schema s. Abb. 1).

Eine ZNS-Bestrahlung mit 24 Gy erfolgt nur bei Patienten mit initialem ZNS-Befall im Anschluß an den ersten Block B. Bei ungenügendem Ansprechen auf die Chemotherapie in Block A1 sollen außerdem zusätzliche Gaben der intrathekalen Dreifachkombination im Intervall zwischen den Blöcken A1 und B1 bis zur vollständigen Beseitigung leukämischer Blasten aus dem Liquor durchgeführt werden.

Wegen der ungünstigen Prognose von Patienten, die nach den ersten beiden Therapieblöcken keine komplette Remission erreichen, ist vorgesehen, diese einer allogenen oder autologen Knochenmark- oder Blutstammzelltransplantation zuzuführen.

Ergebnisse

Das bisher rekrutierte Patientenkollektiv wies einen gegenüber den Vorstudien erhöhten Anteil an über 50jährigen Patienten und an Patienten mit massivem extramedullären, insbesondere abdominalen Befall auf. Die Beobachtungszeit der Studie ist derzeit noch zu kurz, um Aussagen zum leukämiefreien Überleben zu erlauben. Erste Zwischenauswertungen haben jedoch gezeigt, daß die antileukämische Wirksamkeit, gemessen an der CR-Rate, erhöht werden konnte. Gleichzeitig nimmt jedoch auch die Toxizität, die sich vorwiegend in Form von Mukositis und Infektionen manifestiert, zu. Dies gilt insbesondere für über 50jährige Patienten, die zum überwiegenden Teil mit einer Dosis von 3 g/m² Methotrexat behandelt wurden.

In einem Protokoll-Amendment wurde daher für über 50jährige Patienten eine Dosisreduktion auf 0,5 g/m² im Block A1 eingeführt. Bei komplikationslosem Verlauf kann in den nachfolgenden Blöcken eine stufenweise Erhöhung der Dosis, zunächst auf 1,5 g/m² und dann auf 3 g/m² vorgenommen werden. Eine entsprechende Dosisreduktion ist auch für Patienten mit eingeschränkter Nierenfunktion und serösen Ergüssen (Aszites, Pleuraergüsse etc.), bei denen eine verzögerte Methotrexat-Clearance zu erwarten ist, vorgesehen. Für über 50jährige Patienten soll außerdem Prednison in der Vorphasetherapie durch Dexamethason ersetzt werden.

Die supportive Therapie wird intensiviert, insbesondere werden Hydrierung und Urinalkalisierung bis 72 h verlängert. Für alle Patienten ist eine intensive Mukositis- und Infektionsprophylaxe obligat. Verschiedene Ansätze zur Prophylaxe und Therapie der oralen Mukositis werden gegenwärtig geprüft.

Therapie von hochmalignen Non-Hodgkin-Lymphomen und Burkitt-Lymphomen nach dem B-ALL-Protokoll

Das für die Therapie der B-ALL entwickelte Protokoll wurde in den pädiatrischen BFM-Studien auch zur Behandlung von B-lymphoblastischen und Burkitt-Lymphomen eingesetzt. Die Ergebnisse waren mit einem EFS von 80% sehr günstig (Reiter 1995). Im Rahmen der multizentrischen ALL-Studien des Erwachsenen wurden daher ebenfalls Burkitt-Lymphome und andere hochmaligne Non-Hodgkin-Lymphome (B-lymphoblastische und großzellig anaplastische Lymphome) entsprechend dem B-ALL-Protokoll behandelt.

Erste Erfahrungen zeigen ein gutes Therapieansprechen mit CR-Raten von 70–80% für die Subgruppen der Burkitt-Lymphome und anderer B-NHL. Die Toxizität ist bei Lymphomen weniger ausgeprägt als bei der B-ALL, eine Erfahrung, die auch aus den pädiatrischen Studien berichtet wurde (Reiter 1994b). Die Ergebnisse sind sehr vielversprechend mit Überlebensraten von 70% bei allerdings noch kurzer Nachbeobachtungszeit. Dies trifft insbesondere für Burkitt-Lymphome zu, während die Ergebnisse bei großzellig anaplastischen Lymphomen bei sehr kleiner Fallzahl ungünstiger sind.

Zusammenfassung

Zusammenfassend läßt sich feststellen, daß für die B-ALL des Erwachsenen eine eindrucksvolle Verbesserung der Therapieergebnisse erreicht werden konnte, die um so bedeutsamer ist, als sie auf der Durchführung kurzer intensiver Therapiezyklen mit einer erheblichen Verkürzung der gesamten Behandlung beruht. Die wesentlichen Medikamente sind hochdosiertes Methotrexat und

Cyclophosphamid bzw. Ifosfamid. Das gleiche Therapiekonzept scheint bei der Behandlung von hochmalignen B-NHL ebenfalls erfolgreich zu sein und könnte auch hier zu einer deutlichen Prognoseverbesserung beitragen.

Literatur

Baccarani M, Corbelli G, Amadori S et al. (1982) Adolescent and adult lymphoblastic leukemia: Prognostic features and outcome of therapy. A study of 293 patients. Blood 60:677

Barnett MJ, Greaves MF, Amess JA et al. (1986) Treatment of acute lymphoblastic leukemia in adults. Br J Haematol 64/3:455

Bennett JM, Catovsky D, Daniel MT, Flandrin G, Galton DAG, Gralnick HR, Sultan C (1976a) Proposals for the classification of the acute leukaemias. Br J Haematol 33:451

Bennett JM, Catovsky D, Daniel M-T, Flandrin G, Galton DAG, Gralnick HR, Sultan C, the French-American-British (FAB) (1976b) Co-operative Group: Proposals for the classification of the acute leukaemias. Br J Haematol 76:33

Bernasconi C, Brusamolino E, Pagnucco G, Bernasconi P, Orlandi E, Lazzarino M (1991) Burkitt's lymphoma/leukemia: a clinicopathologic study on 24 adult patients. Leukemia 5 (Suppl 1):90

Bloomfield CD, Goldman AI, Alimena G et al. (1986) Chromosomal abnormalities identify high-risk and low-risk patients with acute lymphoblastic leukemia. Blood 67/2:415

Bowman WP, Shuster J, Cook B, Behm F, Pullen J, Berard C, Murphy S (1992) Improved survival for children with B cell (SIg+) acute lymphoblastic leukemia (B-ALL) and stage IV small non-cleaved cell lymphoma (SNCCL). Proc ASCO 11:277

Clarkson B, Ellis S, Little C et al. (1985) Acute lymphoblastic leukemia in adults. Semin Oncol 12:160

Djerassi I, Kim JS (1976) Methotrexate and citrovorum factor rescue in the management of childhood lymphosarcoma and reticulum cell sarcoma (non-Hodgkin's lymphomas). Cancer 38:1043

Fenaux P, Lai JL, Miaux O, Zandecki M, Jouet JP, Bauters F (1989) Burkitt cell acute leukaemia (L3 ALL) in adults: A report of 18 cases. Br J Haematol 71:371

Gill PS, Meyer PR, Pavlova Z, Levine AM (1986) B cell acute lymphocytic leukemia in adults. Clinical, morphologic, and immunologic findings. J Clin Oncol 4:737

Hoelzer D, Thiel E, Löffler H et al. (1986) Intensified therapy in acute lymphoblastic and acute undifferentiated leukemia in adults. Blood 64:38

Hoelzer D, Thiel E, Löffler H et al. (1987) Teniposide (VM-26) and cytosine arabinoside as consolidation therapy in adult high-risk patients with acute lymphoblastic leukemia. Semin Oncol 14(Suppl 1):92

Hoelzer D, Ludwig WD, Thiel E et al. (1996) Improved outcome in adult B-cell acute lymphoblastic leukemia. Blood 87:495

Lazzarino M, Morra MJ, Alessandrino EP et al. (1982) Adult acute lymphoblastic leukemia. Response to therapy according to presenting features in 62 patients. Eur J Cancer Clin Oncol 18:813

Müller-Weihrich S, Henze G, Langermann HJ, Odenwald E, Riehm H (1982) Kindliche B-Zell-Lymphome und Leukämien. Verbesserung der Prognose durch eine für B-Neoplasien konzipierte Therapie der BFM-Studiengruppe. Onkologie 7:205

Murphy SB, Bowman WP, Abromowitch M et al. (1986) Results of treatment of advanced-stage Burkitt's lymphoma and B cell (SIg+) acute lymphoblastic leukemia with high-dose fractionated cyclophosphamide and coordinated high-dose methotrexate and cytarabine. J Clin Oncol 4:1732

Ostranoff M, Soussian C, Zambon E et al. (1992) Burkitt's lymphoma in adults: a retrospective study of 46 cases. Nouv Rev Fr Hematol 34:389

Patte C, Philip T, Rodary C et al. (1986) Improved survival rate in children with stage III and IV B cell non-Hodgkin's lymphoma and leukemia using multi-agent chemotherapy: Results of a study of 114 children from the French Pediatric Oncology Society. J Clin Oncol 4:1219

Patte C, Leverger G, Rubie H et al. (1993) High cure rate in B-cell (Burkitt's) leukemia in the LMB 89 protocol of the SFOP (French Pediatric Oncology Society). Proc ASCO 12:317

Patte C, Michon J, Frappaz D, Leverger G, Rubie H, Soussain C, Pico JL (1994) Therapy of Burkitt and other B-cell acute lymphoblastic leukaemia and lymphoma: Experience with the LMB protocols of the SFOP (French Paediatric Oncology Society) in children and adults. Bailliere's Clin Haematol 7/2:339

Pees HW, Radtke H, Schwamborn J, Graf N (1992) The BFM-protocol for HIV-negative Burkitt's lymphomas and L3 ALL in adult patients: a high chance for cure. Ann Hematol 65:201

Philip T, Meckenstock G, Deconnick E et al. (1992) Treatment of poor prognosis Burkitt's lymphoma in adults with the Société Francaise d'Oncologie Pédiatrique LMB protocol – a study of the Fédération Nationale des Centres de Lutte Contre le Cancer (FNLCC). Eur J Cancer 28 A:1954

Ramirez I, Sullivan K, Wang Y, Martin RG, Butler JJ (1979) Effective therapy for Burkitt's lymphoma: High-dose cyclophosphamide and high-dose methotrexate with coordinated intrathecal therapy. Cancer Chemother Pharmacol 3:103

Reiter A, Schrappe M, Ludwig W et al. (1992) Favorable outcome of B-cell acute lymphoblastic leukemia in childhood: a report of three consecutive studies of the BFM group. Blood 80: 2471

Reiter A (1994a) Therapy of B-cell acute lymphoblastic leukaemia in childhood: The BFM experience. Bailliere's Clin Haematol 7/2:321

Reiter A, Schrappe M, Yakisan E et al. (1994b) Therapiestudie NHL-BFM90 zur Behandlung maligner Non-Hodgkin-Lymphome bei Kindern und Jugendlichen. Klin Pädiatr 206:242

Reiter A, Schrappe M, Parwaresch R et al. (1995) Non-Hodgkin's lymphomas of childhood and adoslescence: Results of a treatment stratified for biologic subtypes and stage – a report of the Berlin-Frankfurt-Münster Group. J Clin Oncol 13/2:359

Schwenn MR, Blattner SR, Lynch E, Weinstein HJ (1991) Hi-COM: A 2-month intensive chemotherapy regimen for children with stage III and IV Burkitt's lymphoma and B-cell acute lymphoblastic leukemia. J Clin Oncol 9:133

van der Reijden HJ, van Wering ER, van de Rijn JM, Melief CJM, van't Meer MB, Behrendt H, von dem Borne AEGK (1991) Immunological typing of adult acute lymphoblastic leukaemia. Scand J Haematol 30:356

Walters R, Kantarjian H, Keating M et al. (1986) VAD: Effective low-morbidity, outpatient induction therapy for adult acute lymphocytic leukemia (ALL). Proc Am Soc Clin Oncol 5:167

Ziegler JL (1977) Treatment results of 54 American patients with Burkitt's lymphoma are similar to the African experience. N Engl J Med 297:75

Was gewinnt der Lymphompatient an Lebenszeit durch die moderne Therapie? – Eine kritische Bilanz*

Markus Löffler

Einem Wunsche der Veranstalter dieser Tagung entsprechend, möchte ich eine kritische Bilanz über die in den letzten Jahren erzielten therapeutischen Fortschritte ziehen und zugleich den Blick auf die Zukunftsperspektiven werfen. Mein Augenmerk gilt den Hodgkin-Lymphomen und den hochmalignen Non-Hodgkin-Lymphomen (NHL). Meine Sichtweise ist dabei biometrisch und epidemiologisch geprägt. Im folgenden werden mich 3 Fragen leiten:

- *Was haben wir erreicht?*
- *Was haben wir falsch gemacht?*
- *Was können wir in Zukunft verbessern?*

Ich werde meine Ansichten in Thesen zusammenfassen.

Entwicklung der Überlebenszeiten

Eine detaillierte bevölkerungsepidemiologische Untersuchung in den USA hat für das Hodgkin-Lymphom gezeigt, daß in den 60er und 70er Jahren mit der Einführung der MOPP- und ABVD-Chemotherapie ein erheblicher Gewinn in der Fünfjahresüberlebensrate erzielt wurde. Entsprechend war die krankheitsspezifische Sterblichkeit stark zurückgegangen. Mit Beginn der 80er Jahre deutete sich eine Abflachung dieser Entwicklung an (Kessler et al. 1994).

Eine kumulative Auswertung von über 14000 Patienten, die im Rahmen von Therapiestudien zwischen 1965 und 1985 behandelt wurden, zeigte ebenfalls eine deutliche Verbesserung im Gesamtüberleben zwischen den 60er und 70er Jahren, jedoch nur noch eine wenige Prozent betragende Veränderung in den 80er Jahren (Somers er al. 1990). Aktuelle klinische Studien deuten an, daß auch in den 90er Jahren keine wesentlichen Verbesserungen erzielt werden. Für das hochmaligne NHL dürfte in der letzten Dekade ebenfalls keine wesentliche Verbesserung zu verzeichnen sein.

Obgleich bevölkerungsepidemiologische Daten für Deutschland fehlen, ist kein großer Fortschritt zu vermuten. Ernüchternd war insbesondere die von der SWOG publizierte Studie, in der das in den 60er Jahren entwickelte CHOP-

* Ich bedanke mich bei Prof. Brittinger für die Aufforderung zu diesem Referat und für viele wichtige Ratschläge; ebenso danke ich Prof. Diehl, Prof. Havemann, Dr. Hasenclever und Prof. Pfreundschuh für die vielen stimulierenden Diskussionen.

Schema mit neueren Multisubstanzschemata verglichen wurde. Die Studie zeigte keine relevanten Vorteile für diese neueren Behandlungsverfahren (Fisher et al. 1993). Es mag der Fall sein, daß sich durch eine bessere flächendeckende und qualitätsgleiche Versorgung der Patienten die durchschnittliche Überlebenschance von Patienten in Deutschland in den letzten Jahren gebessert hat, jedoch ist ein solcher Effekt bisher nicht untersucht worden.

Abgesehen von solchen Aspekten des Versorgungssystems, scheint mir deshalb folgende These kaum zweifelhaft:

These 1:
Die letzte Dekade hat für Hodgkin-Lymphome und hochmaligne NHL keinen therapeutischen Durchbruch gebracht, der sich in einem epidemiologisch relevanten Überlebensgewinn für Lymphompatienten niederschlägt.

Diese These erscheint selbst dann haltbar, wenn man die bisher nicht ausreichend bewiesene Vermutung unterstellt, daß der Einsatz von Hochdosis-Chemotherapie mit autologer Stammzelltransplantation für eine sehr kleine Patientengruppe einen Überlebensvorteil erbringt.

Die Antwort auf die im Titel dieses Vortrages gestellte Frage fällt somit weitgehend ernüchternd aus. Die Frage muß folglich lauten, welche Lehren wir aus den zurückliegenden Erfahrungen ziehen können und ob therapeutische Optionen bestehen, die bisher nicht ausreichend untersucht worden sind. Ich will nachfolgend erläutern, daß irreführende Begrifflichkeit und nicht konsequent genug geplante klinische Studien Entwicklungschancen beeinträchtigt haben. Zugleich werde ich ein aktuelles Beispiel dafür anführen, daß auch mit konventionellen Therapiekonzepten relevante Wirksamkeitsgewinne erzielbar zu sein scheinen, die sogar einen Zugewinn an Überlebenszeit erhoffen lassen.

Mangelnder Nachweis von Resistenzentwicklung unter Therapie

Vor 15 Jahren kam die Fragestellung auf, ob sich während der Chemotherapie eine Resistenzentwicklung bei Tumorzellen ergibt. Obgleich derartiges bei Hodgkin-Lymphomen und hochmalignen NHL im molekularen Sinne in quantitativ relevantem Ausmaß nicht nachgewiesen wurde, sind Therapiestrategien unter dieser Hypothese in vielfältigen Varianten untersucht worden. Auf der Basis eines stochastischen Tumorwachstumsmodells postulierten Goldie u. Coldman (1979, 1982, 1983, 1988), daß in bestimmten Situationen die schnelle Alternation von wechselseitig nicht-kreuzresistenten Zytostatika therapeutische Gewinne bringen sollte. Auf dieser Basis wurden verschiedene klinische Studien beim Hodgkin-Lymphom initiiert, die in unterschiedlicher Reinheit diese Vorhersagen überprüften. Studien der Mailänder Arbeitsgruppe gingen dieser Fragestellung am genauesten nach (Viviani et al. 1996). Die HD5- und HD6-Studien der Deutschen Hodgkin-Studiengruppe waren mit gewissen Einschränkungen (d.h. unkontrollierter Austausch einzelner Zytostatika) von derselben Fragestellung inspiriert (Tesch et al. 1996).

Keine dieser Studien hat jedoch einen Hinweis darauf geliefert, daß Resistenzentwicklung unter Therapie durch die zeitliche Abfolge der Substanzen beeinflußbar wäre. Ähnliche systematische Untersuchungen liegen für hochmaligne NHL nicht vor. Es ist zwar biologisch plausibel anzunehmen, daß Resistenzentwicklung bei diesen Erkrankungen eine Rolle spielt, jedoch liegt kein Hinweis darauf vor, daß dieses Geschehen durch die bisherigen Therapiemodalitäten gezielt beeinflußt werden kann.

Darüber hinaus ist für Hodgkin-Lymphome bekannt, daß spät auftretende Rezidive in aller Regel besser kurativ behandelbar sind als früh auftretende Rückfälle. Dies ist ein Hinweis darauf, daß lange Entwicklungszeiten mit vielen potentiell mutagenen Ereignissen nicht zu einer relevanten Resistenzentwicklung führen müssen.

Schließlich spricht zumindest für die Hodgkin-Lymphome ein weiteres Indiz gegen die Relevanz einer Resistenzentwicklung. Es wird seit einigen Jahren diskutiert, ob eine sogenannte Hochdosis-Chemotherapie mit autologer Stammzelltransplantation in der Primärbehandlung eingesetzt werden soll. Immerhin ist von etwa zwei Dutzend solcher Patienten in Europa berichtet worden. Eine kürzlich durchgeführte „Matched-Pair-Analyse“ mit ähnlichen Patienten der Deutschen Hodgkin Studiengruppe zeigte, daß vergleichbare konventionell behandelte Patienten zwar erwartungsgemäß eine höhere Rezidivrate aufweisen, daß derartige Rückfälle jedoch durch eine entsprechende Therapie so gut behandelbar waren, daß die Gesamtüberlebenszeiten etwa vergleichbar waren (Schmitz et al. 1995). Dies kann als Hinweis darauf gewertet werden, daß bei Hodgkin-Lymphompatienten der Einsatz aggressiver Therapieformen in der Primärbehandlung kaum zur Vermeidung einer Resistenzentwicklung beiträgt. Ich fasse diese Betrachtungen zusammen als:

These 2:
Es gibt bisher weder ausreichende Belege dafür, daß Resistenzentwicklung während der Chemotherapie ein epidemiologisch relevanter Prozeß ist, noch daß ein solcher Prozeß durch therapeutische Strategien relevant beeinflußt werden könnte.

Multisubstanzschemata – Mehr ist nicht besser!

Ein weiterer Trend der letzten Dekaden hat das nicht gehalten, was man sich von ihm versprochen hatte. Mit dem Siegeszug der Schemata CHOP, MOPP und ABVD ergab sich die Vorstellung, daß man möglichst viele unterschiedliche biochemische Wirkprinzipien in einem Schema vereinigen und damit gleichzeitig die Organtoxizität möglichst verteilen solle. Unter dieser Vorstellung entstanden Schemata, die 8, 10 oder mehr Zytostatika enthielten. In nicht wenigen Fällen wurden dabei Zytostatika in die Primärtherapie eingeführt, ohne daß ihr Stellenwert in randomisierten Studien im Vergleich zu Oligosubstanzschemata genau überprüft worden war. Der Vergleich von Schemata mit unterschiedlich vielen Substanzen wurde zudem dadurch erschwert, daß die übereinstimmenden Substanzen in unterschiedlichen Dosierungen gegeben wurden. Gerade die Geschichte der Studien zum hochmalignen Non-Hodgkin-Lymphom zeigt in Deutschland ein solches Beispiel. Aufgrund eines überoptimistisch interpretierten historischen Vergleiches zwischen CHOP und COPBLAM wurde das CHOP-Schema vorzeitig aufgegeben (Gerhartz et al. 1988). Nun hat gerade die bereits zitierte Studie der SWOG-Gruppe (Fisher et al. 1993) gezeigt, daß Multisubstanzschemata der sogenannten 2. und 3. Generation dem CHOP in der Wirksamkeit nicht überlegen und in der Toxizität sogar deutlich unterlegen sind.

Auch die hohe Wirksamkeit von Oligosubstanzschemata beim kindlichen Hodgkin-Lymphom (z.B. OPPA) zeigt, daß der Einsatz vieler Zytostatika nicht unbedingt erforderlich ist. Ich erlaube mir, folgende These zu formulieren:

These 3:
Der Einsatz vieler verschiedener Zytostatika im Rahmen von Multisubstanzschemata hat keine relevante Wirksamkeitssteigerung zur Folge gehabt. Vermutlich sind nicht alle Zytostatika gleich wirksam.

In diesem Zusammenhang ist auch ein Vorschlag von Meyer et al. (1991) in kritischem Licht zu sehen. Diese Autoren lösten eine zweifellos berechtigte Diskussion zu der Frage aus, ob eine Dosis-Wirkungs-Beziehung zwischen Chemotherapie und kurativer Tumorkontrolle besteht. Ich gehe weiter unten noch ausführlich darauf ein. Die Klärung dieser Frage würde jedoch korrekterweise voraussetzen, daß man die exakt gleichen Schemata in unterschiedlicher Dosierung appliziert. In Ermangelung solcher konklusiver Studien versuchten Meyer et al. Multisubstanzschemata mit verschiedenartigen Zytostatika zu vergleichen. Tabelle 1 zeigt, daß sie für 9 verschiedene Substanzen eine fiktive wöchentliche Referenzdosis festlegten und dann für jedes analysierte Multisubstanzschema eine darauf bezogene mittlere relative Dosis (RD) bzw. mittlere relative Dosisintensität (RDI) berechneten. Dabei wurde für jede einzelne Substanz berechnet, wie sich die Wochendosis zur vorgegebenen Referenzdosis verhält und dann wurde der Mittelwert über alle 9 Substanzen berechnet. Tabelle 2 gibt die unter diesen Umständen ermittelten relativen Dosisintensitäten für eine Anzahl von Schemata bei Hodgkin-Lymphomen und hochmalignen NHL an.

An dieser Verfahrensweise ist die arbiträre Annahme zu kritisieren, daß alle 9 Substanzen in der Referenzdosis gleich wirksam sind. Dies impliziert, daß durch Verdoppelung einer Substanz jede andere Substanz ersetzbar ist. Eine weitere unplausible Annahme ist, daß Interaktionen zwischen Substanzen (inhibitorische, synergistische) nicht berücksichtigt werden. Es ist offensichtlich, daß

Tabelle 1. Dosisintensitäten: Referenzen für Standardisierung

C: Cyclophosphamid; A: Anthracyclin; O: Vincristin; E: Etopsid; Bleo: Bleomycin; MTX: Methotrexat; AraC: Cytarabin; Proc.: Procarbazin; RDI: relative Dosisintensität.

Substanz	9-Substanzen (Meyer) mg/m²/Woche	5-Substanzen (CHOEP21) mg/m²/Woche
C	375	250
A	25	16,7
O	0,8	0,47
E	172	100
Bleo	10	–
MTX	bel.	–
Ara C	250	–
Proc.	750	–
Steroide	bel.	bel.
RDI	1,0	1,0

Tabelle 2. Mittlere Relative Dosisintensität (geplante RDI)

	Referenz	
Schema	9-Substanzen (Meyer)	5-Substanzen (CHOEP 21)
	1,00	1,00 RDI
CHOP 21	0,33	0,80
m-BACOD	0,41	0,68
MACOP-B	0,51	0,94
ProMACE-CytaBOM	0,48	0,75
COPBLAM/IMVP16	0,43	0,64
F-MACHOP	0,73	0,83
CHOEP 21	0,39	1,00
CHOP 14	0,43	1,20
CHOEP 14	0,60	1,50
ACVB	0,61	1,42
Hi-CHOP	0,67	1,79
COPP/ABVD	0,29	0,55
BEACOPP-Basis	0,39	0,87
BEACOPP eskaliert	0,52	1,27

in einem solchen Berechnungskonzept unvergleichbare Dinge miteinander verglichen werden und daß die Redeweise von dosisintensivierten Schemata irreführend ist, wenn damit nicht die Steigerung gleicher Substanzen gemeint ist, sondern die Hinzunahme von möglicherweise unwirksamen Substanzen.

Aufgrund randomisierter Studien kann für die Lymphome als gesichert gelten, daß Cyclophosphamid/Mustargen, Adriamycin, Vincristin sowie Steroide eine Wirksamkeit haben. Für Hodgkin-Lymphome ist eine Wirksamkeit von Procarbazin wahrscheinlich. Über die Wirksamkeit von Methotrexat, Cytarabin (Ara-C), Bleomycin und Etoposid herrscht keine Klarheit. Um zumindest kalkulatorisch deutlich zu machen, welchen Einfluß die Annahme von Meyer et al. hinsichtlich 9 wirksamer Substanzen hat, möchte ich eine analoge Rechnung unter der Hypothese vorführen, daß nur 5 Substanzen wirksam wären. Ich gehe der Einfachheit halber davon aus, daß dies die Substanzen und Dosierungen in dem CHOEP-Schema der Deutschen Studiengruppe für hochmaligne NHL sind (Prof. Havemann, Prof. Pfreundschuh; Köppler et al. 1991).

In den Tabellen 1 und 2 sind die entsprechenden Werte angegeben. Aufgrund der Berechnung von Meyer et al. sind zwischen den 4 Schemata der SWOG-Studie (CHOP 21, m-BACOD, MACOP-B und ProMACE-CytaBOM) Unterschiede in der relativen Dosisintensität von über 50% festzustellen. Zudem habe das CHOP 21-Schema die geringste RDI. Bezieht man sich jedoch auf die CHOEP 21-Referenz mit 5 Substanzen, so zeigt sich, daß das CHOP 21-Schema von den verwendeten Kombinationen die zweitbeste RDI aufweist und daß die anderen Schemata nur um ±15% abweichen. Unterstellt man somit, daß lediglich die 5 Substanzen des CHOEP-Schemas wirksam wären, würden sich die Ergebnisse der SWOG-Studie zwanglos interpretieren lassen. Des weiteren wäre deutlich, daß das CHOP 21-Schema auch gegenüber anderen Schemata wie COPP/ABVD, COPBLAM/IMVP16 oder F-MACHOP nicht zurückfällt. Andererseits würden jedoch gerade innerhalb der derzeit laufenden deutschen Konsensusstudie B mit

Vergleichen zwischen CHOP und CHOEP in unterschiedlichen Zeitintervallen (14tägig, 21tägig) deutliche Unterschiede in der RDI untersucht (s. Beitrag von Trümper u. Pfreundschuh in diesem Band).

In diesem Zusammenhang ist auch eine Anmerkung zu der deutschen Konsensus-NHL-Studie A angebracht, in der ein randomisierter Vergleich zwischen konventioneller CHOEP-Chemotherapie und einer sogenannten Hochdosistherapie mit autologem Stammzelltransfer vorgenommen wird. Streng genommen ist dies jedoch ein irreführender Sprachgebrauch. Die relevante Chemotherapie im Hochdosis-Arm ist keine gesteigerte Variante des CHOEP-Schemas, sondern ein BEAM-Schema, das ganz andere Substanzen enthält. Folglich handelt es sich um einen kontrollierten Vergleich zwischen zwei hinsichtlich ihrer Wirksamkeit auf Lymphome unterschiedlichen Schemata und nicht um eine Fragestellung zur Untersuchung einer Dosis-Wirkungs-Beziehung.

Tumor-Chemotherapie-Dosis-Wirkungs-Beziehungen in Oligosubstanzschemata

Das Leitmotiv des folgenden Abschnitts läßt sich am besten durch die folgende These erläutern:

These 4:
Die Aufgabe künftiger klinischer Forschung sollte die Optimierung von Oligosubstanzschemata sein, bei denen Zytostatika mit nachgewiesener Wirksamkeit eingesetzt werden. Die Optimierung bezieht sich auf eine Optimierung der Gesamtdosis, der Zeitintervalle und der Applikationsformen (Pharmakokinetik, Interaktionen).

Wir sind der Meinung, daß diese Fragestellungen in konsequent geplanten klinischen Studien in den nächsten Jahren beantwortet werden müssen. Diese Studien sind durch 3 Leitfragen gekennzeichnet:

1. *Gibt es eine relevante Tumor-Chemotherapie-Dosis-Wirkungs-Beziehung bei Standardschemata?*
2. *Welche Dosissteigerung ist nötig, um einen klinischen Fortschritt zu erzielen?*
3. *Ist dies mit akzeptabler Toxizität in einem relevanten Kollektiv machbar?*

Auf keine dieser Frage gibt es augenblicklich eine definitve Antwort. Voraussetzung für eine Beantwortung ist, daß man Standardschemata in einem relevanten Ausmaß in der Dosierung steigern oder in der zeitlichen Sequenz beschleunigen kann.

In der Planungsphase solcher Studienkonzepte spielt eine wichtige Rolle, daß man die Größenordnung des erwarteten Effektes einschätzen kann. Aus diesem Grunde haben wir in unserer Arbeitsgruppe ein einfaches statistisches Modell des Tumorwachstums und der Chemotherapie-Wirkung formuliert und vorliegenden Daten zum COPP/ABVD-Schema bei Hodgkin-Lymphomen angepaßt (Hasenclever et al. 1996) Es handelt sich dabei um ein parametrisches Modell, das in einer Population von Patienten sowohl eine Verteilung der Tumorverdopplungszeiten (bzw. Latenzzeiten) bis zum Auftreten makroskopischer Läsionen beschreibt als auch eine Verteilung der Chemosensitivität von

Tumoren. Als zusätzliche Größe wird ein Parameter eingeführt, der eine Dosis-Wirkungs-Beziehung beschreibt. Dieses statistische Modell wurde an Daten der HD6-Studien der Deutschen Hodgkin-Studiengruppe angepaßt. Dabei wurde die jedem Patienten tatsächlich gegebene Chemotherapiedosis berücksichtigt. Die Heterogenität hinsichtlich der tatsächlich gegebenen Dosis war so groß, daß ein statistischer Test auf Dosis-Wirkungs-Beziehung angesetzt werden konnte. Abbildung 1 zeigt, daß bei dieser retrospektiven Auswertung ein signifikanter Dosis-Wirkungs-Zusammenhang zu beobachten ist, der bei Erhöhung der relativen Dosis um 30% bis 50% einen Zugewinn der 5jährigen Dauerremissionsrate um 10% bis 20% erwarten läßt. Ein solcher Unterschied wäre in klinischen Studien mit 500 bis 1000 Patienten gerade aufzudecken. Die Darstellung macht zugleich auch klar, daß geringere Dosissteigerungen von etwa 10% nur sehr geringe Wirksamkeitsgewinne erwarten lassen, daß sie mit klinischen Studien realistischer Größenordnungen nicht aufzudecken sind. Diese Modellüberlegungen motivierten uns, eine theoretische Vorhersage für ein dosiseskaliertes und zugleich zeitlich intensiviertes Schema zu machen.

Abbildung 2 zeigt diese theoretische Vorhersage für fortgeschrittene Hodgkin-Lymphome. Dabei ist unterstellt, daß die Gesamtdosis der COPP/ABVD-Medikamente um 30% erhöht werden kann und zugleich die Gesamtdauer der Therapie um ein Viertel reduziert werden kann. Die durchgezogene obere Linie zeigt die damit vorhergesagte „freedom from treatment failure" (Freiheit vom Therapieversagen) FFTF-Kurve im Vergleich mit den bisherigen beobachteten Daten der HD6-Studie und dem korrespondierenden Modell.

Obgleich mit diesen Vorüberlegungen die Antwort auf die 1. Leitfrage nicht konklusiv geführt werden kann, gibt die Modelluntersuchung immerhin einen klaren Hinweis darauf, daß ein relevanter klinischer Fortschritt in einem breiten Patientenkollektiv bei Hodgkin-Lymphomen eine Dosissteigerung von 30% bis 50% erforderlich machen würde (s. Leitfrage 2).

Nun rückt die Beantwortung der 3. Leitfrage in den Vordergrund: *„Würde eine derartige Dosissteigerung überhaupt machbar sein?"* Die Verfügbarkeit rekombinanter hämatopoetischer Wachstumsfaktoren ließ eine Kompensation eines

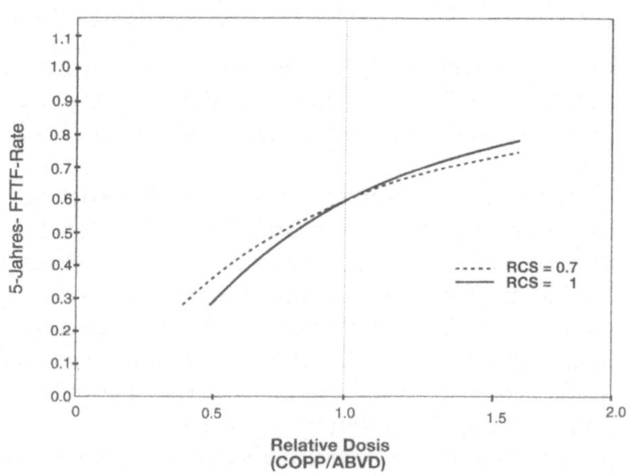

Abb. 1. Durch Modellrechnung beim Hodgkin-Lymphom geschätzte Dosis-Wirkungs-Beziehung für 5-Jahres-Tumorfreiheit, bezogen auf das Standard-COPP/ABVD-Schema (2 Varianten)

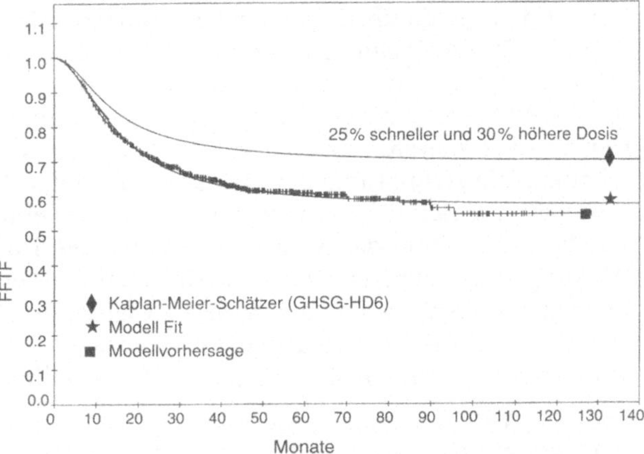

Abb. 2. Modellvorhersage für eine moderat dosisgesteigerte Chemotherapie bei Hodgkin-Lymphomen FFTF

Teils der Myelotoxizität erhoffen, so daß eine Dosissteigerung hämatotoxischer Zytostatika toxizitätsneutral machbar erschien. Allerdings erwiesen sich hierfür die gängigen Zytostatika-Schemata wegen ihres zeitlichen Rasters der Applikation hämatotoxischer Substanzen (z.B. Cyclophosphamid an Tag 1 und 8, Adriamycin an Tag 1 und 15 im COPP/ABVD-Schema) nicht geeignet. Die Gefahr einer unerwünschten Superposition hämatotoxischer Effekte erschien zu groß. Aus diesem Grund erarbeiteten wir (mit Prof. Diehl, Dr. Lathan, Dr. Hasenclever, 1991) ein im wesentlichen zeitlich rearrangiertes Schema, in dem die hämatotoxischen Substanzen an Tag 1 bis 3 gegeben werden, eine Wiederholbarkeit innerhalb von 21 Tagen möglich ist und vermutlich unwirksame Substanzen (DTIC) gegen möglicherweise wirksamere Komponenten (Etoposid) ausgetauscht sind. Dies unter dem Namen BEACOPP bekannt gewordene Schema wurde zunächst in einer Phase-II-Studie in Basisdosierung (identische Dosen wie im COPP/ABVD-Schema) geprüft. Das Schema erwies sich nach 21 Tagen als wiederholbar, bei vergleichbaren Toxizitäten und mindestens vergleichbarer Wirksamkeit mit dem COPP/ABVD-Schema (Diehl et al. 1997). In einer anschließenden Dosiseskalationsstudie wurde die Dosierung der hämatotoxischen Substanzen (Cyclophosphamid, Etoposid, Adriamycin) stufenweise gesteigert, bis eine zuvor spezifizierte Häufigkeit einer maximal tolerablen Toxizität (Leukopenie unter 1000/μl für maximal 4 Tage oder Thrombopenie unter 50000/μl) erreicht war. Es zeigte sich an 60 Patienten, daß eine Dosisverdopplung von Cyclophosphamid und Etoposid sowie eine Steigerung von Adriamycin um 40% möglich ist (Tesch et al. 1996). Betrachtet man die tatsächlich applizierte Dosis, so liegt sie für die hämatotoxischen Substanzen um mehr als 50% über den Dosen in dem basisdosierten Schema.

Es wird an dieser Stelle nun auch deutlich, daß eine Reihe von randomisierten Studien zum Vergleich von Standard-Schemata mit oder ohne rekombinante Wachstumsfaktoren keine relevanten therapeutischen Unterschiede nachweisen konnten; denn die Differenzen in den relativen Dosen bzw. Dosisintensitäten zwischen den Therapiearmen betrugen nicht mehr als 10%. Beispiele hierfür sind auch im Bereich der hochmalignen NHL zu finden (Engelhard et al. 1994).

Nachdem es durch diese Vorüberlegungen und Machbarkeits- bzw. Dosisfindungs-Studien gelungen war, ein wirksames und dosiseskalierbares Schema zu definieren und die Unterschiede zwischen basisdosiertem und eskaliertem BEACOPP-Schema unter gleichzeitiger Einhaltung restriktiver Toxizitätskriterien zu maximieren, war die Voraussetzung für eine vergleichende Studie geschaffen. Die HD9-Studie der Deutschen Hodgkin-Studiengruppe ist so angelegt, daß eine definitive Antwort auf die erste Leitfrage erreicht werden wird. Sie überprüft, ob für das BEACOPP-Schema eine Tumor-Chemotherapie-Dosis-Wirkungs-Beziehung existiert. Aus Gründen der Vergleichbarkeit mit dem bisherigen Standard wurde als 3. Arm die COPP/ABVD-Therapie mitgeführt. Die Studie ist auf die Rekrutierung von mindestens 900 Patienten ausgelegt. Die Studie hat ein orthogonales Design mit den 2 Teilfragen:

1. COPP/ABVD-Schema *versus* BEACOPP-Schema?
2. BEACOPP-Basis *versus* eskaliertes BEACOPP?

Bei der offiziellen Zwischenauswertung Mitte 1996 zeigte sich, daß bezüglich des Endpunktes „Freiheit von Therapieversagen (FFTF)“ die Nullhypothese, bezogen auf die erste Fragestellung, in einem konservativ ausgelegten Sequentialplan abgelehnt werden konnte. Die Ergebnisse der COPP/ABVD-Therapie waren konsistent mit denen der vorangegangenen HD6-Studie. Folglich erwies sich die COPP/ABVD-Therapie gegenüber den gepoolten BEACOPP-Varianten als unterlegen. Da mit großer Sicherheit die COPP/ABVD-Therapie keine besseren Ergebnisse zeitigen wird als diejenigen, die mit den Varianten des BEACOPP-Regimes zu erzielen sind, hat die Studienkommission der Deutschen Hodgkin-Studiengruppe beschlossen, die Randomisierung für den COPP/ABVD-Arm einzustellen. Zugleich wird die Randomisierung der beiden BEACOPP-Arme weiter fortgesetzt, da die Fallzahlen bisher noch nicht ausreichen, um die zweite Frage eindeutig zu beantworten. Zudem muß darauf hingewiesen werden, daß im Sequentialtest bisher keine signifikanten Unterschiede im Gesamtüberleben aufgetreten sind.

Dieses hochinteressante Zwischenergebnis ist augenblicklich noch mit Vorsicht zu bewerten. Betrachtet man jedoch auch die bisher vorliegenden Wirksamkeitsdaten in den beiden vorangegangenen nichtrandomisierten BEACOPP-Studien (s. oben), so scheint sich der Eindruck hinsichtlich einer überlegenen Tumorwirksamkeit der BEACOPP-Schemata zu erhärten. Dennoch wird man noch 2–3 Jahre abwarten müssen, bis die Ergebnisse der HD9-Studie vollständig vorliegen. Andererseits machen die bisherigen Ergebnisse bereits sehr deutlich, daß der Spielraum konventioneller Chemotherapie bisher nicht ausreichend ausgeschöpft ist. Es erscheint durchaus möglich, daß Wirksamkeitsgewinne von bis zu 20% bei Hodgkin-Lymphomen mit bisher üblichen Zytostatika allein durch Optimierung ihrer Dosis und der zeitlichen Sequenz in einer großen Patientengruppe zu erzielen sind.

Verwandte Fragestellungen mit einer gezielten Optimierung eines Oligosubstanzschemas werden auch in der Deutschen Konsensusstudie zu den hochmalignen NHL geprüft. Hierbei wird das CHOP-Schema zeitlich akzeleriert gegeben (in 2 Wochen verglichen mit 3 Wochen), und zusätzlich wird im Rahmen eines faktoriellen Studiendesigns die Wirksamkeit von Etoposid geprüft. Diese

Studie verfolgt somit zwei klare und einfache Fragestellungen, die in den Kontext der Optimierung von Oligosubstanzschemata und der Überprüfung des Stellenwertes einzelner Zytostatika passen. Dabei ist anzumerken, daß diese NHL-Studie nicht den Stellenwert von Dosissteigerung prüft bzw. umgekehrt die HD9-Studie bei den Hodgkin-Lymphomen nicht den Stellenwert der Zeitverkürzung. Beide Studiengruppen verfolgen somit komplementäre Fragestellungen, die möglicherweise wechselseitig befruchtend sein können.

Sollte die eingeschlagene Richtung der Optimierung von Oligosubstanzschemata tatsächlich so vielversprechend sein, wie sie im Moment scheint, wären bei den Hodgkin-Lymphomen weitere Variationen des BEACOPP-Schemas zu untersuchen. Bei den hochmalignen NHL stehen verschiedene Varianten zur Disposition. Einerseits sind Dosissteigerungen im CHOP-Paradigma denkbar, andererseits Varianten des BEACOPP-Schemas, und schließlich werden andere Applikationsmodalitäten zu prüfen sein, um möglicherweise existierende Synergismen zwischen Zytostatika pharmakokinetisch zu optimieren.

Rolle der Strahlentherapie

Es ist unbestritten, daß die Strahlentherapie bei lokalisierten und generalisierten Hodgkin-Lymphomen ein wirksames Therapieprinzip darstellt. Andererseits ist der Stellenwert der Strahlentherapie im Rahmen einer kombinierten Chemo-Strahlentherapie limitiert. Hierfür möchte ich zwei neuere Belege anführen.

Im Rahmen der HD1- und HD5-Studien der Deutschen Hodgkin-Studiengruppe wurde bei intermediären Stadien nach 4 Zyklen Chemotherapie der Stellenwert der Strahlendosis im extended field (EF) untersucht. Dabei wurden Bulk-Regionen mit 40 Gy bestrahlt und die übrigen EF-Regionen mit 20 Gy, 30 Gy oder 40 Gy. Die 3 Behandlungsgruppen zeigten keine Unterschiede hinsichtlich Wirksamkeit und Überleben, jedoch eine höhere Toxizität in den höher dosierten Behandlungsgruppen (Loeffler et al. 1997). Die derzeit laufende HD8-Studie prüft nun, ob nach Chemotherapie außer IF-Bestrahlung eine EF-Bestrahlung erforderlich ist.

Im Rahmen einer Metaanalyse aller randomisierten Studien zum fortgeschrittenen Hodgkin-Lymphom, in denen reine Chemotherapie mit kombinierter Modalität verglichen wurde, zeigte sich ebenfalls, daß der Stellenwert der Strahlentherapie zu relativieren ist (Loeffler et al. 1997). Studien, in denen nach Chemotherapie eine zusätzliche Strahlentherapie mit Therapiefreier Nachsorge verglichen wurde, zeigten einen Vorteil für die bestrahlten Patienten. Wenn jedoch eine weitere Bestrahlung mit einer zusätzlichen Chemotherapie verglichen wurde, dann waren keine Vorteile für die Bestrahlung mehr feststellbar. Hiervon war lediglich eine kleine Gruppe von Patienten mit mediastinalem Befall auszunehmen. Zudem zeigten die bestrahlten Patienten in der Langzeitnachbeobachtung zwischen 5 und 10 Jahren eine erhöhte Letalität aufgrund von Zweitneoplasien und anderen Spättoxizitäten. Folglich erscheint die Schlußfolgerung gerechtfertigt, bei fortgeschrittenem Hodgkin-Lymphom Strahlentherapie nur bei ausgewählten Patienten mit Bulkbefall einzusetzen. Zusammenfassend möchte ich folgende These vertreten:

These 5:
Die Möglichkeiten der Strahlentherapie zur Maximierung der Wirksamkeit sind im Vergleich zu den ungenutzten Potenzen der Chemotherapie weitgehend ausgeschöpft. Zukünftige Behandlungsstrategien müssen die Differenzierung der Strahlentherapiemodalitäten und -indikationen in einem kombinierten Behandlungskonzept zum Ziele haben.

Zweitneoplasien

In den vergangenen Jahren wurde klar, daß die Induktion von Zweitneoplasien nach erfolgreicher Chemo-Strahlentherapie gerade bei jungen Patienten ein relevantes Langzeitproblem darstellt. In den Daten der Internationalen Hodgkin-Datenbank (IDHD), die im wesentlichen Behandlungsergebnisse der MOPP-Ära enthalten (Somers et al. 1990), liegt das kumulative Risiko für akute myelorische Leukämien (AML) bei Patienten in anhaltender Dauerremission bei 3,1%. Tabelle 3 zeigt einige Analysen und Hochrechnungen, die wir mittels eines neuartigen statistischen Modells ermittelt haben (Tsodikov et al. 1997).

Wenn Patienten mit MOPP-Schemata in Primärtherapie in anhaltende Dauerremission kommen, so haben sie ein kumulatives Risiko von 2%. Jedoch rezidiviert ein Drittel der Patienten, und die zusätzliche Rezidivtherapie verursacht eine Risikosteigerung um weitere 3,4% bei denjenigen Patienten, die durch diese zweite Behandlungsstrategie in Dauerremission kommen. Die drei folgenden Zeilen stellen theoretische Szenarien dar, die mit modernen Therapiestrategien erhoffbar wären. Neue Therapien könnten einerseits die Leukämogenese der Primär- oder der Rezidivtherapie reduzieren oder aber die Rezidivrate senken. Realistisch erscheinen die Szenarien I und III. Optimistisch scheint das Szenarium II. Man erkennt in der letzten Spalte, daß auch mit modernen Therapiestrategien das kumulative Risiko für Leukämien kaum unter 2% gesenkt werden kann. Angesichts der wesentlich höheren Zugewinne in Dauerremissionsraten, die durch Optimierung von Oligosubstanzschemata erreichbar erscheinen, muß ein derartiges Risiko voraussichtlich auch weiterhin in Kauf genommen werden.

Tabelle 3. Kumulatives Risiko des Auftretens akuter myeloischer Leukämien; Hochrechnung für Hodgkin-Lymphome

	Risiko durch Primärtherapie	Anteil an Rezidiven	Risiko durch Rezidivtherapie	Kumuliertes Risiko bei Dauer-Vollremission
MOPP-Ära (IDHD)	2,0%	33%	3,4%	3,1%
I	1,0%	33%	3,4%	2,1%
II	0,5%	20%	2,0%	1,0%
III	2,0%	20%	3,4%	2,7%

Zusammenfassung

Die geringen therapeutischen Fortschritte in den vergangenen 15 Jahren bei Hodgkin-Lymphomen und hochmalignen NHL sind ernüchternd. Ein relevanter Zugewinn an Überlebenszeit, der vielen Patienten zugute käme, ist nicht zu verzeichnen. Aus heutiger kritischer Sicht sind relevante Fortschritte teilweise aufgrund fehlerhafter gedanklicher Konzepte und planlosen Vorgehens bei der Konzeption neuer Studien versäumt worden.

Besondere Aufmerksamkeit verdient im Augenblick eine systematische Untersuchung der Tumor-Chemotherapie-Dosis-Wirkungs-Beziehungen für ausgewählte Schemata. Dies impliziert sowohl Dosissteigerung als auch Zeitintervallverkürzungen. Dabei wäre es wesentlich, diese Effekte für Oligosubstanzschemata zu prüfen und darüber hinaus den Stellenwert jeder einzelnen Substanz durch Auslaßversuche bzw. Hinzunahme isoliert zu überprüfen. Gerade das Beispiel der HD9-Studie zeigt anhand des BEACOPP-Schemas, daß eine moderate Dosissteigerung längst bekannter Zytostatika in geeigneter Konstellation möglicherweise für eine sehr breite Patientenpopulation einen relevanten Zugewinn an Tumorkontrolle von 10% bis 20% erzielen kann. Wenn sich dieses Ergebnis konsolidieren sollte, würde hiervon Signalwirkung für viele Therapiestrategien auch bei anderen malignen Erkrankungen ausgehen.

Alle diese wichtigen Fragen werden auch in Zukunft nur von großen kooperativen Studiengruppen beantwortet werden können. Die in Deutschland durch BMFT- und Krebshilfefinanzierung aufgebauten Studiengruppen können und müssen hierbei einen wesentlichen Beitrag leisten. Aber auch diese Gruppen erfassen derzeit maximal nur ein Viertel aller Neuerkrankungen in Deutschland. Es ist nicht einzusehen, weshalb nicht, ähnlich wie bei den kinderonkologischen Studien, alle neu erkrankten Patienten in Deutschland in solche Studien eingebracht werden können.

Literatur

Diehl V, Tesch H, Lathan B et al. (1997) BEACOPP, a new intensivied hybrid regimen, is at least equally effective compared with COPP/ABVD in patients with advanced stage Hodgkin's lymphoma. Proc ASCO 16:2a

Engelhard M, Meusers M, Brittinger G et al. (1991) Prospective multicenter trial for the response-adapted treatment of high-grade malignant non-Hodgkin's lymphomas: Updated results of the COP-BLAM/IMVP-16 protocol with randomized adjuvant radiotherapy. Ann Oncol 2:177–180

Engelhard M, Gerhartz H, Brittinger G et al. (1994) Cytokine efficiency in the treatment of high-grade malignant NHL: Results of a randomized double blind placebo controlled study with intensified COPBLAM ± rhGM-CSF. Ann Oncol 5:2123–2125

Fisher R, Gaynor E, Dahlberg S et al. (1993) Comparison of a standard regimen (CHOP) with three intensive chemotherapy regimens for advanced non-Hodgkin's lymphoma. N Engl J Med 328:1002–1006

Gerhartz H, Thiel E, Hiller E et al. (1988) CHOP and COPBLAM chemotherapy for diffuse large cell NHL: A retrospective comparison. Hematol Oncol 6/13–19

Goldie H, Coldman A (1979) A mathematical model for relating the drug sensitivity of tumors to their spontaneous mutation rate. Cancer Treat Rep 63/11–12:1727–1733

Goldie H, Coldman A (1983) Quantitative model for multiple levels of drug resistance in clinical tumors. Cancer Treat Rep 67/10:439–449

Goldie H, Coldman A, Gudauskas G (1982) Rationale for the use of alternating non-crossresistant chemotherapy. Cancer Treat Rep 66/3:439–449

Goldie H, Coldman A, Hopkins H, Looney W (1988) A mathematical and computer-based model of alternating chemotherapy and radiation therapy in experimentals neoplasms. Antibiot Chemother 41:11–20

Hasenclever D, Loeffler M, Diehl V (1996) Rationale for dose escalation of first line conventional chemotherapy in advanced Hodgkin's disease. Ann Oncol 7 (Suppl 4):95–98

Köppler H, Pflüger KH, Eschenbach I et al. (1991) Sequential versus alternating chemotherapy for high grade non-Hodgkin's lymphomas: A randomized multicentre trial. Hematol Oncol 9:217–223

Loeffler M et al. (1997) Dose response relationship of complementary radiotherapy following four cycles of combination chemotherapy in intermediate Hodgkin's disease. J Clin Oncol (in press)

Loeffler M, Brosteanu O, Hasenclever et al. (1996) Combined modality treatment vs chemotherapy alone in Hodgkin's disease: an overview on randomized trials. Blood 88, Suppl 1:91

Meyer R, Hryniuk W, Goodyear, M (1991) The role of dose intensity in determining outcome in intermediate grade NHL. J Clin Oncol 9:339–347

Schmitz N, Hasenclever D, Brosteanu O et al. (1995) Early high dose therapy to consolidate patients with high risk Hodgkin's disease in first complete remission? Results at an EBMT/GHSG matched pair analysis. Blood 86, Suppl. 1:439

Somers R, Henry-Amar M, Meerwaldt J, Carde P (1990) Treatment strategy in Hodgkin's disease. John Libby Eurotext, London Paris (INSERM, vol 196)

Tesch, H, Paulus U, Hasenclever D et al. (1996) The rapidly alternating scheme COPP-ABV-IMEP is equally effective as COPP-ABVD in advanced stages of Hodgkin's disease – Results of the HD6 study of the GHSG. Blood 88, Suppl 1:92

Tesch H, Lathan B, Rüffer U et al. (1996) Escalation of dose intensity for advanced stage Hodgkin's disease using the BEACOPP scheme-studies of the GHSG. Blood 88, Suppl 1:673

Tsodikov AD, Loeffler M, Yakovlev AY (1997) Assessing the risk of secondary leukemia in patients treated for Hodgkin's disease. A report from the international database on Hodgkin's disease. J Biol Systems 5 (in press)

Viviani S, Bonadonna G, Santoro A et al. (1996) Alternating versus hybrid MOPP and ABVD combinations in advanced Hodgkin's disease: Ten year results. J Clin Oncol 14:1421–1430

Sachverzeichnis